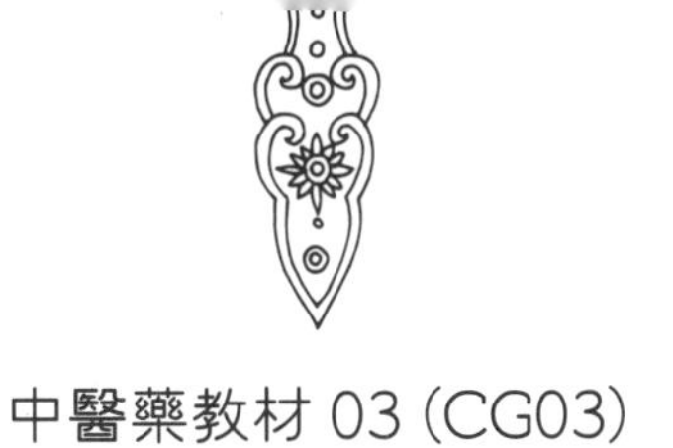

中醫藥教材 03 (CG03)

# 中醫藥概論

中國醫藥大學

藥學博士 李昭瑩、邱泰惠、黃世勳 編著

Edited by Chao-Ying Lee, Tai-Hui Chiu, Shyh-Shyun Huang

文興印刷事業有限公司

Published by Wenhsin Print

# 推薦序

中醫藥是中國文化傳承的重要知識，它維持中國人數千年的生命健康，在現今西醫為主流的醫療體系中，中醫仍是國人不可或缺的保健醫療之一，從中醫能歷久不衰，加上現代醫藥研究更進一步證實中醫藥的確效性，可見得中醫藥這門總結中國人保健知識的「經驗醫學」，相當值得我們研究及發揚光大。

2019 年在瑞士日內瓦召開的世界衛生組織年會（WHA）做出革命性的決議，將中醫藥傳統醫療列入「國際疾病分類編碼（ICD）」，代表世界衛生組織認可中醫藥成為主流醫療體系，並在新修訂的 ICD 第 11 版本中，增列傳統醫療專章，專門記述中醫藥的醫療知識，這是中醫藥與世界醫療接軌的重要里程碑。

本校高二生黃啟睿同學等人，半年前開始號召對中醫藥有興趣的同學，於本校試辦「中醫藥社」同好會，社團成果卓越，109 學年度被核可正式成立「中醫藥社」，該社創社宗旨：「研究學習中醫藥，培養社員對中醫藥的興趣，進而立志發揚中醫藥，促進社員探索從事中醫藥的志向。」相信透過這個社團的運作，能幫助更多有志從醫的一中人，從中醫藥知識的探索，達到反思自我對醫學的興趣。

今聞該社幹部也利用課餘時間，協助中國醫藥大學李昭瑩副教授、邱泰惠教授、黃世勳副教授編輯新著《中醫藥概論》，這不僅是這群幹部難得的學習機會，未來新書付梓，也可成為該社的教學教材，藉此更感謝 3 位主編教授給予本校中醫藥社幹部參與編輯書籍的機會。

本人初任臺中一中校長，很高興看到中醫藥社能於本校成立，同是一中人，心中備感喜悅。今觀鉅著稿成，本人有幸先閱覽，內容深入淺出、圖文並茂，感佩 3 位主編教授治學之勤以及中醫藥社幹部的努力，成書即將問世，樂為本書題序推薦。

臺中市立臺中第一高級中等學校

校長 林隆諺 謹誌

2020 年 9 月

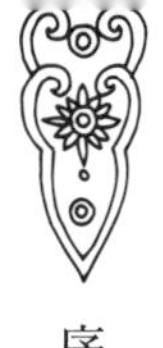



# 作者序

台灣的醫療資源相當豐富，中醫的療效日漸受到重視，1995 年實施全民健康保險，是世界第一個將中醫藥納入全民健康保險的國家，每年中醫服務人數持續上升。一般國人熟悉於西醫院的檢驗與看診流程，而在中醫求診過程中，卻很難以中醫語言，將自己身體的感受與變化正確告知中醫師，病患答非所問的狀況屢見不鮮，進而影響中醫師的判斷而誤診也時有所見，因此對養成教育的藥學生而言，中醫教育與資訊的加強更形重要。

儘管西方醫學崛起，迅速取代世界大多數國家的民族醫學，中醫歷經數千年的淬鍊，但仍能屹立不搖，為當今世界所重視，顯示出其博大精深，有堅實的臨床基礎和確切療效。我國人民對於中醫和中藥有相當的需求，從進補、調養到各種疾病的治療。許多民眾的認知是中藥比西藥來得溫和、不傷身。事實上，在不瞭解自己體質，任意服用中藥有時不但沒辦法強身，可能還會越吃越糟糕！

中醫藥體系中，中藥是中醫治病的主要工具，現今社會到處充斥中藥，如藥膳、健康食品等等，其氾濫可想而知，為使藥學生等有正確概念，能早日融入中醫藥領域。本書概略分為兩部分來論述，前半部講述中醫基本觀念，包括中醫歷史、典籍、基礎理論、流派與醫家、診斷方法、治療法、方劑，後半部則介紹中藥的相關內容，有中藥的分類、配伍、四氣五味、炮製、應用、鑑定、相關法規，提供藥學生對中醫藥有鮮明的初步認識。

本書由淺入深讓讀者了解中醫藥基本概念，適合對中醫藥有興趣的同好研讀，或在茶餘飯後稍作翻閱，亦可供藥學系學生學習中醫藥的入門書籍奠定未來學習中醫藥的基礎。此次承蒙邱泰惠教授、黃世勳副教授鼎力相助，共同撰寫本書，實為榮幸！

因個人才疏學淺，難免掛一漏萬，還望大家海涵，有不對之處，還望指正。最後，希望各位有緣讀到此書的朋友，能喜歡這本書，從中有所收穫。

中國醫藥大學藥學系

副教授 李昭瑩 謹誌

2020 年 7 月

# 目錄

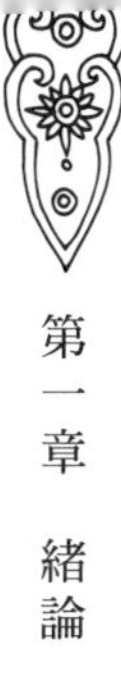



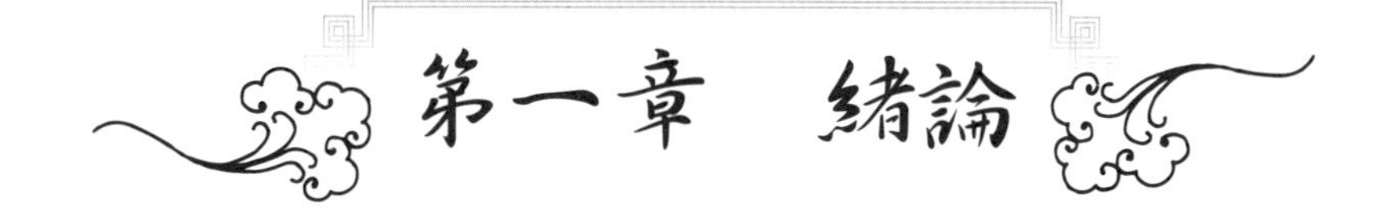

# 第一章　緒論

「中醫」二字最早見於《漢書 · 藝文志 · 經方》，其云：「以熱益熱，以寒增寒，不見於外，是所獨失也。」故諺云：「有病不治，常得中醫。」

「中醫」這個名詞真正出現是在鴉片戰爭前後。東印度公司的西醫為區別中、西醫給中國醫學起名中醫。這個時候的中醫的名稱是為和西醫做一個對比。

到了 1936 年，制定了《中醫條例》正式法定了中醫兩個字。過去人們又叫中國醫學為「漢醫」、「傳統醫」、「國醫」這些都是區別於西醫而先後出現的。

而「中醫學」是以中醫藥理論與實踐經驗為主體，研究人類健康與疾病轉化規律及其預防、診斷、治療、康復和保健的綜合性科學；已有數千年悠久的歷史，是中國漢族傳統文化的一個重要組成部分，亦稱「漢醫學」，講究的是天人合一，除了身體本身的狀況外，還重視與大自然相處之間的道理，是一種平衡的概念，即人要與大自然保持平衡，並配合大自然的變化，調整至恆定健康的狀態。

由於其在與現代西方醫學的比較下，常被歸入傳統醫學的範疇當中（就中國人而言）。因此，現今世界上的中醫學，其發展多以達到科學化和現代化為目標。

## 一、中醫學理論基礎

中醫學是以天人合一、陰陽五行、經絡學說等等一系列的理論為基礎。主張天地萬物與人互相依存，相輔相成的，自然界的一切物質包括植物、動物、礦物等都可以入藥。甚至有一說，《本草綱目》曰：「天生一病，必有一藥（草藥）除之」。中醫的一系列治療方法，重在尋找規律，如使用中藥、針灸、跌打、推拿、按摩、拔罐、氣功、食療等，都是用自然的方法來調節人體機能而改善其功效，以期達到天人合一。運用陰陽對立統一的觀念來闡述人體上下、內外，以及生命與自然、社會這些外界環節之間的複雜聯繫。陰陽對立統一的相對平衡，是維持和保證人體正常活動的基礎；陰陽對立統一關係的失調和破壞，則會導致人體疾病的發生，影響生命的正常活動。即是將人體看成是氣、形、神的統一體，通過望、聞、問、切，四診參合的方法，探求病因、分析病機及五臟六腑、經絡、氣血津液的變化、判斷邪正消長，進而得出病名，歸納出證型，以辨證論治原則，制定「汗、吐、下、和、溫、清、補、消」等治法。中醫治療的積極面在於希望可以協助恢復人體的陰陽平衡，而消極面則是希望當必須使用藥物來減緩疾病的惡化時，還能兼顧生命與生活的品質。

## 二、中國醫學與西醫的比較

現代科技進步，凡事講究速效，一般人生病亦然，首先想到的還是西醫，覺得西醫比較快速，以現代醫學而言，確實能延長人類壽命，但對於許多的慢性疾病，依然無法藉由西醫的治療而有效的根治，只能治標以維持生命。而中國醫學對於治病與調養身體，所強調的是治本，要將病源根治。

生病時究竟看中醫好還是看西醫好呢？試比較中醫與西醫的相同與不同之處，讓人們了解中、西醫各自的優勢與利弊，選擇最佳治療，使身體得到最好的照顧。在西醫未傳入中國之前，中國人都是依靠中醫來治療疾病的，扁鵲、華佗、張仲景等就是人們耳熟能詳的古代名醫，而西方醫學大量傳入中國約在一百五十年前。有人說“中醫治本，西醫治標”，不管中醫、西醫只要能解除病痛，雖然來源不同，但相同之處就是都可以治療疾病，各有優勢，就沒有治本、治標的問題。有人說“中醫慢，西醫快”，不盡然如此，只要能正確診斷給藥，中醫治病

中、西醫診斷的差異

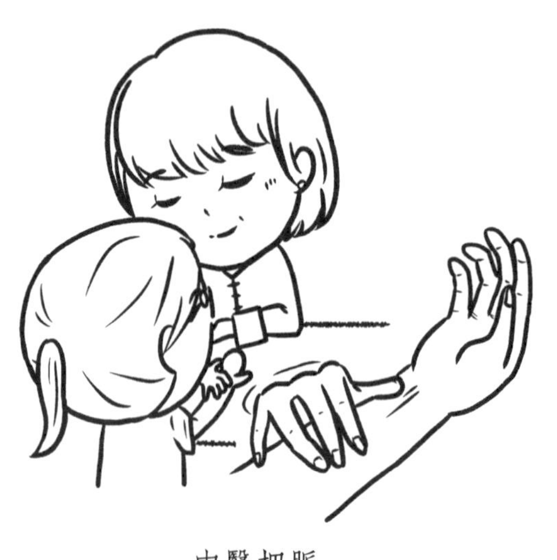

中醫把脈

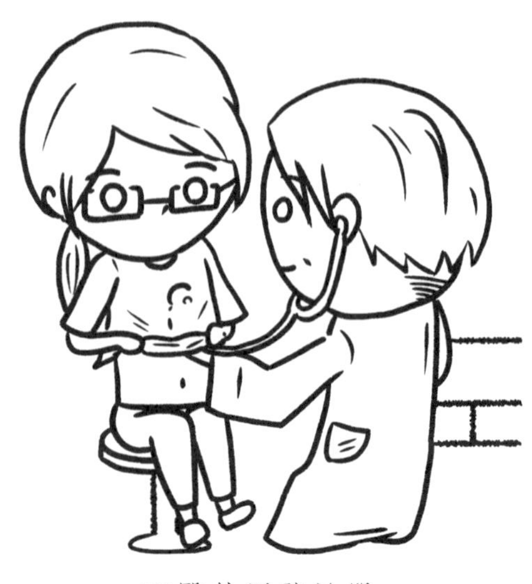

西醫使用聽診器

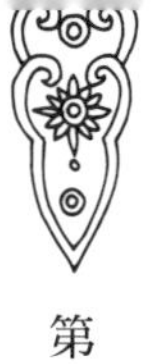



效果也能很快很好，且沒有副作用。有人說“西藥毒性很大”，但在權衡利弊之下，如果利大於弊，有毒性也要使用。有人說“中藥沒有毒性”，事實上，有些中藥也有毒，但經過炮製或在安全劑量下，民眾仍可以放心使用。

## 中、西醫治療的差異

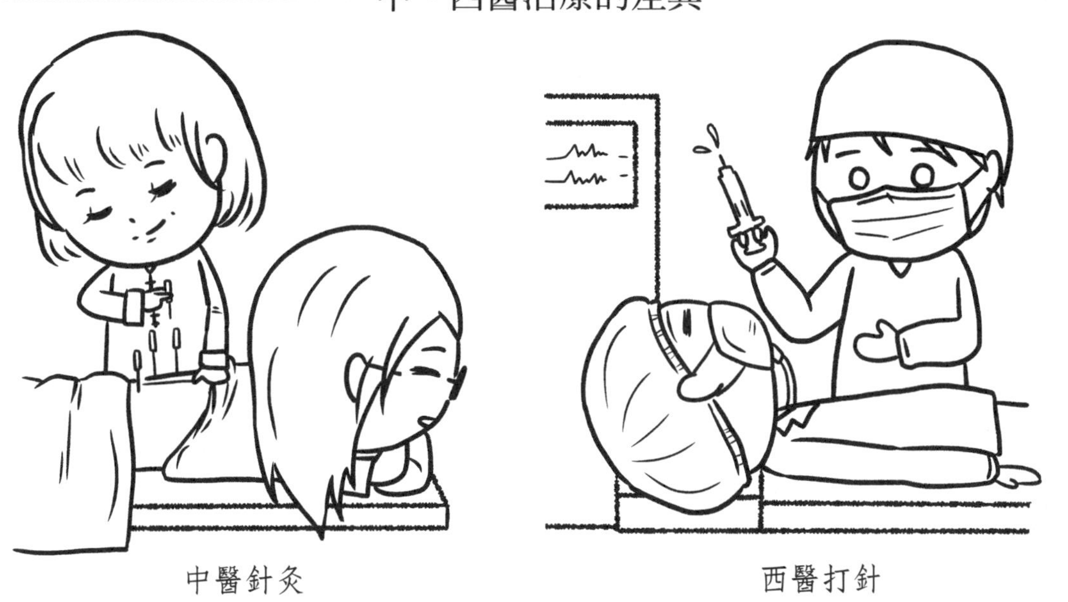

中醫針灸　　西醫打針

西醫指的是從西方傳統醫學發展而來的現代醫學，由物理學、化學、生物學、解剖學等基礎上發展出來的一套全新的醫學體系。在西醫臨床上，醫師通過問診，並結合視診、觸診、叩診、聽診、嗅診等方法或借助聽診器、叩診錘、血壓計、體溫表等簡單的工具對病人進行全面、系統的檢查來診斷疾病，但更多時候是借助先進的醫療儀器設備和實驗室檢查做出對疾病準確的診斷。西醫對疾病的治療主要有西藥治療、手術治療、介入治療、放射治療等。

中、西醫都有肝、心、脾、肺、腎的概念，但其代表的含意完全不同，西醫將人體分割開來看，分科很細。中醫不但將身體整體來看待，而且還要考慮到個人體質、季節、地域等因素，中醫比較不分科，因為不管什麼病，中醫從古自今從未跳脫陰陽五行的理論，使用的大多是植物藥。中醫更注重個體的差異性，可以說西醫是治療“人得的病”，中醫是治療“得病的人”，同樣的疾病，西醫的用藥大致相同，但中醫對於不同的人，治療的方法和用藥可能完全不一樣。目前，無論是東方還是西方人，很多人都意識到了這一點，開始崇尚自然療法，自然康復，要找中醫，氣功武術等方法來治病、強身，以期達到自身的健康。

由此可以看出，中醫和西醫是完全不同的兩種醫學，理論基礎不同，思維方式不同，治療手段不同，但中、西醫不是對立的，是相輔相成的，共同之處就是治療疾病，解除病痛。中醫的優勢在於治療，西醫的優勢在於診斷，如果兩者能有機會的結合應用，可以解決很多重病、難病，並且可以減少龐大的醫療費用的支出，讓更多的重病患者得到照顧。中、西醫學各有所長，學習中醫藥的基礎，當然要了解中醫藥的特點，此外亦要知道西醫藥的專長，如此才能知己知彼，百戰百勝。

### 中、西醫服藥的差異

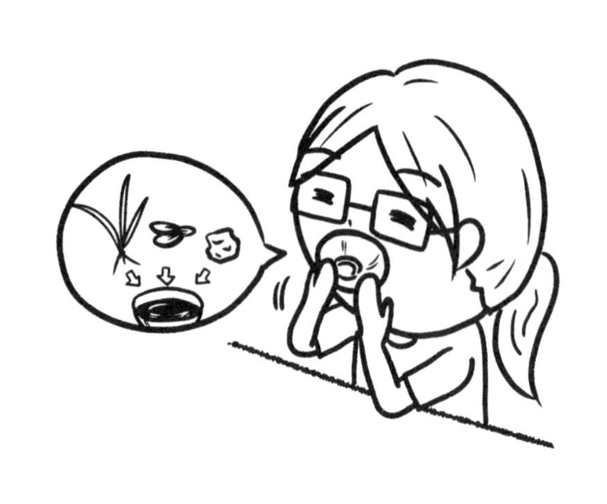

中醫吃天然物煎劑

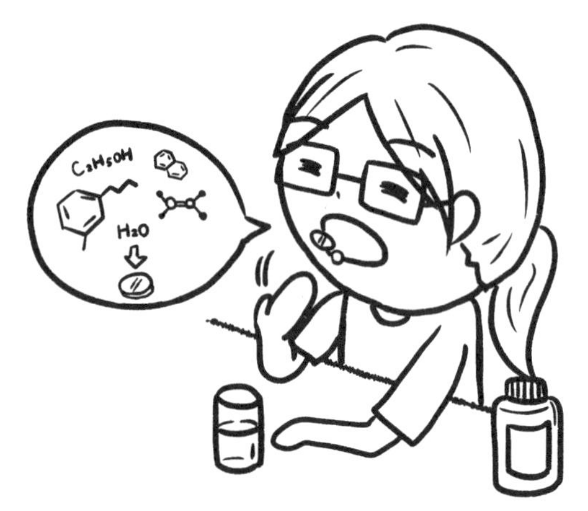


西醫服化合物藥品

## 三、中藥學

在長期與自然和疾病纏鬥中，逐步認識和發現的。民間地方習用，性能了解得不十分確切，而尚未為本草所收載的植物、動物及礦物藥材，稱之為「民間藥」(Folk medicine)。凡具有醫療和預防疾病作用的物質，統稱之「藥物」。

中藥是由草藥發展起來，並經過大量歷史事實和實地調查材料證明。我國普遍長期習用，性能了解得比較確切，而為本草所收載的植物、動物及礦物藥材。

在應用的天然藥物及其加工品來防治疾病的藥物，通稱“中藥”，這些藥物的應用充分反映了中國歷史、文化、自然資源等方面的若干特點，有著獨特的理

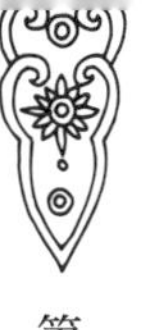



論體系和應用形式，所以古代相沿把藥學稱之為“本草”學。而“本草”學也相對應地稱為“中藥學”或“中草藥學”。“中草藥學”就是專門介紹各種中藥的採製、性能、功效及應用方法等知識的一門學科。

未經精製的中藥習慣上稱為“中藥材”。即中醫歷年來所用的藥物，習稱為“藥材”，絕大多數的藥材是國產品，只有極少數是進口的藥材，因此，這些經祖先長期以來擇取、流傳、使用的藥物，人們習慣上常稱之為“中藥”、“國藥”或藥材，而鄰國則多以漢藥和東洋藥稱之，以利與西方醫藥作一區別。

中藥藥源主要包括：植物藥、動物藥和礦物藥三大類，其中，以植物藥佔極大多數，使用也更普遍，這些藥物大多數是經過簡單加工，來製得成品。

廣義的中藥包括了藥材及其製劑～丸、散、膏、丹、湯、露以及現在通用的浸膏劑、顆粒劑和注射劑等；狹義的中藥則僅指中國藥材而言。

近來由於藥學科學研究的進步，以及人類追求迅速療效和便利性等多重因素的刺激，中藥漸漸走向「科學中藥」之途，亦即是提煉、利用傳統藥材中的有效成分以製成濃縮顆粒劑。但是不論其劑型如何改變，或其取得手段如何改進，中藥最初仍導源於自然物，並且也是從其中得到蛻變。

所謂「科學中藥」即是濃縮中藥。它利用中藥原藥材先煎出藥汁，藥汁再依照比例濃縮，濃縮後的藥汁再加入賦形劑，而做成粉末或膠囊顆粒。所以它的成分與煎劑（水藥、藥帖）是相同的，但是它有服用方便、使用量小、不用花時間煎、煮及藥效快等優點，是最合乎現代人的要求。

台灣藥品分「成藥」、「指示藥」、「處方藥」三級。

1. 凡藥品藥性弱，不需要經醫師或藥事人員指示使用者，皆是成藥，如：綠油精、面速力達姆。

成藥因其藥效緩和，無蓄積性，耐久儲存，使用簡便，且具有效能、用法、用量、成藥許可證字號等的明顯標示，所以使用上不需經過醫師指示，就可以用來治療疾病。民眾可於一般社區藥局或藥品販賣業中自由取得，依說明書上用法、用量正確服用。

2. 凡藥品藥性溫和，由醫師或藥事人員（藥師、藥劑生）推薦使用，並指示用法，即為指示藥，如：保力達、維士比、香港腳藥膏。

其僅能於藥局或藥事人員執業的處所內，經醫藥專業人士指導下，才可購得。雖然不需要處方箋，但使用不當，仍不能達到預期療效，所以民眾於備用時，仍

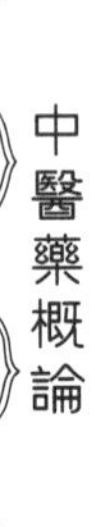


要切記詢問專業人員的指示與說明。

3. 凡使用過程需由醫師加強觀察，有必要由醫師開立處方，再由藥局藥事人員確認無誤後，調配之藥，稱處方藥。

## 四、中醫藥之關係

中醫藥體系中，醫為唇、藥為齒，唇亡齒寒，雙方關係十分密切，相互依存。自古以來，就是「醫先識藥，識藥先懂醫。無醫不知藥，無藥不成醫，醫藥不能離。」古代沒有一個醫生不是這樣，像《本草綱目》的作者李時珍不但是中藥大家，還是臨床大家。

如今，醫是醫，藥是藥，兩者分開管理，這樣嚴重阻礙了中醫藥事業的發展。首先就是中醫師水準的下降，不少中醫師也只知道治病，對於藥物了解不深入，影響了臨床療效的提高。而實踐證明，藥師可以有效協助中醫師臨床對病人的用藥照顧，目前，臺灣的教學醫院已成功實踐中醫的醫藥分工。另外，中藥是中醫治病的主要工具，對於中藥的管理是相當專業、技術要求相當高的，否則是不可能管好中藥的。正因為中醫跟中藥分家了，中藥由「非中醫」管理，才導致了中藥飲片的質量下降，嚴重影響了療效和中醫的信譽度，臺灣中藥市場常見代用品或膺偽品充斥其間，實在令人擔憂。

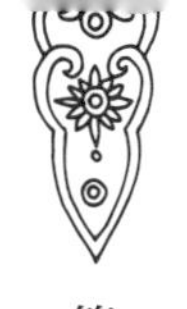



# 第二章　中醫歷史與典籍

## 一、中醫學史

可簡稱為中醫史，是指千年以來，中醫學的醫學理論和醫療技術在中國和亞洲其他國家上所變遷、發展的歷史。傳統中醫學，起源於三皇五帝時期，理論體系完整，療法獨特，蘊藏豐富的實踐經驗。相傳伏羲發明了針灸並嘗試草藥，神農炎帝更是嘗盡百草，並且用茶來解毒。其醫學基礎早在二千年前已形成，歷代醫家繼承前人知識，闡發其理論，由臨床觀察演變，使原有基礎得以充實發揮，再結合各自的文化修養和醫學經驗，不斷補充、創新，而形成現今的局面，是世界上最古老的文化及不斷實踐形成的醫學之一。

（一）周朝時期

中醫學最具體的制度是在「周朝」，當時就建立了世界上第一個醫院和醫療制度，周朝（西元前1046年－西元前771年）的醫療機構設有醫師、上士、下士、府（管藥庫）、史（管記錄）、徒若干人。下面又分食醫（管飲食衛庫）、疾醫（內科）、瘍醫（外科）、獸醫四種。醫師總管醫藥行政，並在年終對醫生進行考核；《周禮》記載「歲冬則稽其事，以制其食」，就是說，醫生每年都要通過年終考核增減俸祿。當時的患者已經分科治療，而且建立病歷。「死終則各書其所以，而入於醫師」，規定在死者病歷上要寫明死因，然後送交醫師存檔，以便總結醫療經驗，提高醫療技術。這也是世界上已知最早的病歷制度。當時奠定了陰陽的理論基礎、五行學說、外在環境致病因素以及對針灸和經絡的基本理論的進一步了解。

（二）秦漢時期

一般認為《黃帝內經》成書於戰國後期，是世界上最古老的醫學著作，共十八卷，分《素問》與《靈樞》。第一個提出了「不治已病治未病」的防病養生保健預防醫學觀點，深入總結和系統化了醫學治療和理論，包含了生理學、病理學、預防、診斷、治療、針灸、經絡學等，奠定了中醫學理論的主要基礎。

秦越人著《難經》，全書共有八十一難。對脈法、經絡流注、營衛三焦、氣血盛衰、臟腑諸病、經穴等方面作了比較深入的解釋，豐富了《黃帝內經》的學術理論。因其闡述《黃帝內經》的有關疑難問題，故名《難經》。並對三焦、命門學說、奇經八脈理論等多有創見。

春秋戰國（西元前 770 年－西元前 221 年）時期名醫輩出，扁鵲發明了中醫獨特的辨證論治，並總結為「四診」方法，即「望、聞、問、切」。扁鵲看病行醫有「六不治」原則：一是依仗權勢，驕橫跋扈的人不治；二是貪圖錢財，不顧性命者不治；三是暴飲暴食，飲食無常者不治；四是病深不早求醫者不治；五是身體虛弱不能服藥者不治；六是相信巫術不相信醫道者不治，後世則尊稱他為神醫扁鵲。

秦朝（西元前 221 年一西元前 207 年）出現了世界上最早的專門法醫～”令史”。秦律規定，死因不明的案件原則上都要進行屍體檢驗，司法官如果違法不進行檢驗，將受到處罰。令史檢驗完成之後，必須提交書面報告，稱為「爰書」，是世界上現存最早的法醫鑑定和現場勘察報告。秦朝還是世界上第一個建立傳染病醫院～ 「癘遷所」，並制定了最早的治療傳染病的隔離制度。這說明古代對傳染性疾病的治療措施，很早就已經是明確而有效了。

到了西漢時期（西元前 202 年－西元 8 年）陰陽五行理論已經非常完備。東漢出現著名醫學家張仲景和華佗。張仲景是世界上第一個臨床醫學大師，有完整的中醫辨證理論，其理論和處方迄今仍然具有極高的醫學價值，被尊稱為醫聖。張仲景採用辨證論治的基本原則，在《傷寒論》中歸結為「八綱辨證」和「六經論治」，經由這兩種方法辨證論治後，再採用「八法」（汗、吐、下、和、溫、清、補、消）治療疾病。「八綱辨證」是書中貫徹辨證施治的具體原則，所謂「八綱」（陰陽、表裏、寒熱、虛實）是運用「四診」（望、聞、問、切）分析和檢查疾病的部位、性質而歸納出來，「六經論治」（太陽、陽明、少陽、太陰、厥陰、少陰）論治原則，總結了漢以前的醫療經驗，是整個臟腑經絡學說在臨床醫學上的具體運用。著有《傷寒論》等醫書，亦是中醫學標準參考著作，包括艾灸、針灸和中藥，最終被後人編纂為《傷寒雜病論》和《金匱要略》。

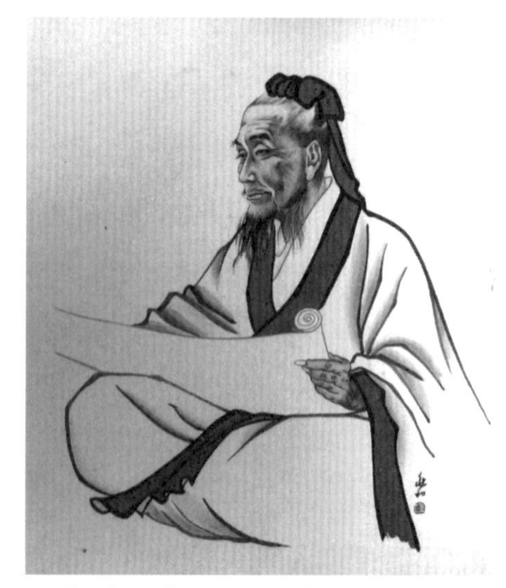

張仲景畫像（此圖典藏於中國醫藥大學 ‧ 立夫中醫藥展示館）

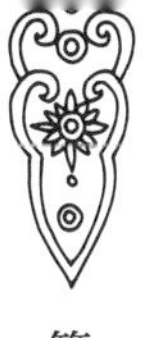


《黃帝內經》、《難經》、《神農本草經》和《傷寒雜病論》等四部書被稱為中醫的四大經典著作，是中國秦漢以前的醫藥經驗總結。

東漢末年，華佗以精湛外科手術名聞天下，是世界上第一個使用麻醉術進行手術的人。其所發明的麻沸散，是世界最早記錄的醫用麻醉藥。世界上最早的健身體操「五禽戲」相傳也是華佗創立的。

隋朝時期（西元 581 － 618 年），巢元方等人共同編寫了《諸病源候論》，為中醫學第一部病理學專著。這本書包含了 50 卷，分為 67 大類，羅列了 1,700 種病症，闡述了病理、證候、各種疾病的症狀、外科、婦科和兒科，但不載方藥，對後期中醫藥的發展有很顯著的影響。西元 752 年，中醫學者王燾著有《外臺秘要》，這本書包含了 40 卷，1,104 類，探討了 6,000 餘種草藥處方，集唐以前醫學之大成，從理論到臨床均有新的發展。

（三）唐宋元時期

孫思邈（西元 581 － 682 年）唐朝醫師，總結前人的理論並總結經驗，熟練掌握中醫經典，收集藥方多達 5,000 多個，出版了《大醫精誠》、《千金要方》和《千金翼方》三本醫學著作，將其一生都奉獻給了中醫學，後世尊稱他為藥王。到了唐末宋初，兒科專著《顱囟經》問世流行，而世界醫學史上第一個著名兒科專家錢乙受此書啟發，撰寫了著名的兒科巨著《小兒藥證直訣》，後人把錢乙尊稱為「兒科之聖」，「幼科之鼻祖」。

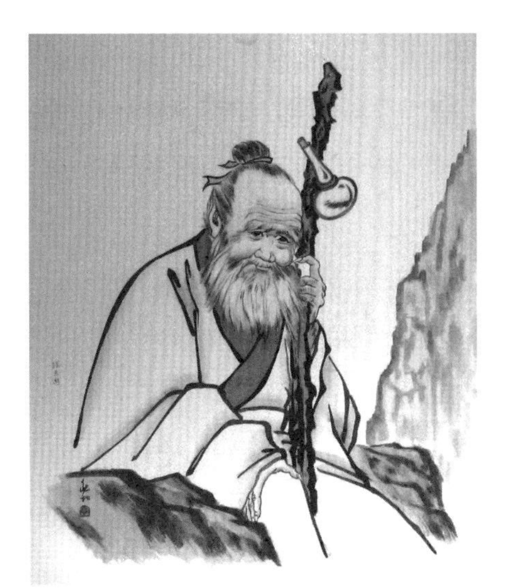
孫思邈畫像（此圖典藏於中國醫藥大學 · 立夫中醫藥展示館）

北宋時期（西元 960 － 1127 年），宋政府設立翰林醫學院即太醫局，醫學分科已經非常完備，並且統一了中國針灸穴位，出版《圖經》。南宋的宋慈出版了世界上最早的法醫學著作《洗冤集錄》。傳統中醫以湯藥為主，但北宋的《太平聖惠方》、《聖濟總錄》卻大量增加了丸、散、膏、酊的處方，如《乳香圓》、《阿魏圓》等。究其原因，乃是使用從阿拉伯－伊斯蘭國家進口的香藥大量增加，而香藥含有揮發性物質，若用煎湯法，其有效成分就會失掉，故只能製成丸、散、膏、酊。

金元四大家是指中國古代金元時期的四大醫學流派。即劉完素的火熱說、張從正的攻邪說、李東垣的脾胃說、朱震亨的養陰說。劉主寒涼，張主攻下（汗、吐、下三法），李主補土（補脾），朱主養陰，大大豐富了中醫理論。朱丹溪提出「陽常有餘，陰常不足」之論點，其論點後由張介賓所發揮。

元朝時期，政府很重視伊斯蘭醫藥學，有很多阿拉伯醫師來到中國，受到朝野歡迎，被稱為「回回醫官」。他們對解剖學頗有研究，精通各種手術。

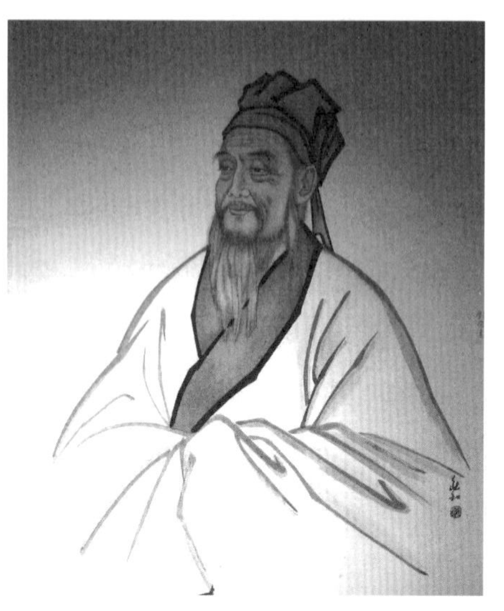

劉完素畫像（此圖典藏於中國醫藥大學 · 立夫中醫藥展示館）

（四）明清時期

明朝（西元 1368 － 1644 年）著名醫學家李時珍的醫學巨著《本草綱目》成書，其間歷時 30 年，有系統地總結了明代以前的所有藥物特性，將所收集的 1892 種藥物劃歸十六部，六十類，全書近二百萬字，共五十二卷。書中附方達一萬餘首，插圖一千多幅。本書不僅是藥物學專著，還包括植物學、動物學、礦物學、化學等知識，並詳細介紹了它們的類型、形態、味道、性質和應用。《本草綱目》刊行後很快傳入日本、朝鮮及越南等亞洲地區，在西元 17、18 世紀先後被翻譯成多種歐洲語言，是中國及世界的藥理學發展的最大貢獻之一，並且仍然是草藥學的首選參考指南。

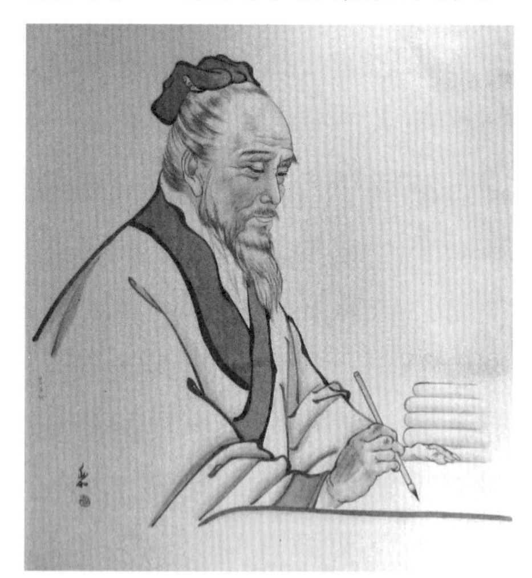

李東垣畫像（此圖典藏於中國醫藥大學 · 立夫中醫藥展示館）

張介賓著有《景岳全書》，其醫學主張「陽非有餘」、「真陰不足」以及「人體虛多實少」等論點。

清初至鼎盛時期，醫藥學進步所表現在很多方面，如對經典著作的研究、本草學、方劑學、診斷治療學、醫案整理等，均較明朝更成熟。清朝中醫藥學最重要的成就，就是關於急性傳染病的研究，它已形成一個新的系統，即溫病學說。這一學說的出現，雖然是基於歷代醫家的有關成就上，但清代溫病學派在中醫發展史上的貢獻，仍然是相當顯著的，它並不亞於東漢張仲景著《傷寒論》，金朝

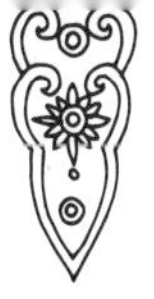



劉完素創河間學派。

中醫學在清代因為是漢民族發展出的傳統醫學思想及治療技術，所以稱之為漢醫學或漢方醫學。隨著漢文化的發展，被傳播至韓國、越南、日本等地，與當地醫學結合，形成各種不同的流派。其中，最早使用「漢醫學」的是日本，在江戶時期，他們用這個名詞來區分本土醫學「漢醫學」，及西方醫學「蘭醫學」(荷蘭)。西元 1949 年之前，漢醫一詞比較普遍。清末民初，也用國醫來稱呼，而「中醫學」名稱比「漢醫學」更常用。

今日傳統中醫藥為世界上 25%的人口提供了基礎醫療，諸多醫院採用針灸治療並將中藥納入標準藥物，還有許多醫院開設門診提供傳統方法的治療、教學，並且在美國成長最迅速的醫療形式。傳統中醫藥已經存在了上千年並且沿用至今，作為一種高療效的醫療形式，中醫已經證明其價值。

## 二、中醫典籍

中醫典籍比較有名的有黃帝內經、難經、傷寒雜病論、金匱要略、神農本草經、備急千金要方、本草綱目等等。其中黃帝內經，難經，傷寒雜病論，神農本草經被並稱為四大醫書。

《黃帝內經》：現存最早中醫典籍，是戰國時代的著作，為中國第一本醫書，分成素問和靈樞兩卷，是當時醫療實踐經驗的總結，亦標誌中醫理論體系的初步形成。內容指出人與天地相對應，養生者必須「順四時而適寒暑」、並提出「春夏養陽，秋冬養陰」等一系列的養生原則。

1.「素問」：闡述解剖學、生理學及治療方法等，主要針對生理、病理、環境衛生等加以評論之醫學論述。

2.「靈樞」：除記載解剖、生理外，詳述針療法，尤其以陰陽、五行、氣血榮衛、臟腑、經絡說，為其主軸。

《難經》：闡發《黃帝內經》的疑難和要旨的第一部書。

《傷寒雜病論》：張仲景所撰，中國第一部理法方藥皆備、理論聯繫實際的中醫臨床著作。

《金匱要略》：中醫臨床經典。

《針灸甲乙經》：現存最早的一部針灸專書。

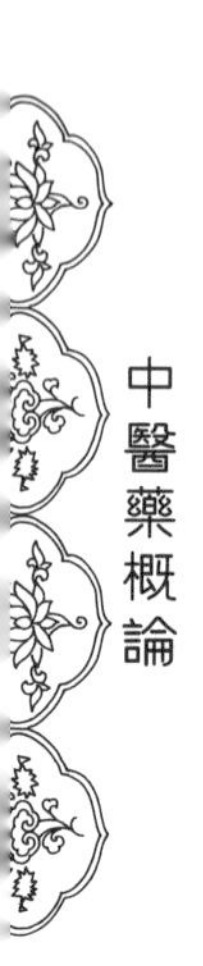



《幼幼新書》：劉昉所著，40 卷，547 門。宋代兒科醫療專書，本書整理匯集了宋以前有關兒科學的成就。發明小兒指紋觀察法，如虎口三關指紋檢察等。

《洗冤集錄》：洗冤集錄為宋朝人宋慈所作，法醫學專著，由其從事司法刑獄工作所積累之豐富驗屍經驗為基礎，為處理死傷獄斷案的法典和依據。並結合當時傳世的屍傷檢驗諸書，加以綜合、核定和提煉，完成了這部有系統的古代法醫學著作。

《肘後方》：原名《肘後救卒方》，東晉葛洪編著，又稱《肘後備急方》，臨床第一部急救手冊，共八卷 70 篇，包括臨床常見病、急病，以及相關的治療摘要，為中醫方劑學名著。

《脈經》：西晉王叔和（西元 210 − 258 年）編著，全書共分十卷、九十八篇。

《諸病源候論》：又名《巢氏病源、《巢氏諸病源候論》，共五十卷。隋代太醫博士巢元方等人於大業六年奉敕所編著，共載 1,739 種病証，包括診斷及預後。是現存中國第一本病因、病理與證候學專論。

《備急千金要方》：是由唐朝孫思邈所著，共三十卷，繼張仲景傷寒雜病論後中國醫學的又一次總結，被譽為中國歷史上最早的臨床醫學百科全書。

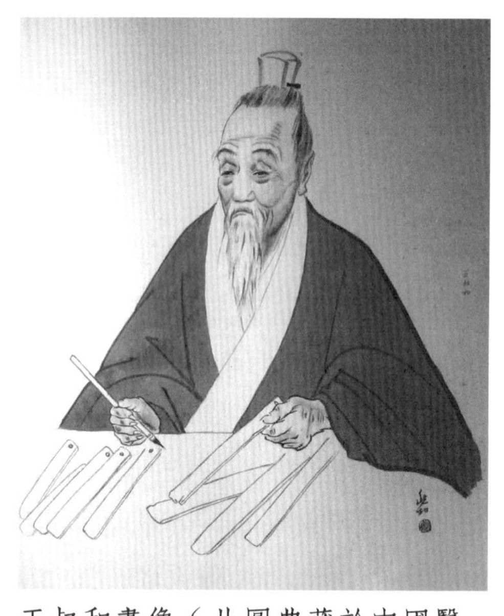

王叔和畫像（此圖典藏於中國醫藥大學 · 立夫中醫藥展示館）

《千金翼方》：孫思邈撰成千金要方後，因感其內容之不足而續編之作，內容 30 卷。

《太平聖惠方》：北宋王懷隱、王祐、鄭彥、陳昭遇等編，載方 16,834，翰林醫官院醫官依據醫局所藏北宋以前各種方書、名家驗方，廣泛收集民間效方集體編寫而成。包括理論、法則、組合、用藥等完整知識，總結 10 世紀以前的大型臨床方書。

《聖濟總錄》：南宋時期醫書，載方近 2 萬，宋徽宗時由朝廷組織人員編纂，廣泛收集歷代方書及民間方藥，集宋以前方劑之大成。

《太平惠民和劑局方》：南宋太醫局編，陳承、裴宗元、陳師文校正，載方 788，是宋代太醫局所屬藥局的成藥處方指南，世界上最早的國家藥局醫方典籍

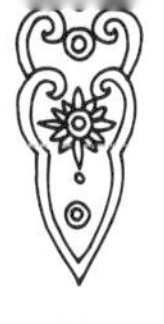



之一，為當時製藥的規範。

《宣明論方》：金朝金元四大家之一，劉完素著，善用寒涼藥。

《儒門事親》：金朝金元四大家之一，張從正著，主張攻下法。

《脾胃論》：金朝金元四大家之一，李東垣著，擅長補脾胃。

《丹溪心法》：元代金元四大家之一，朱震亨著，力倡滋陰。

《普濟方》：明朝朱橚，載方 61,739，中國古代載方最多的一部方書，集 15 世紀以前之大成。

《針灸大成》：明朝楊繼洲，介紹了綜合針灸與藥物治療的經驗，是明代重要的針灸專書。

《景岳全書》：明代醫家張景岳晚年的合輯。有關內科疾病的綜合性醫籍，是論述理論與臨症各科診治的全書。包括理論、診斷、治療、各家論述評議、經驗、方劑等。

《醫方集解》：清汪昂，一本應用較廣的方書。

《湯頭歌訣》：清汪昂，為初學者啟蒙必讀醫書，流傳甚廣。

《醫宗金鑑》：全書九十卷，吳謙受命於清政府修纂之醫學叢書，為學習中醫的重要讀本。介紹了人痘接種方法，並繪製多類骨傷治療的用具圖，後收入四庫全書之中。

《溫病條辨》：清代吳鞠通著的一本中醫書籍，成書於 1798 年。

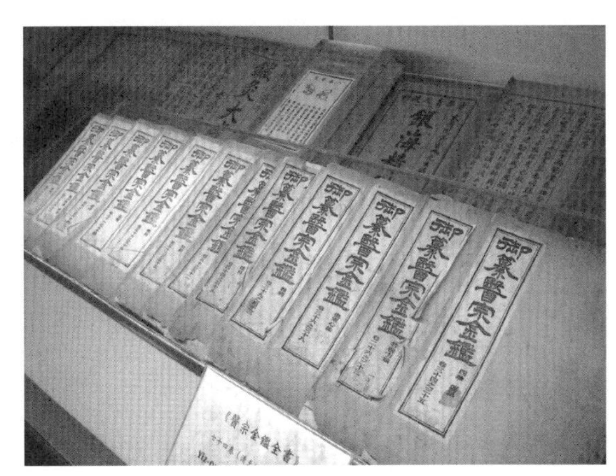

《醫宗金鑑》（此套書典藏於中國醫藥大學 · 立夫中醫藥展示館）

## 三、中藥典籍

《神農本草經》：現存最早的中藥學專書。總結了當時的用藥經驗，對藥性、功能等已有概述。

把藥物分為上、中、下三品，共 365 種。

1. 上品 120 種為君，主養命，能補養，應天，無毒，多服久服不傷身，欲輕身益氣不老延年者。如：菖蒲、人參、甘草、靈芝、薏苡仁、黃連、蜂蜜等。
2. 中品 120 種為臣，主養性，能治病補虛，應人，無毒或有毒，斟酌其宜，

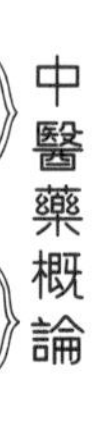



欲遏病、 補虛羸者。如：乾薑、葛根、當歸、麻黃、芍藥、黃芩、防己等。

3. 下品 125 種為佐使，專主治病，應地，有毒或多毒，不可久服，欲除寒熱邪氣、破積聚癒疾者。如：附子、半夏、大黃、巴豆、杏仁、蟾酥（蝦蟆）等。

《雷公炮炙論》：第一本藥物炮製學專著，為當時制定了藥物炮製的規範。

《本草經集注》：南北朝時道士陶弘景在系統整理神農本草經，並總結之前藥學經驗基礎上編寫的一部醫書，共載藥物 730 種。結合《神農本草經》和《名醫別錄》兩書並註釋而成。對當時的中藥知識作了勘訂整理。本書為中藥分類的典範，是直至七世紀中期的主要醫藥文獻。

《新修本草》：又名《唐本草》，是世界上第一部由國家政府頒行的藥典，共載藥 844 種，具有法律效力的藥學專著，由唐高宗任命蘇敬和李勣等 22 人成書於唐顯慶四年，並開始繪製藥物圖譜。

《食療本草》：唐代孟詵著作，一本總結食用和治療的本草專著。

《本草拾遺》：唐代藥物學家陳藏器著，指導臨床辨証用藥，旨在補充神農本草經的遺佚，對方劑學發展很有意義。

《開寶重定本草》：簡稱《開寶本草》，凡 20 卷，目錄 1 卷，宋開寶六年尚藥奉御劉翰、道士馬志，翰林醫官翟煦、張素、王從蘊、吳復圭、王光祐、陳昭遇、安自良等九人編著，記載藥物已達 983 種，分類方式先進。

《證類本草》：最初為唐慎微私人著作，後來才被做為官本刊行，代表宋代藥物學最高成就，為編修《本草綱目》時的藍本。

《本草綱目》：李時珍集結 16 世紀前的中草藥經驗與知識，中國本草學大成的著作。

《東醫寶鑑》：李氏朝鮮時代的醫學著作。

《植物名實圖考（暨長編）》：清朝吳其濬所著，藥物圖譜，共收載植物 1,714 種。

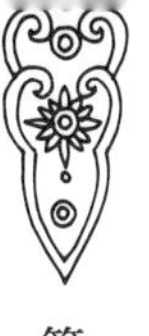

# 第三章 中醫基礎理論

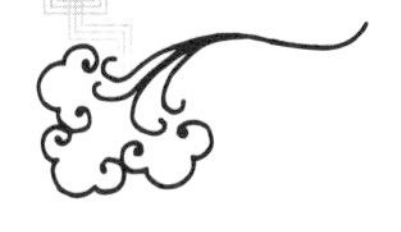

## 第一節 中醫學的基本特點

### 一、整體觀

中國醫學講究的是天人合一，萬物一體，提倡人－自然－社會高度和諧協調。人體的各個部位是整體的，功能上相互協調、相互為用。除了身體本身的狀況外，還重視與大自然相處之間的道理，是一種平衡的概念，人要與大自然平衡，病理上相互影響，配合大自然的變化調整至恆定健康的狀態。因此自然界的風、寒、暑、濕、燥、火、疫癘都能致使人體產生疾病。現代西醫學以注重局部細節構造為其特點，而中醫學則注重整體。

### 二、辨證論治

辨證論治，又稱辨證施治。是理、法、方、藥運用於臨床的過程。中醫透過四診（即望、聞、問、切）收集病患的身體臨床資料，包括症狀及當下身體表現，如體型、臉色、舌頭、情緒、疼痛、大小便、月經、脈象等，通過分析、綜合，辨知疾病的原因、性質、部位、以及邪正之間的關係，概括、判定為某種性質的「證」，以探求疾病的本質，從而得出結論，並在此基礎上確定治療原則與具體治法。再根據辨證結果，擬定治則、治法、選方劑、加減藥味。

### 三、症、證與病

（一）症：指「症狀」，是疾病外在的表現。病人主觀感覺到的異常感覺或某些病態改變，如發熱惡寒、頭痛項強、咳嗽、噁心、嘔吐等，而能被覺察到的客觀表現，如脈象、舌苔等，症狀是病人的感覺或疾病的外部表現，是認識疾病和進行辨證的主要依據。

（二）證：由症狀組成的，又稱證候。機體在疾病發展過程中的某一階段的病理概

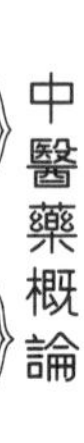



括，它包括病變的部位、原因、性質，以及邪正關係，能夠反映出疾病發展過程中某一階段的病理變化的本質，因而它比症狀能更全面、更深刻、更準確地揭示出疾病的發展過程及疾病的本質。

（三）病：指疾病，一種病理過程。各種病因作用於人體，出現機能或形態等方面異常變化，導致陰陽失調、氣血雜亂，機體對環境適應能力的下降，妨礙了正常的生命活動，便稱之為疾病。每個具體的病，都有具體的病因、病機，因而也有具體的症狀和證，以及相應的治則方藥，並有一定的預後可測。

症、證、病三者的聯繫表現為：均統一在人體病機演變的基礎上，「病」與「證」都是對疾病本質的認識。區別在於「病」是對疾病全過程的特點與規律所作的概括；「證」是對疾病所處一定階段，或一定階段的某種類型的病因、病性、病位等所作的概括；而「症」只是病證的外在表現。

## 第二節 陰陽學說

最初，陰陽是指陽光的向背，即向陽的地方為陽，背陽的地方為陰。後來，人們通過長期的生活、實踐和對各種自然現象的觀察，逐漸發現天地萬物普遍存在陰陽對立，進而發展出陰陽學說來解釋自然界的各種現象。《黃帝內經》云:「陰陽者，天地之道也。」意思是說：陰陽是天地萬物生殺變化的規律。古人對自然界的關聯及規律有獨特的見解，他們以整體觀來認識世界，認為世界的東西並不是獨立分離的，而是處於一個和諧共存狀態。世界上的一切事物都有其相對的事物，它們有互相對立制約、依存、消長平衡及轉化的規律，這規律就是陰陽關係。

陰陽學說是一套以整體觀認識世界的邏輯，認為萬物只是整體的一部分，每一個體都與整體互相關連。陰陽本身並非物質，亦非能量，而是一套邏輯理論，用以解釋各項事物。這種邏輯後來發展成一個思想體系，並在不同的範疇中被廣泛應用，中醫學便是其中之一。

簡單地說，水屬陰、火屬陽，水火表面是不相融，但水可以滅火，火又可以把水蒸發，這就是對立制約。女屬陰、男屬陽，夫妻關係就是互相依存。冬天屬陰、夏天屬陽，春夏秋冬的過程就是陰陽消長平衡。陰轉往陽、陽轉往陰，是物極必反的轉化，陰陽學說不是要說明那些物質或能量是陰是陽，它主要是說明萬物變化的邏輯理論。

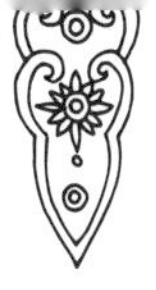



陰陽是對事物或現象內部存在的對立雙方的概括。陰陽既可體現為事物屬性，又可以說是描述同一事物的運動趨勢或狀態。通常「陽」泛指具有活動的、外在的、向上的、溫熱的、明亮的、功能的、亢進的、對抗的等屬性或狀態；「陰」則泛指沉靜的、內在的、下降的、寒冷的、晦暗的、物質的、衰退的、滋助的等屬性或狀態。

## 一、自然界事物的陰陽分類

【陰陽對立】

指世間一切事物或現象都存在著相互對立的陰陽兩個方面，如上與下、天與地、動與靜、升與降等等，其中上屬陽，下屬陰；天為陽，地為陰；動為陽，靜為陰，升屬陽，降屬陰。活動的、外向的、上升的、溫熱的、明亮的、功能的都是屬「陽」；靜止的、內守的、下降的、寒冷的、暗淡的、有形器質的都是屬「陰」。

| 分類 | 陰陽對立 | | | | | | | | | | | |
|---|---|---|---|---|---|---|---|---|---|---|---|---|
| 陽 | 天 | 晝 | 外 | 動 | 熱 | 男 | 氣 | 火的 | 向上的 | 明亮的 | 亢進的 | 強壯的 |
| 陰 | 地 | 夜 | 內 | 靜 | 寒 | 女 | 味 | 水的 | 向下的 | 黑暗的 | 衰退的 | 虛弱的 |

【陰陽互根】

而對立的陰陽雙方又是互相依存的，任何一方都不能脫離另一方而單獨存在。如上為陽，下為陰，而沒有上也就無所謂下；熱為陽，冷為陰，而沒有冷同樣就無所謂熱。所以可以說，陽依存於陰，陰依存於陽，每一方都以其相對的另一方的存在為自己存在的條件。這就是陰陽互根。

對立著的兩面，相互資生，相互依存，相互為用。

【陰陽消長】

陰陽之間的對立制約、互根互用並不是一成不變的，而是始終處於一種消長變化過程中的，陰陽在這種消長變化中達到動態的平衡。這種消長變化是絕對的，而動態平衡則是相對的。比如白天陽盛，人體的生理功能也以興奮為主；而夜間陰盛，機體的生理功能相應的以抑制為主。從子夜到中午，陽氣漸盛，人體的生理功能逐漸由抑制轉向興奮，即陰消陽長；而從中午到子夜，陽氣漸衰，則人體

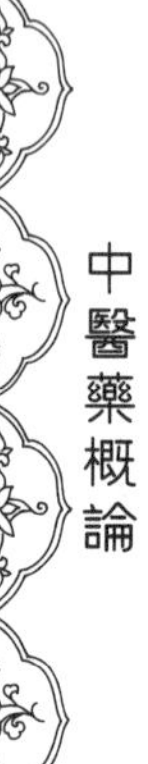


的生理功能由興奮漸變為抑制，這就是陽消陰長。

陰陽對立、依存關係不是靜止不變的。不斷處於〝陽消陰長〞或〝陰消陽長〞的變化中。

【陰陽轉化】

陰陽雙方在一定的條件下還可以互相轉化，即所謂物極必反。比如，某些急性溫熱病，由於熱毒極重，大量耗傷機體元氣，在持續高燒的情況下，可突然出現體溫下降，四肢厥冷、脈微欲絕等症狀，就是由陽證轉化為陰證的表現。可以說，陰陽消長是一個量變的過程，而陰陽轉化則是質變的過程。陰陽消長是陰陽轉化的前提，而陰陽轉化則是陰陽消長發展的結果。

事物或現象的陰陽屬性，在一定條件下，可向相反的方向變化。

## 二、陰陽學說在中醫學的運用

中國傳統學科注重整體綜合，陰陽學說用以說明人體的組織結構、生理功能、病理變化，歸納藥物的性能，並用於指導臨床辨証論治。對於人體的生理狀態，健康的基本條件，別強調二點：

（一）陰陽必須保持平衡。

（二）陰陽之間的依存互根關係，人體中具有推動的、溫煦的、興奮的等作用的物質與功能都屬於「陽」；凝聚的、滋潤的、抑制的等作用的物質與功能都屬於「陰」。

## 三、陰陽的相互關係

陰陽是相互對立制約的；互根互用的；消長平衡的；相互轉化的。

## 四、陰陽學說在中醫的臨床應用

（一）說明人體組織結構

中醫認為人體是一個複雜的有機整體，人體內部充滿著陰陽對立統一的現象。人體上下、內外、表裡、前後，各組織結構之間，以及每一組織結構自身各

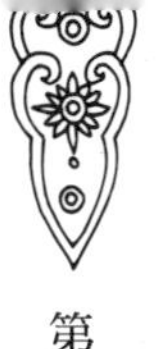



部分之間，都包含著陰陽對立統一的關係。

人體臟腑組織的陰陽性：上為陽，下為陰；體表為陽，體內為陰；四肢為陽，軀幹為陰；背屬陽，腹屬陰；外側為陽，內側為陰。五臟屬陰，六腑屬陽。器官的功能屬陽，形體屬陰。每一臟腑可進一步劃分為陰及陽，如心陰及心陽，腎陰及腎陽等。

（二）在疾病診斷的應用

四診（望、聞、問、切）是中醫師診察疾病的方法，辨別陰陽是首要步驟。一般來說，凡患者的症狀表現為興奮，亢進、熱性傾向、病勢向外、向上發展及病情轉好的都歸屬於陽症；凡患者的症狀表現為虛弱、潛伏、寒性傾向、病勢向內、向下發展及病情轉壞的都歸陰症。

1. 功能屬於陽（如：衛、氣）；物質屬於陰（如：營、血）。
2. 色澤暗淡的屬陰分；色澤鮮明屬陽分。言語無力、沉悶者屬陰；多話、亢奮者屬陽。
3. 八綱辨證時以陰陽為總綱。

（三）在疾病治療的應用

疾病的過程就是正邪雙方鬥爭的過程，當病邪消退，正氣進入恢復階段，這場戰爭才算結束。在施治時，一方面要袪邪，改善病況，另一方面要調理生理機能，增強其自然抵抗力，恢復健康，於是「扶正」和「袪邪」使疾病轉向痊癒的方向。

人體在生理功能正常之下，陰陽是互相制約、平衡和協調。如：陰或陽的一方偏衰，勢必導致另一方的相對亢盛；陰或陽的一方偏勝，勢必導致另一方的虛衰，使陰陽失去了正常的互相制約關係，出現了偏勝或偏衰，而發生疾病。治病的基本作用是恢復陰陽調和，是中醫治療最終目標。袪除病邪，消除病因，恢復臟腑功能的協調，糾正陰陽偏盛偏衰的病理現象，使之在最短時間能恢復到正常狀態。

例如以下的一些具體治則都含有陰、陽的意義：

※ 虛則補之；實則瀉之；

※ 熱以寒之；寒以熱之；

※ 濕則燥之；痰則化之。

【陽盛】

人體器官在病因影響下功能作用太旺盛了，導致發熱或其他緊張亢奮的病變。例如肺炎患者發高燒、面紅、呼吸氣粗、脈象數而洪大等，症狀表現為「熱」相對地過盛，屬陽症。由於陰的部分正常，故這些熱的症狀表示身體陽過盛。

中醫診斷為熱邪侵肺證，身體陽氣盛而陰精部分正常，屬實熱，治療以清除過盛的實熱為主，會選用寒涼藥物。當實熱被清除，體內回復陰陽平衡，就可痊癒。

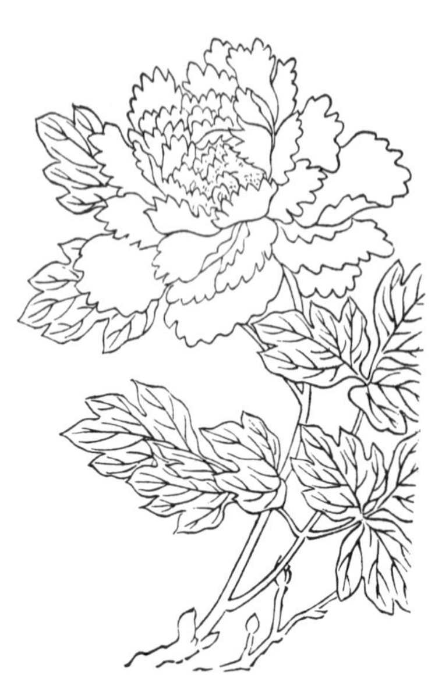

牡丹的根皮入藥，稱「牡丹皮」

【陰虛】

因體內營養物質不足，致濡養、滋潤、清涼、寧靜、內守等功能減退而產生的病變。根據陰陽相互制約關係，若陰精（體內營養物質方面）不足，陽氣（體內生理功能方面）便會相對地過盛，從而產生一些類似熱的症狀，如潮熱、盜汗、五心煩熱、口乾舌燥等，這種熱症稱為虛熱或虛火。跟上述實熱不同，虛熱不能用寒涼藥物直折其熱，而應以滋陰中藥調理，使陰漸盛，以制約因陽亢產生的虛熱。

中醫治療的總原則為調整陰陽，補其虛，瀉其實，恢復陰陽平衡，也就是致中和。凡陰盛的虛寒證，用溫熱性的方藥治療（如：附子理中湯、四逆湯、肉桂、乾薑等）；陽盛的實熱證，用寒涼性的方藥治療（如：黃連解毒湯、龍膽瀉肝湯、石膏、赤芍、牡丹皮等）。凡陰虛不能制約陽氣而致陽亢的虛熱證，用滋陰的方藥治療（如：六味地黃丸、龜板等）。陽虛不能制約陰氣而致的虛寒證，用補陽的方藥治療（如：桂附地黃丸、鹿茸、肉蓯蓉）。

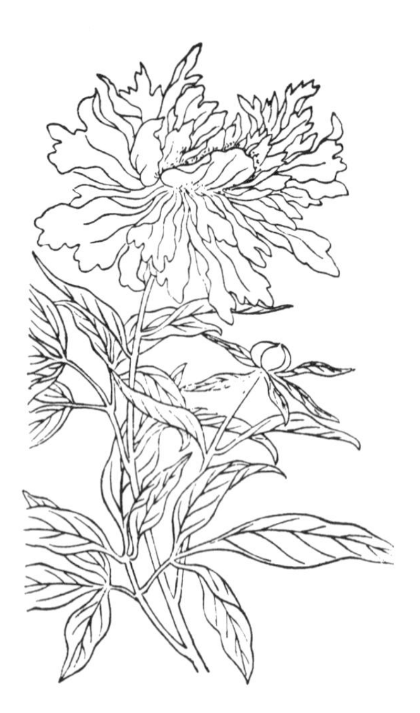

芍藥的根入藥，稱「赤芍」

## 第三節　五行學說

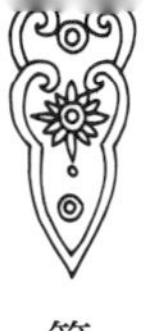



五行學說是研究各種演化過程、功能及自然現象發展出來，這並不代表五種物質，而是物質的五種屬性，分別為木、火、土、金、水，是中國古代哲學的重要成就。木火土金水這五個符號，於中醫則分別代表肝、心、脾、肺、腎人體五大系統。中醫不是研究病毒細菌如何作用於人體的理論，而是研究人體整體的各個系統之間的關係，並且通過中藥、按摩、針灸，甚至心理作用去調節各個系統之間的平衡，以此保持身體健康。

## 一、五行的相生相剋

五行相生是指事物的相互資生、促進或助長的關係，其含義如下：

1. 木生火：古代透過鑽木取火，故木能生出火來。
2. 火生土：火能將萬物燒成灰燼就變成了土，故火能生土。
3. 土生金：土壤裡蘊藏著金屬礦物，可以挖出使用，故土能生金。
4. 金生水：金經過高溫加熱就會成為液體，或用金屬器材挖取地下井水，故金能生水。
5. 水生木：水可以灌溉樹木，讓植物生長，故水能生木。

五行相剋是指事物的相互克制、制約或抑制的關係，其含義如下：

1. 木剋土：植物生長時破土而出，能破碎或團結土地，故木能剋土。
2. 土剋水：自古以來都用沙土阻擋水流或築水壩，故土能剋水。
3. 水剋火：滅火最好的方法就是澆水，故水能剋火。
4. 火剋金：金屬不管多堅硬，在烈火燃燒下都能融化變成液體，故火能剋金。
5. 金剋木：樹木遇到尖銳的金屬刀刃削鑿可斷，故金能剋木。

在相生關係中任何一「行」都具有「生我」(母)和「我生」(子)兩方面的關係，把它比喻為「母」與「子」的關係。在相剋關係中任何一「行」，又都具有「我剋」(所勝)和「剋我」(所不勝)兩方面的關係，稱之為「所勝」與「所不勝」的關係。

五行的相生相剋，不是絕對的。相生之中，寓有相剋；相剋之中，也寓有相生。相生相剋是一切事物維持相對平衡不可缺少的條件。所以五行生剋制化是正常現象，五行中任何一「行」太過或不及，出現異常現象，都可引起相乘或相侮

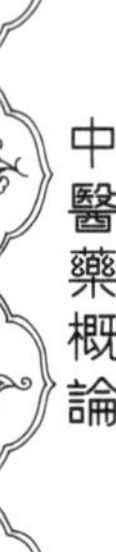


的變化。乘是乘虛侵襲的意思；侮是欺侮的意思。相乘是過度的相剋，超過了正常制約的程度，其規律同相剋，但被剋者更加虛弱。相侮即「反剋」，又叫反侮，即本來是自己所能剋勝的，卻反而被它剋勝，其規律與相剋正好相反。例如，正常時土克水，若土氣虛弱，或水邪氾濫，水就反過來侮土。

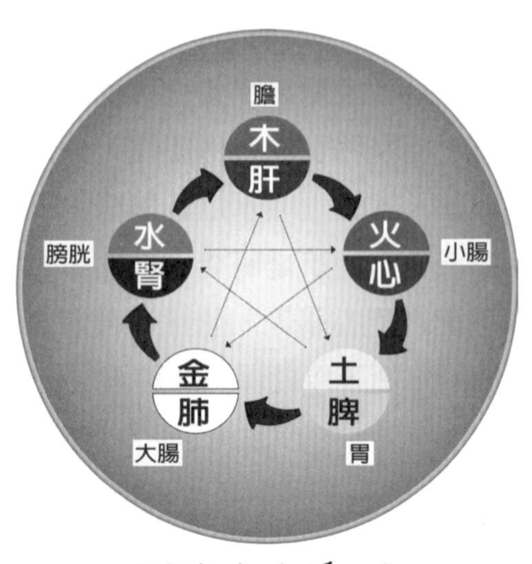


五行相生（ ）
相剋（←——）關係

## 二、五行之對應表

| 五行 | 木 | 火 | 土 | 金 | 水 |
|---|---|---|---|---|---|
| 五色 | 青 | 赤 | 黃 | 白 | 黑 |
| 五臟 | 肝 | 心 | 脾 | 肺 | 腎 |
| 腑 | 膽 | 小腸 | 胃 | 大腸 | 膀胱 |
| 五味 | 酸、澀 | 苦 | 甘、淡 | 辛 | 鹹 |
| 五志 | 怒 | 喜 | 思 | 憂（悲） | 恐 |
| 五（官）根 | 眼 | 舌 | 口唇 | 鼻 | 耳 |
| 五體 | 筋膜 | 血脈 | 肌肉 | 皮毛 | 骨髓 |
| 四季 | 春 | 夏 | 四季各二的中央（長夏） | 秋 | 冬 |
| 五惡（氣候） | 風（溫） | 熱（暑） | 濕（潤） | 燥 | 寒 |
| 陰經 | 足厥陰 | 手少陰 | 足太陰 | 手太陰 | 足少陰 |
| 陽經 | 足少陽 | 手太陽 | 足陽明 | 手陽明 | 足太陽 |
| 舉例 | 收澀藥。如：烏梅、山茱萸 | 安神藥。如：朱砂、遠志 | 補益藥（補氣）、消食藥。如：山楂、萊菔子、白朮 | 解表藥、芳香化濕藥。如：藿香、薄荷 | 補益藥（補陰、補陽）。如：黃精、杜仲 |

## 三、五行學說在中醫的臨床應用

從病患味覺、膚色、五官、情志，診斷為哪個臟腑所患疾病。（如：肝病面色屬青、腎虛易耳鳴等），五行能相生相剋，能相互助長也會相互制約。

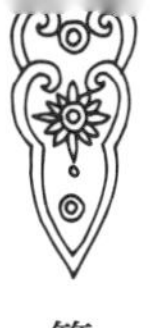



## 第四節 臟象學說

臟象學說是研究人體臟腑的生理功能、病理變化及其相互關係的學說。它認為人體是以肝、心、脾、肺、腎五臟為中心，以膽、胃、大腸、小腸、膀胱、三焦等六腑相配合，以氣、血、精、津液為物質基礎，構成一個有機的整體。

「臟」:指人體內的五臟（肝、心、脾、肺、腎）、六腑（膽、胃、大腸、小腸、膀胱、三焦）、奇恆之腑（腦、髓、骨、脈、膽、女子胞），通稱為臟腑。

「象」：是指人體臟腑正常機能及發生病態變化時反映於外的症象。透過外在「象」的變化，以測知內在「臟」的生理病理狀態，稱為「從象測臟」。即「視其外應，以知其內臟」，並以此作為判斷人體健康和診察、治療疾病的依據。

【五臟與六臟之說】

- 中醫學重視內臟的生理作用，並重視內臟的病理變化的反映，以及內臟之間與形體各組織之間的聯繫。
- 為了和六腑相配合，五臟加上心包絡，就是所謂的「六臟」。
- 六臟通常是指肝、心、脾、肺、腎、心包絡。
- 《難經·三十六難》將五臟中的腎分為左右兩臟「左者為腎，右者為命門」（左腎右命門），稱之為「六臟」。
- 即肝、心、脾、肺、腎、命門，合稱為六臟。

【臟和腑的配合】

- 臟和腑的配合，稱「互為表裡」，腑為表，臟為裡。
- 臟和腑的相互關係，可以影響對方。即：小腸心相表裡，胃脾相表裡，膽肝相表裡，大腸肺相表裡，膀胱腎相表裡，三焦心包絡相表裡。

### 一、五臟的生理功能

（一）肝：肝藏血，能貯藏血液並調節血量；維持血液運行及津液代謝。主疏泄，指肝氣條達，氣血就舒暢，調理情緒活動；促進膽汁分泌幫助消化吸收。主筋，肝血充足能營養筋脈。肝氣通於目，肝和則目能辨五色。

（二）心：心藏神，主宰人的一切情志思維活動。主血脈，血液運行的動力，心氣旺盛，血脈充盈，循環通暢，則脈和緩有力，面色就顯得紅潤而有光澤，即謂其華在面。開竅於舌，人的血氣充盈，舌色粉紅濕潤活動靈活，心若有病，容易在舌體上反映出來，例如心血不足，則舌質淡白，心火上炎，則舌尖紅或舌體糜爛，心血瘀阻，則舌體紫暗或見瘀點、瘀斑。

（三）脾：脾藏營，有藏納營血的作用。主運化，負責水分及食物的消化吸收，並將吸收的養分及水分傳送分布到全身組織器官。脾統血，脾氣能統攝血液，使之正常運行於經脈之中，不溢於血管之外，造成各種出血疾患，故有「脾為後天之本」及「脾為氣血生化之源」之說。主肌肉，脾臟將水穀精微輸送到全身肌肉，則肌肉豐盈，如脾有病，消化吸收發生障礙，往往就會逐漸消瘦。脾虛會胃口不好，消化吸收減弱，大便稀軟或泄瀉，水分分布不正常形成痰飲、水腫，或營養不足造成虛弱倦怠及貧血。

（四）肺：肺主氣，司呼吸，主一身之氣。主宣發，肅降，外合皮毛，通調水道。肺的宣發肅降失常，就會出現喘逆咳嗽或小便不利等症。肺主皮毛，外感病邪常先犯肺，如肺氣虛，肌表不固，多有自汗；衛外之氣不足，肌表就易受風寒侵襲，甚至可以內合於肺，產生咳嗽等症。開竅於鼻，鼻是呼吸之通道。鼻的通氣和嗅覺功能主要依靠肺氣的作用。肺氣和暢，則呼吸利、嗅覺靈敏。外感風寒襲肺，則鼻塞流涕影響嗅覺。

（五）腎：腎主藏精，主發育與生殖。精是構成人體的物質基礎，也是各種機能活動的物質基礎。精分為先天之精和後天之精，先天之精稟受於父母，後天之精來源於飲食營養。精氣旺盛則生長、發育、生殖的功能充沛。腎藏精的功能失常，則生長發育和生殖能力必將受到影響。腎主水，有調節人體水液代謝的功能。腎主納氣，呼吸雖是肺所主，但吸入之氣，必須下及於腎，由腎攝納，故有「肺為氣之主，腎為氣之根」之說，只有腎氣充沛，攝納正常，才能使氣道通暢，呼吸均勻。如腎氣虛而不能納氣，則會出現動則氣急，呼吸困難的病變。腎虛咳喘是一種長期慢性的喘促，特徵是呼多吸少，氣接不來，一動就喘。年老腎虛患者，多有納氣困難。腎主骨生髓（腎的精氣能促進骨骼、牙齒、骨髓、腦脊髓的生長發育），腎之府在腰，開竅於耳，耳為腎之官，腎精足則聽覺聰靈，腎精虛則兩耳失聰。腎的精氣虧虛或腎陰虛、腎陽虛都會腰痠腿軟，耳鳴耳聾，或大小便不正常。

（六）心包絡：又稱膻中，包在「心」外面的膜，心的衛外之官，有護心作用，且實際上，心包絡受邪所出現的病變與心是一致的，故在辨證和治療上也大體

相同，故歸屬於心，習慣上只稱「五臟」。

## 二、六腑的生理功能

（一）膽：膽屬木，主要生理功能為貯藏及排泄膽汁幫助消化。「膽主決斷」，能判斷事情做出決定，肝膽相表裡，肝主謀慮。

（二）小腸：上接胃，下連大腸，主要生理功能為承受從胃初步消化的食糜，進一步消化，把飲食中那些精華養料吸收後，通過脾的運化，滋養全身。並將消化後的物質傳送到大腸，代謝剩餘水液滲入膀胱，成為小便排出體外。故小腸在整個消化過程中起很重要的分清別濁的作用。心與小腸相表裡，心火也會下移於小腸。

（三）胃：胃屬土，主受納，主要生理功能為消化食物，接受和容納水穀，把飲食物消化成為食糜，下傳小腸，其精微物質通過脾的運化供養全身。胃氣要通暢下降。脾胃相表裡。

（四）大腸：大腸屬金，主要生理功能為排泄糟粕。飲食經過脾、胃、小腸的消化吸收後，進入大腸，大腸再吸收其中多餘的水，使食物殘渣成為糞便，經肛門排出體外。大腸傳導失常，可導致腹瀉或便秘。肺與大腸相表裡。

（五）膀胱：主津液。主要生理功能為貯尿及排尿。腎與膀胱相表裡，腎把水分過濾出尿液，貯存於膀胱，腎和膀胱的一旦功能失常，則會導致小便不利或排尿困難以及尿頻、尿急、小便失禁等症狀。

（六）三焦：是上焦、中焦、下焦的合稱。三焦不是一個獨立的內臟組織，是指軀體臟腑的部位和內臟功能的概括。主要生理功能為受納水穀，消化飲食，化生氣血精微物質，輸送營養，排泄廢料。三焦與心包絡相表裡。按《靈樞・營衛生會》：「上焦如霧，中焦如漚、下焦如瀆。」，可見三焦狀態之異。

1. 上焦位於橫膈膜以上部位（胸部），包括心、肺在內。所謂「上焦如霧」，指的是上焦的宣發功能，令血氣及津液如霧氣般散發全身。
2. 中焦位於橫膈膜以下，肚臍以上的部位（臍以上的腹部），包括肝、膽、脾、胃等臟腑。當脾胃運化及腐熟食物時，水穀會被分解消化，如化為泡沫的過程，故稱「中焦如漚」，其中「漚（ㄡ）」是指中焦的消化功能。
3. 下焦位於肚臍以下部位，包括腎、膀胱、小腸、大腸、女子胞等臟器。「下焦如瀆」，指的是下焦排泄濁物的功能。

## 三、奇恆之腑

奇恆之腑，是指：「腦」、「髓」、「骨」、「脈」、「膽」、「女子胞」（子宮）等器官，奇，有奇異之意，引申為不同於一般的意思。恆，是恆定不變的意思。

（一）腦：「腦為髓之海」，腦是由髓匯集而成的。人體的生命活動中樞，主管精神意志，腦是主管人的高級中樞神經機能活動的，腦的產生和腎有密切關係，腎精充實，不僅肢體輕勁有力，更重要的是，腦的功能也能得到很好的發揮。

（二）髓：主要是指脊髓，也包括骨腔內的髓質，由腎所藏的精氣變化產生的。腎能生髓，脊柱中的髓又與腦相通，故臨床上髓、腦、骨的病症，往往從腎論治。

（三）骨：在人體主要起支架作用。骨內藏髓，髓為腎所藏的精氣所化生，能滋養骨骼，所以骨骼的生長和功能情況，取決於腎氣的盛衰。齒為骨之餘，牙齒的生長和功能，均與腎有關。

（四）脈：脈管即血管。和心臟以及其它臟腑的關係主要表現在輸送營養和氣血循環的聯繫。

（五）膽：為六腑之一，主要貯存膽汁並輸出膽汁，參與脾胃消化，不與外界直接相通，不直接參與傳化水穀，但膽內藏有膽汁是清淨不濁的，從這點看它卻又似臟，故而它列為奇恆之腑。

（六）女子胞：通常認為就是子宮，但從女子胞的實際功能來說，應包括整個內生殖器（包括子宮、卵巢及輸卵管）。女人的生殖器官，與腎臟及衝、任脈的關係最密切，具有生殖和養育胞胎的作用。

【奇恆之腑的特點】

1. 形體類似腑，作用又類似臟。不和其他臟腑相配合，又不貯藏濁物。其中，只有膽是和肝相配合，但膽汁清淨不濁，所以也列入奇恆之腑。
2. 奇恆之腑基本上不與其他臟腑相配，但並非孤立的，屬於人體重要的一部分。
3. 腦和腎、心、肝的作用彼此協調聯繫，髓和骨的生長，有賴於腎所藏精氣

的充養。

4. 脈和心直接有關（心主血脈）。

5. 子宮賴腎氣而生長發育，女子行經、養胎等又需要血的供給，故子宮和心、腎等臟也有關。

【影響因素】

1. 腎：腎中精氣充沛，月經來潮，開始有生育能力。

2. 肝：女子以肝為先天，所以肝氣、肝血也影響女人月經及生殖功能。

3. 衝、任二脈：其正常功能的發揮，取決於腎。故腎精和腎氣的充旺和女子胞的生理功能有相當密切的關係。所以女子生育功能、月經週期及更年期疾病都與腎、肝及衝任二脈有絕對關聯。

## 第五節 氣血津液學說

氣、血、津液仰賴脾胃化生的水穀精微不斷地補充，在臟腑組織的功能活動下，它們之間相互滲透、相互促進、相互轉化。在生理功能上，又存在著相互依存、相互制約和相互為用的密切關係。氣是人體內活力很強、運行不息的極細微物質，既是人體的重要組成部分，又是機體生命活動的動力；血是紅色的液態物質；津液是人體內的正常水液的總稱；氣、血、津液，既是臟腑經絡及組織器官生理活動的產物，又是臟腑經絡及組織器官生理活動的物質基礎。

### 一、氣

（一）氣的種類：

1. 元氣：來自先天腎氣加上後天脾胃之氣而成，分布於全身，有促進生長、發育、生殖，激發和推動臟腑、經絡等組織器官生理功能的作用，為人體生命活動的原動力。

2. 宗氣：為後天之氣運動輸佈的本始，由肺吸入的清氣與脾胃化生的水穀精微結合而成，聚於胸中（膻中），上行入氣道可呼吸，貫心脈行氣血，凡呼吸、言語、聲音，以及肢體運動，筋力強弱者，均是宗氣之功用。實際上宗氣是合營衛二氣而成的。

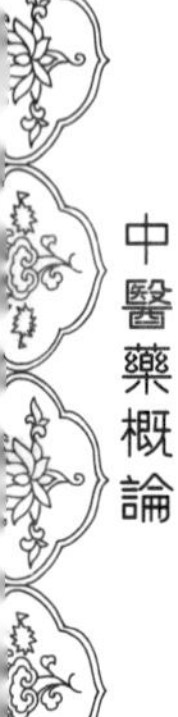


3. 營氣：是血脈中的氣。由脾胃運化水穀精微中最營養的成分生成，主要生理功能是化生血液和營養全身。
4. 衛氣：行於脈外之氣。由水穀精微和肺吸人的自然的清氣所化生，有溫養皮膚、腠理、肌肉，控制汗孔開闔與護衛肌表等作用，是人體的免疫系統。

（二）氣的功能：

1. 推動：推動身體的生長發育，臟腑經絡器官活動，氣血津液運行及輸布排泄。
2. 溫煦：溫暖身體，恆定體溫。
3. 防禦：防衛及驅除外來病邪。
4. 固攝：讓血液、汗、尿、唾液，運行在固定的管道，不會外溢亂行。讓內臟不脫垂。維持胎兒穩定發育。
5. 氣化：使體內的精、氣、血、津液能代謝及互相轉化。

（三）氣機：

指氣的運動，運動的基本形式有升、降、出、入。

## 二、血

（一）血的功能：

血能滋養身體，是生命活動的物質基礎，是構成人體和維持人體生命活動的基本物質之一。

（二）血液的正常運行需要有氣的推動（氣能行血）。

（三）血液必須運行在血管內，血液如果離開血管進入組織就造成出血、瘀血。氣的固攝作用能限制血液運行於血管之內（氣能攝血）。

（四）氣血關係：

氣為血之帥（氣能推動血液運行）；血為氣之母（血液是氣的物質基礎）。

## 三、津液

（一）性質清稀，流動性大，主要布散於體表皮膚、肌肉和孔竅等部位，並滲入血脈，起滋潤作用者，稱為津；其性較為稠厚，流動性較小，灌注於骨節、臟

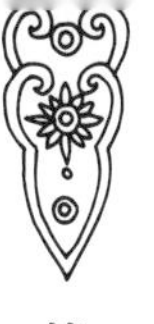



腑、腦、髓等組織器官，起濡養作用者，稱之為液；津液是人體一切正常水液的總稱，來源於飲食，通過脾、胃、小腸和大腸消化吸收飲食中的水分和營養而生成的。包括各臟腑組織的正常體液和正常的分泌物，如胃液、腸液、唾液、關節液等。也包括代謝產物中的尿、汗、淚等。

（二）津液的輸布與排泄：

津液的輸布主要依靠脾、肺、肝、腎、膀胱、大腸、三焦等臟腑共同作用，通過呼吸道、汗、尿、大便排出體外。脾→運化水液，上輸於肺；肺→能通調水道，宣發水液到達體表，肅降水液至於內臟，下輸於腎及膀胱；腎→氣化水液，使水液清者上升，濁者下降膀胱為尿；肝→主輸泄，通調氣機，促進津液運行；三焦→為決瀆之官，運行水液的通道。

（三）津液的功用：

滋潤濡養全身組織器官；化生血液、調節陰陽和排泄廢物等。

## 第六節 經絡學說

經絡是運行氣血的通道，也是聯絡臟腑肢體，溝通表裡上下的途徑。經絡的生理功能，主要是溝通表裡上下，聯絡臟腑器官，使人體成為一個有機的整體。能通行氣血濡養臟腑組織、感應傳導以及調節身體各部份機能。凡直行幹線稱「經脈」，而由經脈分出來的網絡身體的各支脈叫做「絡脈」。

從現代醫學觀點來看經絡：可能包括了神經、血管及內分泌等結構及其些功能，但神經、血管等的結構和功能並不能完全解釋經絡學說的全部內容，有待於進一步探索研究。

### 一、經絡內容

經絡系統由十二經脈、奇經八脈，十五絡脈和十二經別、十二經筋、十二皮部及許多孫絡、浮絡等組成。十二正經是體內氣血運行的主要通路。包括手太陰肺經，手陽明大腸經、足陽明胃經、足太陰脾經、手少陰心經、手太陽小腸經、足太陽膀胱經、足少陰腎經、手厥陰心包經、手少陽三焦經、足少陽膽經、足厥陰肝經等十二經，稱為十二經脈。奇經八脈對十二經脈氣血有蓄積、滲灌的調節

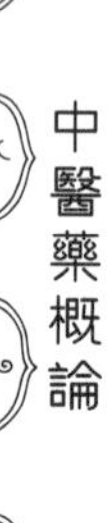


作用。包括督脈、任脈、衝脈、帶脈、陰維脈、陽維脈、陰蹻脈、陽蹻脈。

每一經脈都和體內一定的臟腑直接聯繫，而在各經脈相互之間又有表裡配合的關係。

## 二、正經（十二經脈、十二經）

手三陰經從胸走手，手三陽經從手走頭；足三陽經從頭走足，足三陰經從足走胸。十二經脈通過手足陰陽表裡經的聯接而逐經相傳，構成了一個周而復始、如環無端的傳注系統。氣血通過經脈即可內至臟腑，外達肌表，營運全身。其流注次序是：從手太陰肺經開始，依次傳至手陽明大腸經，足陽明胃經，足太陰脾經，手少陰心經，手太陽小腸經，足太陽膀胱經，足少陰腎經，手厥陰心包經，手少陽三焦經，足少陽膽經，足厥陰肝經，再回到手太陰肺經。其走向和交接規律是：手之三陰經從胸走手，在手指末端交手三陽經；手之三陽經從手走頭，在頭面部交足三陽經；足之三陽經從頭走足，在足趾末端交足三陰經；足之三陰經從足走腹，在胸腹腔交手三陰經。

## 三、奇經八脈

奇經八脈是指十二經脈之外的八條經脈，包括任脈、督脈、沖脈、帶脈、陰撟脈、陽驕脈、陰維脈、陽維脈。奇者，異也。因其異于十二正經，故稱“奇經”。它們既不直屬臟腑，又無表裡配合。其生理能，要是對十二經脈的氣血運行起著溢蓄、調節作用。

八脈在相互之間，並無固定的陰陽表裡的配偶關係，因而稱為〝奇經〞。十二經脈猶如〝江河〞，奇經八脈猶如〝湖澤〞。督—總督、任—總任、衝—衝要、帶—約束、蹻—蹻捷、維—維繫。

奇經八脈的生理特點有三：

1. 奇經八脈與臟腑無直接絡屬關係。
2. 奇經八脈之間無表裡配合關係。
3. 奇經八脈的分佈不像十二經脈分佈遍及全身，人體的上肢無奇經八脈的分佈。

其走向也與十二經脈不同，除帶脈外，餘者皆由下而上地循行。

## 四、十總穴歌（十個吃飯穴）

頭項尋列缺（手太陰肺經）　　面口合谷收（手陽明大腸經）
肚腹三里留（足陽明胃經）　　婦科三陰交（足太陰脾經）
安胎公孫求（足太陰脾經）　　腰背委中求（足太陽膀胱經）
內關心胸胃（手厥陰心包經）　脅肋尋支溝（手少陽三焦經）
外傷陽陵泉（足少陽膽經）　　阿是不可缺（疼痛點）

【另一】二十四總穴歌：初級針灸學者基本的、必備的用穴

肚腹三里留，腰背委中求；頭項尋風池，面口合谷收。
胸腹內關謀，脅肋用支溝；痠痛取阿是，筋傷陽陵搜。
虛寒補中脘，婦科三陰交；急救刺人中，脫症百會灸。
退燒宜少商，降壓用大椎；中風十宣穴，救心刺中衝。
落枕針後谿，踝傷瀉丘墟；腹瀉灸天樞，解表尋曲池。
臂舉不自如，靈骨與太白；感冒兼重咳，風門加肺俞。
廿四總穴歌，臨床如有神；時時勤練針，發心濟世人！

【另二】

腰背委中求，肚腹三里留，頸項尋列缺。面口合谷收，心胸找內關，急救刺人中，酸痛阿是穴。顱腦找太衝，小腹三陰謀，脅肋陽陵泉。

## 五、實用經絡穴位介紹

【足三里穴】

經絡：足陽明胃經。

穴位：位於外膝眼下三寸。

功效：保健防病、延年益壽、增強體力、解除疲勞、預防衰老。

主治：胃痙攣，胃、十二指腸潰瘍，消化不良。

【委中穴】

經絡：足太陽膀胱經。

穴位：位於膝蓋的正後方。

功效：舒筋活絡、理氣和血、祛風散寒的功效，是治療腰背疾患的要穴。

主治：坐骨神經痛、腰背痛、腰膝痠痛、腓腸肌痙攣。

【列缺穴】

經絡：手太陰肺經。

穴位：兩手虎口交叉，一手食指按在另一手的橈骨上，指尖下凹陷處。

功效：止咳平喘、通經活絡、利水通淋、宣暢頭頸部經氣、散寒止痛的功效，常用來治療頭頸部疾患。

主治：咳嗽、落枕頭痛、咽喉腫痛、感冒、支氣管炎等。

【合谷穴】又名虎口。

經絡：手陽明大腸經。

穴位：手背第 1 ～ 2 掌骨間，第 2 掌骨橈側的中點處。

功效：治療手指、手腕、肘臂、肩、頸項、喉嚨、鼻、口唇部位的疾患。

主治：對於頭痛、耳鳴、牙痛、鼻炎、眼病等疾患療效顯著。

《玉龍歌》中有「頭面縱有諸般證，一針合谷效通神」的語句。

【支溝穴】

經絡：手少陽三焦經。

穴位：前臂伸側面腕背橫紋後三寸，尺骨與橈骨之間，當陽池與肘尖的連線上。

功效：清利三焦、通腑降逆。

主治：咽腫、耳鳴耳聾、目赤目痛、習慣性便秘、嘔吐泄瀉、閉經、脅痛、肩臂酸痛、急性腰扭傷、肺炎、心絞痛、小便困難等。

【陽陵泉穴】

經絡：足少陽膽經。

穴位：膝蓋斜下方，小腿外側之腓骨小頭稍前凹陷中。

功效：疏肝利膽、舒筋活絡。

主治：五十肩、落枕、腰痛、膝蓋疼痛、腳麻痹、抽筋、腰腿疲勞、坐骨神經痛等。

【三陰交穴】

經絡：足太陰脾經。

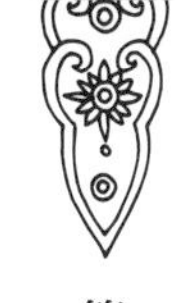



穴位：足內踝上 3 寸，脛骨後緣陷中處。

功效：治一切婦科疾病。

主治：痛經、失眠、高血壓、腳氣、腳底腫脹水腫。

【公孫穴】調理脾胃第一大穴。

經絡：足太陰脾經。

穴位：人體足內側緣，當第一蹠骨基底部的前下方。

功效：健脾益胃，通調經脈，為調理脾胃第一大穴。

主治：月經不調、安胎、胃痛，嘔吐，腸鳴，腹痛、泄瀉、痢疾、腹脹腳氣等。

【內關穴】

經絡：手厥陰心包經。

穴位：手伸平，手掌向上，從（腕）橫紋正中往手肘方向二寸（約三橫指寬，依手指同身寸法），在二筋之間，介於尺骨橈骨，握拳時，兩筋之間凹陷明顯，按凹陷處會出現酸脹麻感。

功效：寧心安神、理氣止痛。

主治：心絞痛、心律不整、胃炎、胃痙攣、失眠、血管性頭痛等。

【人中穴】亦稱水溝穴。

經絡：督脈。

穴位：人中溝的上三分之一與中三分之一交點處為人中穴位所在之處。

功效：專治昏迷、暈厥、牙痛、心腹絞痛、慢性鼻炎、鼻出血、黃疸、腰背強痛、癲、狂、癇、中風昏迷、小兒驚風、面腫等。

主治：休克、癔病、精神分裂症、暈車（船）、面神經麻痺、面肌痙攣、急性腰扭傷等。

編語：人中為醒腦開竅的重要穴位，其最突出而明確的功效就是救治危急，在特殊情況下對人體起保護作用。危急之時刺激人中穴可醒神開竅、調和陰陽、鎮靜安神、解痙通脈，對中暑、中風、昏迷、驚風、暈厥、休克、一氧化碳中毒，以及全身麻醉過程中出現的呼吸停止，都可選用「人中穴」作為急救首選要穴。

【太衝穴】

經絡：足厥陰肝經。

穴位：在足背側，當第 1 蹠骨間隙的後方凹陷處為太衝穴位所在之處。

功效：女性月經痛、月經不調能起調解及舒緩作用。

主治：腦血管疾病、高血壓、青光眼、面神經麻痺、癲癇、肋間神經痛、月經不調、下肢癱瘓等。

【阿是穴】

經絡：隨病消長的臨時腧穴。

穴位：又稱為不定穴、天應穴，指以壓痛點或其他病理反應點作為針灸治療的穴位。沒有特定的名稱，也沒有固定的位置，只是把痛點或有反應的點做為穴位，對應經筋、肌肉疾患或局部氣血失調而發生的疼痛病。

功效：阿是穴通過經絡系統與臟腑組織相聯繫，而經絡系統在生理上具有溝通上下內外，將氣血營養輸布至全身的作用；病理上又是將病邪由表入裡的傳注途徑。所以，阿是穴應為治病的最佳刺激點，同時也是疾病反映點，在臨床上，被廣泛應用於診斷和治療。

## 十二經脈屬絡臟腑表

| 陰經 | 屬臟 | 絡腑 | 陽經 | 屬腑 | 絡臟 |
|---|---|---|---|---|---|
| 手太陰 | 肺 | 大腸 | 手陽明 | 大腸 | 肺 |
| 手少陰 | 心 | 小腸 | 手太陽 | 小腸 | 心 |
| 手厥陰 | 心包 | 三焦 | 手少陽 | 三焦 | 心包 |
| 足太陰 | 脾 | 胃 | 足陽明 | 胃 | 脾 |
| 足少陰 | 腎 | 膀胱 | 足太陽 | 膀胱 | 腎 |
| 足厥陰 | 肝 | 膽 | 足少陽 | 膽 | 肝 |

## 十二經脈分佈部位簡表

| 十二經脈 | | 外部 | 內部 |
|---|---|---|---|
| 手三陰 | 手太陰 肺經 | 胸旁→上肢內側前→大指 | 屬肺，絡大腸 |
| | 手少陰心經 | 腋下→上肢內側後→小指 | 屬心系，絡小腸 |
| | 手厥陰心包經 | 乳旁→上肢內側中→中指 | 屬心包，絡三焦 |

| | | | |
|---|---|---|---|
| 手三陽 | 手陽明大腸經 | 鼻旁←頸←肩前←上之外側前←次指 | 屬大腸，絡肺 |
| | 手太陽小腸經 | 耳前←頸←肩胛←上之外側後←小指指 | 屬小腸，絡心 |
| | 手少陽三焦經 | 眉梢←爾後←頸←肩後←上之外側中←無名 | 屬三焦，絡心包 |
| 足三陽 | 足陽明胃經 | 目下→面周→頸前→胸腹第二側線→下肢外側前→次趾 | 屬胃，絡脾 |
| | 足太陽膀胱經 | 內眥→頭頂第一側線→項後→背腰第一、二側線→骶→下肢外側後→小趾 | 絡腦，絡腎，屬膀胱 |
| | 足少陽膽經 | 外眥→頭顳→項側→脅腰側→下肢外側中→第四趾 | 屬膽，絡肝 |
| 足三陰 | 足太陰脾經 | 胸腹第三側線←下肢內側前、中←大趾內 | 屬脾，絡胃 |
| | 足少陰腎經 | 胸腹第一側線←下肢內側後←足心←小趾下 | 屬腎，絡膀胱，絡心 |
| | 足厥陰肝經 | 脅部←陰部←下肢內側中、前←大趾外 | 屬肝，絡膽 |

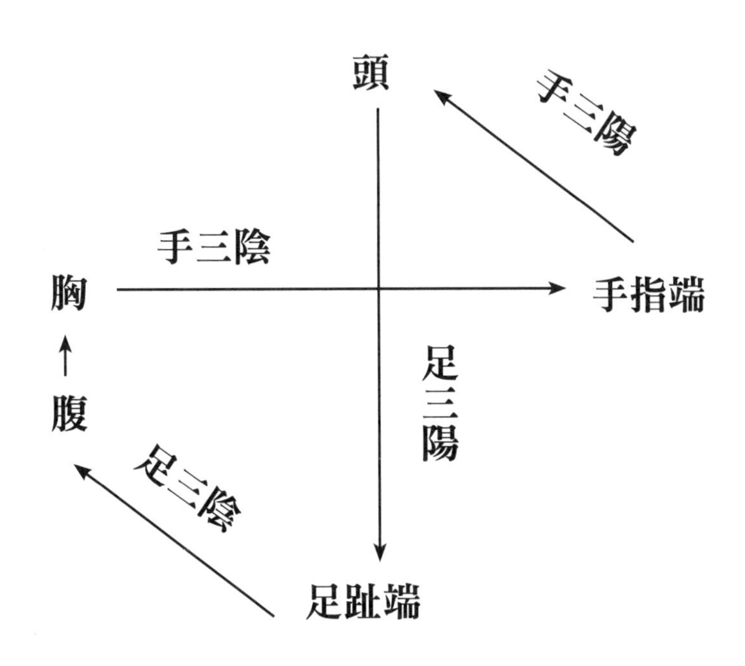

### 奇經八脈（分佈部位與交會經脈）

| 八脈 | 分佈部位 | 交會經脈 |
|---|---|---|
| 督脈 | 後正中線 | 足太陽、任脈 |
| 任脈 | 前正中線 | 足陽明、督脈 |
| 衝脈 | 腹第一側線 | 足少陰 |
| 帶脈 | 腰側 | 足少陽 |
| 陽蹻 | 下肢外側、肩、頭部 | 足太陽、足少陽、手太陽、手陽明、足陽明 |
| 陰蹻 | 下肢內側、眼 | 足少陰 |
| 陽維 | 下肢外側、肩、頭項 | 足太陽、足少陽、手太陽、手少陽、督脈 |
| 陰維 | 下肢內側、腹第三側線、頸 | 足少陰、足太陰、足厥陰、任脈 |

## 六、同身寸法介紹

同身寸法出自《千金要方》，是中醫針灸取穴的簡易比量方法。指以患者本人體表的某些部位，劃定分「寸」，作為量取穴位的長度單位。主要有「骨度法」、「指寸法」兩種，臨床多指後者，如中指同身寸、拇指同身寸、橫指同身寸等。

【1 寸】（同身寸法）

(1) 中指同身寸：是以患者的中指中節屈曲時，手指內側兩端橫紋頭之間的距離看作「1 寸」，此法可用於四肢取穴的直寸和背部取穴的橫寸。

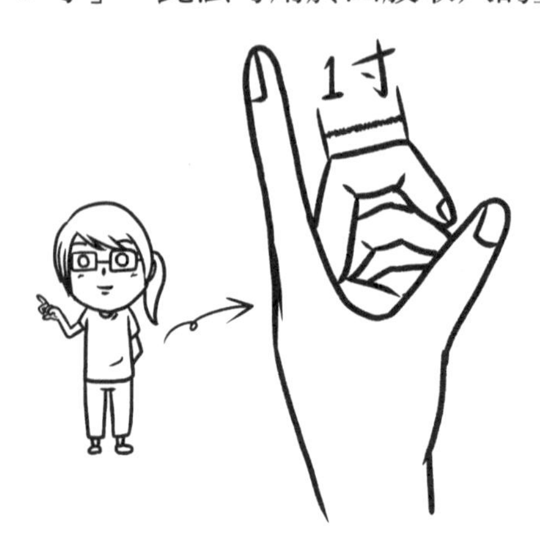

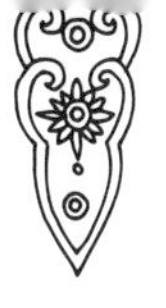

(2) 拇指同身寸：是以患者的拇指指關節的寬度作為「1 寸」，主要適用於四肢的直寸取穴。

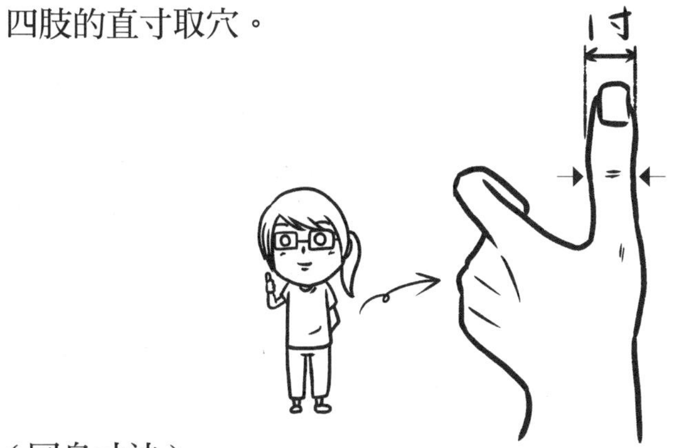


【1.5 寸】(同身寸法)

橫指同身寸：讓患者將食指、中指併攏，以中指中節（第二節）橫紋處為準，此時食指與中指併攏寬度為「1.5 寸」。

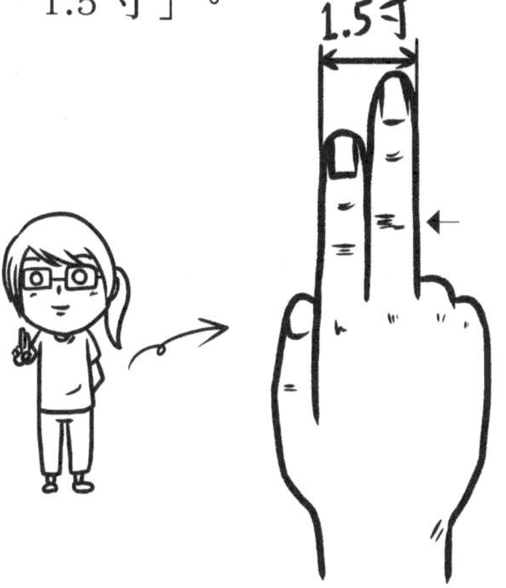


【2 寸】(同身寸法)

將食指、中指、無名指三指併攏，以中指第一節橫紋處為準，三指橫量為「2 寸」。自己食指的前兩節的長度也是「2 寸」。

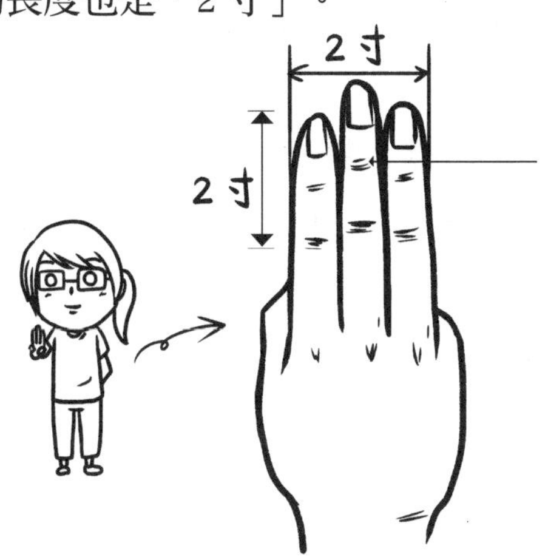

【3 寸】(同身寸法)

將食指、中指、無名指和小指者四指併攏，以中指中節(第二節)橫紋處為準，四指橫量作為「3 寸」。

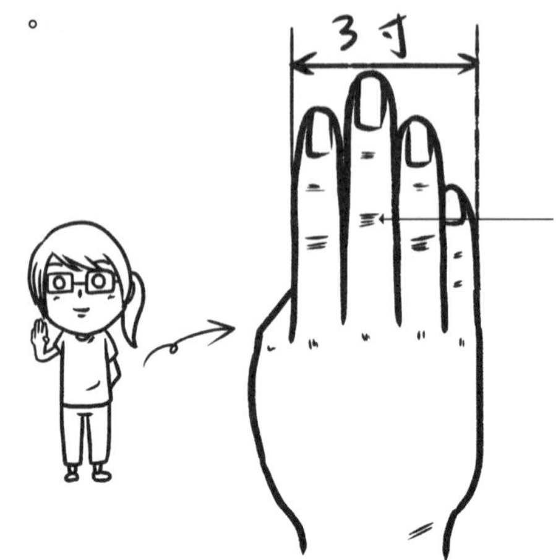


以上所形容的「寸」，並沒有具體數值。「同身寸」中的「1 寸」於不同人身上，長度是不同的；一樣是「1 寸」，通常較高的人要比較矮的人要長，這是由身體比例來決定的。所以，「同身寸」只適用於個人身上，不能用自己的「同身寸」在別人身上來找穴位。實際臨床，可視病人身材而適度以醫者自身比例套用。

除了同身寸法，中醫尚有「自然標誌取穴法」，此法是根據人體表面一些具有明顯特徵的部位作為標誌，以作為取穴位的方法。人體「自然標誌取穴法」有兩種：

(1) 固定標誌法：即以人體表面固定不移，又有明顯特徵的部位作為取穴標誌的方法。如人的五官、爪甲、乳頭、肚臍等作為取穴的標誌。例如：關元穴、氣海穴是以肚臍為標誌，長強穴、會陰穴以肛門、尾骨等為標誌來測量。

(2) 活動標誌法：即根據人體進行某些局部活動後出現的隆起、凹陷、孔隙、皺紋等作為取穴標誌。例如：曲池穴取穴需要彎曲手臂。

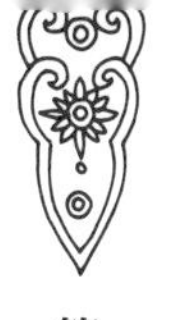



# 第四章 中醫流派與醫家

## 一、中醫流派

中國幅員遼闊，江河湖海、山陵丘壑、平原沃野，氣候物產各異，人們的飲食生活習性亦不盡相同，體質有明顯的差異。中國有句俗話說：「一方水土養一方人」，一般解釋是「靠山食山，靠水食水」，人類不論居住在甚麼地方，上天總會有條件讓他們生存下去。不同居住地有不同的水土氣候、文化和生活飲食習慣，培養出不同體質的人群，也衍生出不同醫派。如北方天氣寒冷，北方人體質壯實，腠理緊實，飲食習慣多是進食高熱量食物，也慣喝烈酒，發病通常因受寒引起，屬外感病。南方地勢低，臨近海濱，濕熱多雨，南方人體質纖瘦，腠理疏鬆，嗜冰凍飲食，較易患上胃腸痰濕的內傷疾病。疾病的治療方法和用藥因天時、地域、人的不同而相互區分，慢慢演化出各具特點的經驗醫學。

然而，人類文明是不斷進步發展的，任何學科都必經反覆實踐、總結、驗證的過程，中國醫學亦是如此。自人類文明存在至有文字記載出現，中國醫學一直以經驗醫學幫助人類解決健康問題，而由經驗醫學走向理論醫學是一條漫長而曲折的道路。中醫現存成書最早的一部醫學典籍是《黃帝內經》，距中國開始文字記載的歷史兩千多年，該書除了是第一部中醫理論經典外，還是第一部養生寶典，第一部關於生命的百科全書，以《黃帝內經》作為中醫理論基礎，後人不斷發展、臨床驗證、總結，慢慢形成不同的流派。中國以《黃帝內經》為理論基礎的眾醫學派別中，以傷寒派最被推崇，後世的醫派都深受其影響，發展出不同特色的流派。

中醫流派是在中醫學中由於學說師承不同所形成的群體和派別。春秋戰國時代，百家蜂起，形成爭鳴之勢，醫學是這股文化洪流的一個重要分支，受主導文化思潮的影響，因立論的學術宗旨不同，研究的角度、方法與手段的不同，以及研究者的哲學觀念、所處的地域環境的不同而有不同的醫療方式和學術見解，形成用針、用藥和著重切脈的三大派。西漢時代已匯合為醫經和經方兩大派別。其中，針灸和切脈者並為醫經一派，重視使用藥物方劑者則發展為經方派。經整理各學派如下：

1. 醫經學派：致力於基礎理論方面研究的一派。其代表著作有《黃帝內經》（簡稱《內經》）一書承傳下來。它從臟腑、經絡、病機、診法、治則、針灸、制方等方面對人體的生理活動、病理變化，以及診斷治則等進行了系統而綜合的敘述，《內經》從此成為中醫學理論的基礎。
2. 經方學派：後世醫家尊《傷寒論》、《金匱要略》等古典著作中的方劑為「經方」，其立方用藥的法度比較嚴謹。後世醫生凡在學術觀點上主張用其經方者，被稱為經方派。
3. 傷寒學派：探討東漢名醫張仲景所著《傷寒論》，論治傷寒的學說和辨證論治規律，以及研究張仲景本人的一批醫學家。傷寒派源開山祖師是河南人張仲景，他因當時族人多死於外感傷寒而博採古籍，並集結成《傷寒雜病論》和《金匱要略》兩本寶典，被稱為「方書之祖」。其中記有被視為天下第一方的「桂枝湯」（桂枝、芍藥、炙甘草、生薑、大棗）。傷寒派的特色是用藥精簡，甚少有方子超過十味，而療效顯著，一矢中的，箭無虛發。
4. 四大家和易水學派：宋、金、元時期是中醫發展的輝煌時期，醫家在前人的理論上不斷臨床實踐、發揮創新、開宗立說，創建新的醫派。
   (1) 河間學派：創始人劉完素系河北河間人而命名的學派。認為疾病多為火熱引起，開始於研究外感病之火熱病機，繼而演變為研究內傷之陰虛火旺病機，善長用寒涼藥物治療，後世稱之為「寒涼派」，有「熱病用河間」之說。
   (2) 補土學派：創始人李杲（李東垣）創立以顧護脾胃為主的治法，因脾臟屬土，所以名為補土派，亦有稱為溫補派。
   (3) 攻邪學派：張從正（張子和）的攻邪醫派強調「邪留傷正」的疾病觀點，以驅除邪氣治病，常用發汗、嘔吐、泄下三法。
   (4) 丹溪學派：始創人朱丹溪，以養陰法治療疾病，認為人體「陽常有餘，陰常不足」，所以提倡以滋補養陰為主治法。
   (5) 易水學派：創始者為河北易水人張元素而得名，強調根據臟腑寒熱虛實辨證用藥。在張元素注重臟腑病機研究的影響下，一些醫家逐步轉向對特定臟腑進行專題研究，並各有創見。

這些門派雖然年代久遠，但其創立的治療思維和留下的臨床經驗卻影響深

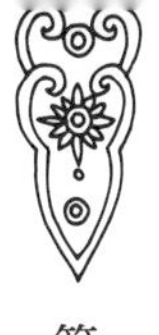



遠，其中臨床常用的藥方「補中益氣湯」、「越鞠丸」和「大補陰丸」等，至今也存在臨床實效。

5. 溫病學派：明代末年，溫熱病流行，諸醫用傷寒治法不效，促進溫病學說在理論上取得突破性的進展。吳又可指出當時流行的是溫疫，而非傷寒，按疫施治，大獲奇效。於是他撰成《溫疫論》，主張溫疫與傷寒應嚴格區分，主張溫病下不厭早，汗不厭遲，總宜顧存津液為原則。溫病指發病較急，熱象較盛，傳變較快，容易化燥傷陰的外感熱病。此時對外感熱病診治通行的說法是：「外感宗仲景，熱病用河間」，表明外感傷寒和溫熱病的治療已逐漸分離。溫病派用藥特點是味數少，用量輕，以輕巧甘淡，芳香化濕，發揮四兩撥千斤之效，溫病藥方的特性更切合南方。常用藥方如「桑菊飲」、「銀翹散」和「參蘇飲」等，至今仍是臨床常用方藥。
6. 傳說中「懸絲診脈」：說醫林名宿，不得不加插一段軼事。歷來民間遍傳御醫為宮中皇后、公主看病，不可以直接望、聞、問、切（把脈），而必須用絲線的一端繫在病人手腕脈口上，御醫按絲線另一端間接取脈，俗稱「懸絲診脈」。
7. 現代學院派：中國現代著名老中醫陳鏡合教授提出的「現代中醫」應具有中西醫專業醫學特點，以適應新時代醫療發展所需，兼備中醫和西醫知識的中西醫結合醫學人才，提倡以「古為今用、洋為中用、能中不西、先中後西、中西結合」的原則，成為學院派的中西醫結合新門派。

## 二、中醫學家

岐伯，為傳說的上古時代醫家。白天識藥、嘗藥性，晚上習養生之道，掌握經絡醫術，後來成為黃帝的大臣。《黃帝內經》是以黃帝與他討論醫學問題的問答體裁編著的，分成《素問》與《靈樞》二部。後據說《難經》八十一篇，稱為八十一難，為根據《黃帝內經》內容而寫的八十一條答辯議論，包括有關把脈、經絡、解剖、五臟疾病，以及針灸治療法等之理論。

扁鵲（約西元前 407 年～約前 310 年），原姓秦，名越人，一名緩，號盧醫、扁鵲。中國第一位正式傳記的醫家，提出切脈診斷方法，建立中醫診斷基礎，「陰陽」及「五行學說」約於此時應用在醫學上，開啟中醫學之先河。

華佗（西元 145 年？～ 208 年），開創中藥麻醉法，提倡體育療法（導引除病），創立五禽戲。與董奉和張仲景被並稱為「建安三神醫」。與扁鵲、張仲景及李時珍並稱古代四大名醫。

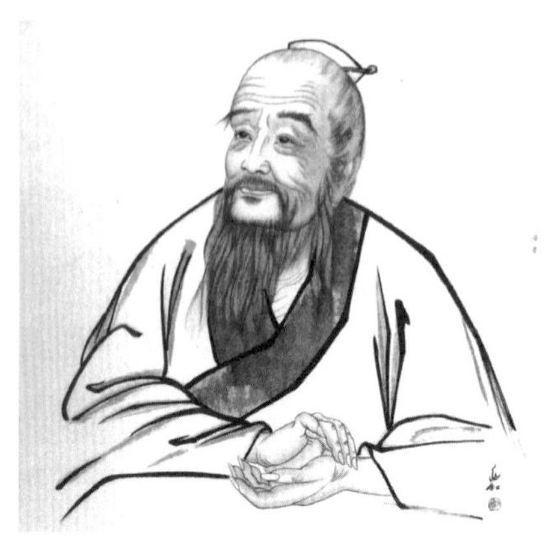
扁鵲畫像（此圖典藏於中國醫藥大學 · 立夫中醫藥展示館）

張仲景（西元 150 年～ 219 年），名機，字仲景，東漢末年著名醫學家。確立了「辨證論治」原則，即《傷寒論》及《金匱要略》。據張仲景在《傷寒雜病論》中所寫的自序，「建安紀年以來，猶未十稔，其死亡者，三分有二，傷寒十居其七。」這引發了他發憤學習醫學的決心，撰寫《素問》、《九卷》、《八十一難》、《陰陽大論》、《胎臚藥錄》，並《平脈辨證》，為《傷寒雜病論》合十六卷。

王叔和（西元 210 年？～ 258 年？），名熙，西晉高平人，個性沉靜，博通經方，在中國醫學史上的兩大重要貢獻：一是整理編輯張仲景的《傷寒雜病論》，並重新編次成書。二是撰寫現存最早的中醫脈學專著《脈經》，奠立了脈理系統化、規範化的基礎。

皇甫謐（公元 215 ～ 282 年），原本不是醫師，但在他四十歲時得了風痺症（風濕病），因此他開始研習醫學，歷覽漢末以來的醫書經方，對於針灸療法很有心得。最後他編著了《黃帝三部針灸甲乙經》簡稱《針灸甲乙經》，是最早期的完整針灸療法參考文獻，記有大量古代醫學文，為後世發展建立規範。

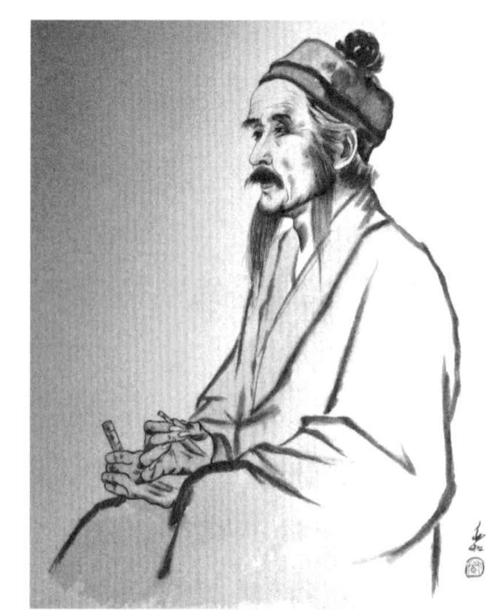
皇甫謐畫像（此圖典藏於中國醫藥大學 · 立夫中醫藥展示館）

孫思邈（西元 541 年或 581 年～ 682 年），唐朝京兆華原人。他是中國乃至世界史上著名的醫學家和藥物學家，被譽為藥王，更奉之為醫神。著有《備急千金要方》，簡稱《千金要方》，共三十卷，二百三十二門，已接近現代臨床醫學的分類方法，中國第一部醫學百科全書，包括理論、醫方、診法、治療、食養及導引等多方面著述。

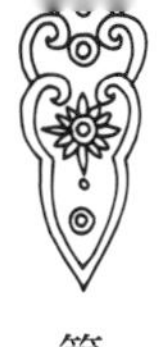



宋慈（西元 1186 年～ 1249 年），字惠父，南宋建寧府建陽人，著有《洗冤集錄》，是世界歷史上第一本以死亡方式系統編輯的法醫學著作。

劉完素（西元 1100 年～ 1180 年），字守真，自號通元處士，河北河間市人，世稱劉河間。金元四大醫學家之一，研究五運六氣，為「寒涼派」的創始人。發揮《內經》理論，提倡火熱論，並重視針灸治法，臨床施治重視井穴、原穴。並喜用五腧穴，以火熱論思想指導針灸臨床，形成了以清熱瀉火為基點的針灸學術思想，對金元以後的醫家影響很大。因創製不少治療傷寒熱病的方劑，故後世稱他為「寒涼派」。

張從正（西元 1156 年～ 1228 年），字子和，號戴人。河南蘭考縣人，金朝著名醫家。世代從醫，對醫學造詣尤深，精於《內經》、《難經》、《傷寒論》，繼承了劉完素的學術思想。金元四大家的「攻下派」，所用的方子為「汗、吐、下」三法，他主張「治病重在驅邪，邪去則正安」，有時運用心理治療法。著有《儒門事親》等書。

李杲（西元 1180 年～ 1251 年），字明之，號東垣老人，後世多稱為李東垣。河北正定人。創立「內傷脾胃，百病由生」的論點，以脾胃為元氣之所出，後世稱之為補土派的先導者。金元四大家之一。

朱丹溪（西元 1281 年～ 1358 年），名震亨，字彥修。因世居丹溪，故人稱朱丹溪，或尊稱為丹溪翁。元代義烏人。與劉完素、張從正、李杲等人並稱金元四大醫學家，為「滋陰派」的創始人。

李時珍（西元 1518 年～ 1593 年），字東璧，湖北蘄春縣人。出生在醫學世家，年少時跟隨父親李言聞行醫，但當時醫師的社會地位低下，李言聞不願兒子以醫為業，而希望他參加科舉。經過多次考試失敗後，李時珍決心繼續學醫。由於他專心鑽研醫藥學，又有醫德，聲譽卓著。後來被薦舉到北京”太醫院”任職，但一年後便托病辭歸。在北京任職期間，使他有機會閱讀豐富的藏書。而行醫過程中，李時珍發現以往的本草書中存在不少錯誤、重覆及遺漏，因此決心重新編著一部新的本草專書。

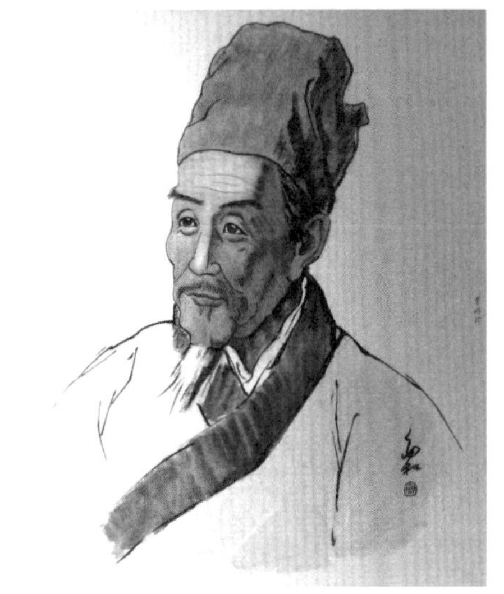
李時珍畫像（此圖典藏於中國醫藥大學・立夫中醫藥展示館）

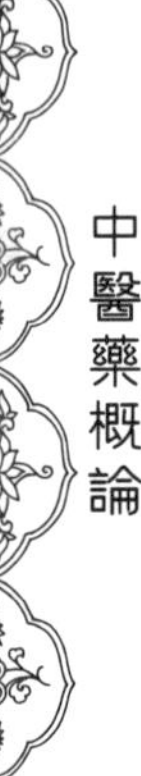


他以宋代唐慎微的《證類本草》為藍本，經過 27 年辛勤努力，於 1578 年完成《本草綱目》。另外，李時珍也是世界上最早提出大腦負責精神感覺、發現膽結石病、利用冰敷替高熱病人降溫以及發明消毒技術的醫學家。

張介賓（西元 1563 年～ 1642 年），字景岳，浙江紹興人。屬醫經學派，臨床則信服張元素、李東垣之學，倡「陽非有餘，陰常不足」論，制左歸丸、右歸丸、左歸飲、右歸飲諸名方，而為陰陽兩補之巨匠。他對《內經》頗有研究，同時精通《易經》理論，能將易學與醫學溝通，認為「醫易同源」，是指醫理和易理都強調陰陽的變化。善用熟地，強調甘溫固本，常用溫補劑，被稱為「溫補派」，亦稱他為「張熟地」。著有景岳全書。

陳修園（西元 1766 年～ 1823 年），名念祖，字修園，清代醫學家。福建省長樂縣人。著述多為普及讀本。著有《陳修園醫書 72 種》。

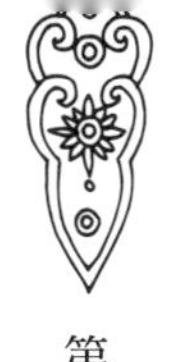



# 第五章 中醫診斷方法

中醫診斷學是一門理論連結臨床的專業基礎課程，根據中醫學的基礎理論、基本知識和基本技能，研究診察病情、判斷病種、辨別證候。

中醫診斷學的主要內容包括四診、八綱、辨證、疾病診斷、症狀鑑別和病案撰寫等。即是經望、聞、問、切四診，對病人詳細觀察及施行多方面的詢問，收集種種的病狀，以掌握致病的原因，然後運用八綱以分析歸納，認識病症的屬性，正邪的盛衰，病位的深淺等複雜的症狀，使其條理化，而下適切的診斷，選定應用的治療方法，以達到辨證論治的目的。

## 第一節 辨證

### 一、八綱辨證（辨陰陽、表裡、寒熱、虛實）

八綱指陰陽、表裡、寒熱、虛實。係以陰陽為區別病症類型的總綱，任何病症太過不足，盛衰強弱，順逆吉凶，皆可依此分類定型。表裡是病變所存之部位，如皮膚經絡是表，五臟六腑是裡，在診斷上據以認識病症的深淺。寒熱是病狀的徵候現象，如病狀有畏寒、喜溫，臨床上為寒證，反之病狀為畏熱、渴飲、身熱，臨床上為熱證。虛實是邪正消長的徵候，虛就是正氣虛，實就是邪氣盛，以上為八綱的基本概念。

（一）陰陽：八綱辨證的總綱，包括表裡、寒熱、虛實。例如表、熱、實屬陽的範圍，裡、寒、虛屬陰的範圍。從陰陽變化可看出疾病的病情轉變，往好或往壞，診療必須掌握病情的陰陽轉化，以即時正確的用藥。素問陰陽應象大論：「善診者，察色按脈，先別陰陽」。陰陽兩綱為辨證的主要關鍵。

1. 陰證：陰盛（陰盛則內寒。臨床上可見惡寒，四肢涼冷，口不渴，喜歡喝熱飲，小便清長，大便水瀉，脈遲。）；陰虛（陰虛則內熱。臨床表現為五心煩熱或午後潮熱，盜汗，顴紅，消瘦，舌紅少苔，脈細數。）
2. 陽證：陽盛（陽盛則外熱。臨床表現為發熱，口渴，煩躁，大便秘結，小便量少色深，脈數等。）；陽虛（陽虛則外寒。常見有脾陽虛、腎陽虛。

臨床表現為畏寒肢冷，面色蒼白，大便溏薄，小便清長。）

（二）表裡：表裡是辨別病變的部位深淺。表是指人體的皮毛、肌肉及經絡；裡是指臟腑、骨髓。六淫外邪會先侵襲肌表經絡，病位及病情都較淺，視為表病。若病邪內傳，而入臟腑或七情內傷，病位及病情較重，則為裡病。

1. 表證：惡寒發熱會同時出現，頭痛、身痛、鼻塞流鼻水，脈浮。可分為：

(1) 表寒證：惡寒重，發熱輕，無汗，頭痛，項背強痛，苔薄白，脈浮緊。

(2) 表熱證：惡寒輕，發熱重，有汗，頭痛，口渴，舌尖紅，脈浮數。

(3) 表實證：無汗，苔薄白，脈浮緊有力。

(4) 表虛證：自汗，汗出惡風，舌淡，脈浮緩無力。

2. 裡證：基本症狀為壯熱（高燒）或潮熱（每天固定時間發燒），煩躁口渴，便秘腹痛或嘔吐泄瀉，神昏譫語（神志不清胡言亂語），脈沉，苔黃或黑。可分為：

(1) 裡寒證：肢冷不渴，惡寒喜熱，腹痛便溏，小便清長，苔白滑，脈沉遲。

(2)裡熱證:壯熱口渴，目赤唇紅，心煩不寧，小便色深，舌紅苔黃，脈沉數。

(3) 裡實證：壯熱氣粗，神昏譫語，苔老黃，脈沉實。

(4) 裡虛證：氣弱懶言，食少倦怠，頭昏心悸，舌胖苔白，脈沉弱。

3. 半表半裡證：凡病邪不在表，又不在裡，介在表與裡之間所發生的證候，稱之。其主要症狀為寒熱往來，胸脅苦滿，心煩喜嘔，口苦咽乾，目眩，脈弦。

（三）寒熱：寒熱是辨別病證屬性，用以判斷選用寒涼藥或溫熱藥。寒熱主要從患者口渴不渴，大小便狀況，肢體冷熱，舌質舌苔，及脈象來判斷。

1. 寒證：口不渴，或渴而不喜飲，喜熱飲、面色蒼白、怕冷、肢體涼冷、痰多白沫、腹痛喜熱敷、小便清長、大便溏瀉、舌質淡、苔白潤，脈沉細。

2. 熱證：口渴引飲，喜冷飲、身體發熱、臉紅煩躁、神昏譫語、尿少色深、大便秘結或黏臭、脈洪大而數、舌紅苔黃。

（四）虛實：虛實是辨別正氣強弱與邪氣盛衰。用以判斷要用補益藥或攻下藥。

1. 虛證：病程長，病勢緩，體質虛弱，正氣不足，功能低下，臉色沒有光彩，精神疲憊，聲音低，氣微弱，自汗盜汗，頭昏眼花，心悸失眠，胃口不佳，腹痛喜按，舌質有齒痕，脈虛。有氣虛、血虛、陰虛、陽虛、臟腑虛等不同。可分別使用補氣、補血、滋陰、補陽、調補臟腑等法治療。

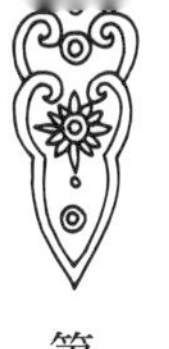



2. 實證：病程短，病勢急劇，體質壯實，臉紅，邪氣及痰飲、瘀血積聚、瘀滯，疼痛拒按，聲音高亢，氣息粗大，舌質苔厚，脈實有力。常出現於氣滯、血瘀、實熱、寒凝等，分別可用行氣、活血、清熱、散寒等法治療。

## 二、六經辨證

（一）太陽病：外感病初期，因為感受寒邪強弱及患者體質虛實不同，又分為：

1. 表虛證：發熱惡風，汗出，頭項強痛，脈浮緩，即是中風，用桂枝湯，發表解肌。
2. 表實證：惡寒發熱，頭項強痛，肢節疼痛，無汗而喘，脈浮緊，即是傷寒，用麻黃湯，辛溫解表。

表熱未解，內傳膀胱，入氣分為蓄水證（發熱惡風，小便不利，消渴或渴欲飲水，水入即吐，脈浮，用五苓散）；入血分為蓄血證（小腹硬滿，小便不利，有時發狂，用桃仁承氣湯，攻逐瘀血）。

（二）陽明病：外感病發熱最厲害的階段，為裡實熱證。主要症狀：身熱，汗出，煩渴，便秘，不惡寒反惡熱，脈實大。分為：

1. 經證：高熱汗出，煩渴引飲，不惡寒反惡熱，舌苔黃燥，脈洪大而數，用白虎湯，清熱生津。
2. 腑證：潮熱汗出，腹部脹滿疼痛，大便秘結，神昏譫語，脈沉實，用承氣湯，苦寒瀉下。

（三）少陽病：指熱病過程中發現的口苦咽乾，目眩、寒熱往來、胸脅苦滿、心煩喜嘔、默默不欲飲食、脈弦等，稱病邪在半表半裡。治療：小柴胡湯，和解表裡。

1. 如兼頭痛身痛，汗出，是太陽、少陽合病，用柴胡桂枝湯，和解透表。
2. 如兼脘腹脹滿，心中痞硬，便秘，則是少陽、陽明合病，用大柴胡湯和解攻裡。

（四）太陰病：多由三陽病轉變而來，以虛證為主，一般發熱症狀比較少。也可以由風寒之邪直接侵襲損傷脾陽而產生。主要症狀：脾胃虛寒，腹滿而吐，食不下，自利，時腹自痛，脈緩弱，這是一種脾胃的虛寒證，用理中湯，溫中散寒。

（五）少陰病：病情已到後期危急階段，包括心、腎衰弱。主要症狀：持續昏睡，脈微細。可再分為：

1. 少陰虛寒證：精神疲倦，昏昏欲睡，畏寒，四肢冰冷，或下痢清穀，小便清長，脈微細。用四逆湯，回陽救逆。
2. 少陰水腫證：全身浮腫，四肢沉重疼痛，小便不利，畏寒，四肢冰冷，精神疲倦，昏昏睡，或見腹痛，脈微細。用真武湯，溫陽行水。
3. 少陰虛熱證：心煩失眠，口渴咽乾，舌紅而乾，脈細數無力。用黃連阿膠湯，滋陰清熱。

（六）厥陰病：屬於傷寒後期，也是正邪抗爭的最後一線。病情複雜，常寒熱互見，陰陽錯雜。主要症狀：消渴，氣上衝心，心中疼熱，飢而不欲食，食則吐蛔。治療用烏梅安蛔湯。可再分為：

1. 厥陰寒證：四肢冰冷，疼頂冷痛，乾嘔吐涎沫，脈細欲絕，用當歸四逆加吳茱萸生薑湯，溫經散寒，活血通脈。
2. 厥陰熱證：熱痢裡急後重，口渴，脈數，用白頭翁湯，清熱利濕。

## 三、臟腑辨證

（一）心病辨證

1. 心病臨床常見症狀：心悸、怔忡、心前區悶痛、心煩、失眠、多夢、健忘、神志異常、口舌生瘡、脈結代等。
2. 心病證候：
   (1) 心熱證→症狀：
      a. 面赤、舌乾、尖絳、口渴欲飲、兩眼疼痛、赤腫羞明、吐血、衄血、心中煩熱、不眠、胸部悶熱、痛如針刺、脈數等。
      b. 熱移小腸證→症狀：小便黃赤或見尿血等症狀。
   (2) 心虛證→症狀：脈多細弱、舌多淡紅、記憶力減退、驚恐不安、因恐怖而引響睡眠、多夢不寐、心下暴痛、脇下腰背引痛、自汗、盜汗等症狀。

（二）肺病辨證

1. 肺病臨床常見症狀：咳嗽、氣喘、咳痰、胸痛、咽痛、咽乾、鼻塞、鼻乾、

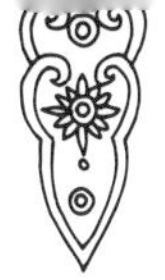



鼻翼煽動、噴嚏、流鼻涕、聲音異常、水腫、皮膚病、過敏等。

2. 肺病證候：

(1) 肺寒證→症狀：咳嗽氣喘、痰稀而白、口潤不渴、舌苔白滑、脈浮弦、胸脇心下滿悶、咳逆不得平臥或面身浮腫等症狀。

(2) 肺熱證→症狀：發熱面赤、兩顴紅赤、煩渴引飲、咽部赤痛、大便秘結、小便赤澀、脈滑數、苔黃乾、衄血、咳吐黏痰帶血等。

(3) 肺虛證→分肺陰虛與肺氣虛證兩種。

a. 肺陰虛→症狀：咽乾口渴、乾咳無痰或痰少而黏不易咳出、咳血、聲音嘶啞、午後潮熱、盜汗、消瘦、舌質紅絳、脈細數。

b. 肺氣虛→症狀：容易感冒、咳嗽有氣無力、痰清稀、倦怠懶言、聲音低微、畏風怕冷、自汗、舌淡苔薄白、脈虛弱。

(4) 肺實證→症狀：喘息氣粗、胸滿仰息、咽乾短氣胸滿脇痛脹、苔厚膩、脈滑實。

（三）脾病辨證

1. 脾病臨床常見症狀：腹脹、腹痛、納少、便溏或泄瀉、痰飲水腫、內臟下垂、出血、肢體沉重、肌肉無力、口水多、口中甜膩等。

2. 脾病證候：

(1) 脾寒證→症狀：飲食不能消化、四肢冰冷、腹痛不已、小便不利、全身浮腫、舌苔白膩、脈沉遲。

(2) 脾熱證→症狀：皮膚黃、胸滿少食、小便黃赤而少、熱痢腹痛、時發時止、唇赤口黏、脈數。

(3) 脾虛證→症狀：飲食減少、臉色萎黃、唇乾形瘦、腹痛喜按、舌質淡、脈虛緩。

(4) 脾實證→症狀：身重、胸胃不舒、氣塞、遍身疼痛、大腹滿痛、大小便不利、舌苔乾黃。

（四）肝病辨證

1. 肝病臨床常見症狀：鬱怒等情志異常、胸脅少腹脹痛、眼睛與視力異常、筋與爪甲異常、月經不調、陰囊睪丸腫痛、內風眩暈、抽搐等。

2. 肝病證候：

(1) 肝寒證→症狀：筋脈收縮、氣血凝滯、陰囊引痛、小腹脹痛、疝氣、

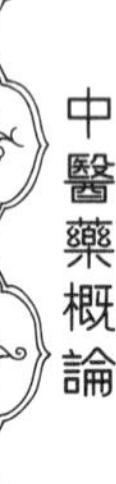


脈沉弦而遲。

(2)肝熱證→症狀：目赤腫痛、口苦咽乾、心中煩熱、夜不安眠、暴躁易怒、臉紅目赤、脈弦數。

(3)肝虛證→症狀：目眩耳鳴、羞明、筋急、身體麻痺、舌質光滑、脈弦細弱。

(4)肝實證→症狀：頭眩耳聾、善怒、胸脇脹滿而痛、少腹急、胸腹痛、吐酸水、抽搐、角弓反張、脈弦而強。

（五）腎病辨證

1. 腎病臨床常見症狀：腰膝痠軟或痛、耳鳴、耳聾、掉髮、牙齒動搖、骨頭脊椎病變、生殖系統疾病、水腫、頻尿、尿閉、五更泄瀉、氣喘等。

2. 腎病證候：

(1)腎陽虛證→症狀：畏寒肢冷、神疲氣少、腰膝痠軟、陽痿遺精、或不孕、或飲食減少、大便稀軟或小便自遺、舌淡苔薄白、脈沉遲。

(2)腎陰虛證→症狀：腰膝痠軟、頭暈目眩、耳鳴耳聾、遺精盜汗、五心煩熱、骨蒸潮熱、足跟痛、口乾舌燥、或小兒發育遲緩、舌紅少苔、脈細數。

（六）小腸病辨證

1. 小腸病臨床常見症狀：小便赤澀、混濁、尿血、小便灼熱疼痛等。

2. 小腸病證候：

(1)虛寒證→症狀：小腹隱隱作痛、按之氣舒、腸鳴腹瀉、小便清長或短而頻數、舌淡苔薄白、脈細弱。

(2)實熱證→症狀：心煩失眠、口舌生瘡、下腹脹滿、小便赤澀、排尿則氣舒、或見尿血、脈滑數、舌紅苔黃。

（七）大腸病辨證

1. 大腸病臨床常見症狀：便秘、泄瀉、下痢膿血、腹脹、腹痛、腸鳴等。

2. 大腸病證候：

(1)寒證→症狀：手足寒冷、大便溏瀉或久瀉不止、腹痛腸鳴、喜按喜溫、脈沉遲、舌淡苔白滑。

(2)熱證→症狀：口唇乾燥、腹滿、繞臍痛、大便燥結、肛門熱痛、小便量少色深、脈數、苔黃燥。

(3)虛證→症狀：肛門脫出、四肢厥冷、腹脹而柔軟、慢性下痢、舌質光滑、

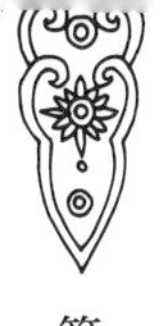



脈細數。

(4) 實證→症狀：大便不通、腹痛拒按、裡急後重、小腹疼痛、舌質黃膩、脈沉實。

（八）胃病辨證

1. 胃病臨床常見症狀：吃不下或多食易飢、胃脘痞悶、脹滿、疼痛、嘈雜、惡心、嘔吐、呃逆、噯氣等。

2. 胃病證候：

(1) 胃寒證→症狀：胃痛綿綿不止、喜喝熱湯、吐清水、嘔吐噁逆、舌苔白滑、脈遲。

(2) 胃熱證→症狀：口渴喜歡冷飲、常覺飢餓、嘔吐嘈雜、吃了想吐、口臭、牙齦腫痛出血、舌紅苔乾黃、脈數。

(3) 胃虛證→症狀：不欲飲食、時時噯氣、食入亦不消化、大便泄瀉、唇舌淡白、脈軟弱。

(4) 胃實證→症狀：胃腹脹而痛、噯腐吐酸、大便不通、牙齦腫痛出血、苔黃厚、脈實大。

（九）膽病辨證

1. 膽病臨床常見症狀：口苦、黃疸、驚悸、失眠等。

2. 膽病證候：

(1) 膽寒證→症狀：胸胃煩悶、夜間不寐、頭暈嘔吐、脈遲、舌白實而膩。

(2) 膽熱證→症狀：口苦易怒、寒熱往來、夜不安寐、目眩耳聾、胸脅脹痛、嘔吐苦水、舌黃膩、脈弦數。

(3) 膽虛證→症狀：頭眩、虛煩不得眠、善驚、脈弦細、舌淡紅苔少。

(4) 膽實證→症狀：胸胃滿悶、脇下脹痛、甚則痛激不得眠、善怒、皮膚無光、喜眠、舌黃或赤、脈弦實。

（十）膀胱病辨證

1. 膀胱病臨床常見症狀：頻尿、尿急、尿痛、尿閉等。

2. 膀胱病證候：

(1) 虛寒證→症狀：小便頻數而短、或淋瀝不禁、或遺尿。

(2) 實熱證→症狀：小便短澀、或不通、或感熱痛、小腹脹滿硬痛。

（十一）三焦病辨證

《靈樞·營衛生會》：「上焦如霧，中焦如漚、下焦如瀆。」可見三焦狀態之異。

三焦通暢，則水液及氣機運行暢順無阻；相反便會引致氣化功能失調，影響各個臟腑間的週節機能阻礙，引致水腫或小便不利。

1. 三焦病臨床常見症狀：頻尿、尿急、尿痛、尿閉等。

2. 三焦病證候：

(1) 上焦位於橫膈膜以上的部份，包括心、肺。所謂「上焦如霧」，指的是上焦的宣發功能，令血氣及津液如霧氣般散發全身。

a. 虛寒證→症狀：精神不安、短氣不續、聲枯。

b. 實熱症→症狀：胸悶、額汗、舌乾咽腫、喘滿。

(2) 中焦位於橫膈膜以下，肚臍以上的位置，包括肝、膽、脾、胃。當脾胃運化及腐熟食物時，水穀會被分解消化，如化為泡沫的過程，故稱「中焦如漚」，其中「漚」是指中焦的消化功能。

a. 虛寒證→症狀：腹痛、腸鳴、水瀉、腹滿喜按。

b. 實熱症→症狀：腹脹滿、不吐不下、喘急。

(3) 下焦位於肚臍以下，包括腎、小腸、大腸及膀胱。「下焦如瀆」，指的是下焦排泄濁物的功能。

a. 虛寒證→症狀：水瀉不已、小便澄清而多、或遺尿、腹滿體腫。

b. 實熱症→症狀：二便不通、或下膿血。

## 四、氣血辨證

（一）氣虛：勞傷久病損耗元氣引起，主要表現為少氣懶言、語聲低微、自汗、心悸、怔忡、頭暈、耳鳴、倦怠無力、食少納呆、小便清長、大便溏瀉、脈虛弱；脫肛、子宮、內臟下垂等。

（二）氣實：多由濕熱、痰火、食滯、鬱結或外感治療失當所引起，主要表現為胸腹痞悶、痰多氣粗喘滿、大便秘結、脈弦滑或數實等。

（三）血虛：主要表現為臉色蒼白、唇舌指甲色淡無華、頭暈目眩、心悸怔忡、疲倦無力、手足發麻等。

（四）瘀血：主要表現為疼痛、痛處固定、面色晦暗、眼瞼烏黑、皮膚瘀斑、舌頭

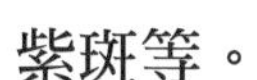

紫斑等。

## 第二節 四診

四診是運用望、聞、問、切等方法搜集患者的體徵及所有病狀觀察之，以做為判斷疾病的資料。四者之間必須緊密結合運用，互相參證，為辨證和治療提供充分的依據，進而全面而正確的下診斷。

### 一、望診

醫師運用視覺，觀察病者的神、色、形、態、舌象、大小便和其他排泄物等的方法。「神」是精神活動的表現。「色」是五臟氣血的外榮。「形」是形體。「態」是動態。

望診

（一）望全身：看精神狀況，動作體態，分辨患者精、氣、神。看臉色→白色虛寒證、血虛證。黃色脾虛證、濕證。青色寒證、痛證、瘀血證、小兒驚風。紅色熱證。黑色腎虛、瘀血證。

（二）望局部：眼睛黃→濕熱黃疸，唇乾裂→燥證。

（三）望舌頭：看舌質→紅熱白寒、舌苔→厚黃濕熱。

（四）望皮膚：是否有斑、疹、癰、癤、疔、瘡。

（五）望排泄物：包括痰、嘔吐物、二便。

（六）望小孩指紋：小孩食指指紋分風、氣、命三關，從顏色長短浮沉，辨別疾病的寒熱、深淺、表裏。

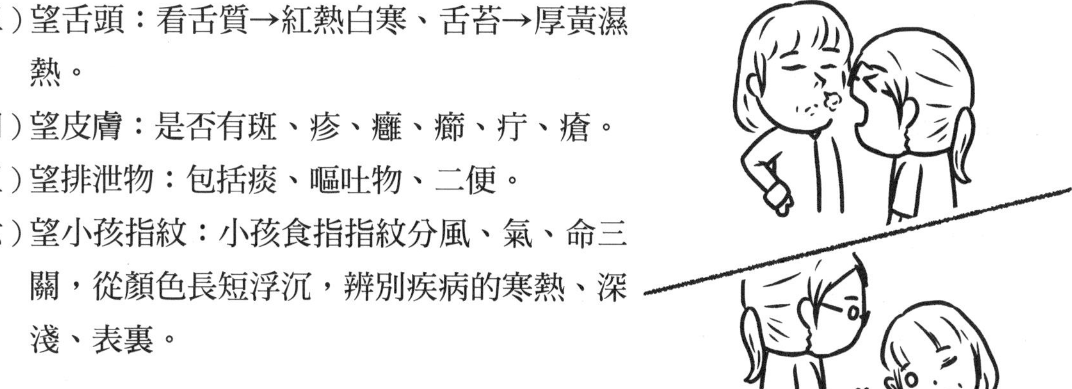

聞診

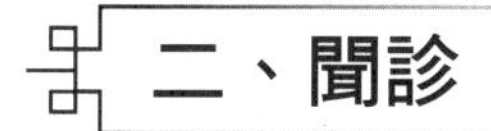

### 二、聞診

（一）聞味道：憑嗅覺分辨病人口氣、病體散發的味道及二便的氣味。

（二）聽聲音：憑聽覺了解患者說話聲音、呼吸、咳嗽、嘔吐、敲肚子的聲音等。

## 三、問診

診病必須了解病人的生活習慣、精神狀態以及發病、轉病的情況，必要時還得了解其家族史及個人以往的病史。

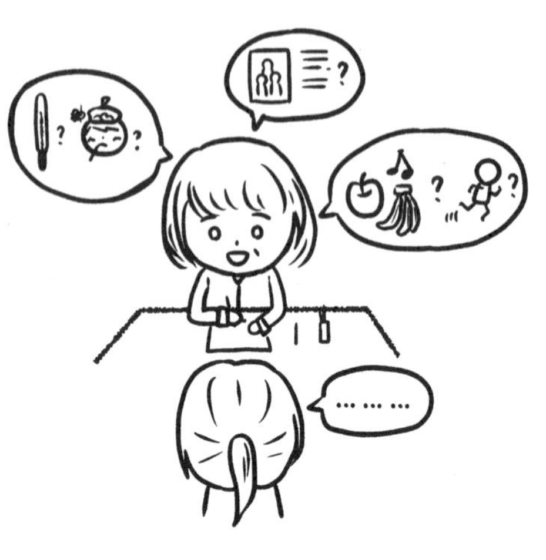

問診

《景岳全書》：「一問寒熱二問汗，三問頭身四問便，五問飲食六問胸，七聾八渴俱當辨，九因脈色察陰陽，十從氣味章神見」

陳修園《醫學實在易》：「一問寒熱二問汗，三問頭身四問便，五問飲食六問胸，七聾八渴俱當辨，九問舊病十問因，再兼服藥參機變，婦人尤必問經期，遲速閉崩皆可見，再添片語告兒科，天花麻疹全占驗。」兩者內容大致相同，均可作臨床問診參考。

（一）問寒熱：

有寒熱的多為表症、外感症，無寒熱的多為裡症；惡寒發熱（惡寒重發熱輕，外感風寒；發熱重惡寒輕，外感風熱）；但寒不熱（虛寒證）；但熱不寒（高熱不退，不惡寒反惡熱，實熱證）；潮熱（如潮水般定時發熱，有陰虛潮熱，溫濕潮熱，陽明潮熱）；寒熱往來（惡寒發熱交替出現，是半表半裏的少陽證）。

（二）問汗：

自汗（清醒時汗出不止，多為氣虛、表虛）；盜汗（睡著後出汗，多為陰虛）。表證無汗多屬寒邪；表證有汗多屬風邪。

（三）問頭身：

頭痛無休止、有寒熱的多為外感；頭項痛屬太陽、前額痛屬陽明、兩側痛屬少陽、巔頂痛屬厥陰；風寒濕都會引起關節、身體疼痛。

（四）問二便：

大便秘結，乾燥難通，多屬實熱症，大便稀薄，下痢不止，多屬虛寒；小便色黃赤屬熱，清白為寒。

（五）問飲食：

雖患病，飲食如常，可知胃氣未受害。口不渴津液未傷，多為寒證。常有強

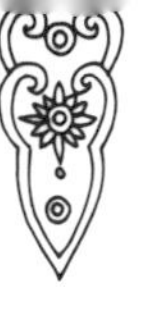


烈的飢餓感屬有胃火；飢不欲食是胃陰虛；口苦因肝火；口甜膩是脾胃濕熱；吐臭酸水多為食積內停（消化不良）。

（六）問胸腹：

胸腹痛，必先問其痛的部位。若痛在上焦，為肺、胸膈之病。痛在中焦，為脾、胃間之病。痛在下焦，病在肝腎、大小腸、膀胱之間。急痛多屬實，久病多屬虛。

（七）問聾：一般以急性的聾屬實症，久聾屬虛。因傷寒的急聾，多為邪在少陽，經氣閉塞而起。

（八）問渴：喉乾喜冷飲者，屬裡熱；喜熱飲者，屬中寒，或為濕熱。

（九）問舊病：獲得患者疾病信息的重要方式，可以發現疾病的誘因、發病病程、過敏及家族史等。

（十）問因：通過醫生問診，找到可能引起疾病的原因，以便辨證施治、科學用藥。

婦人的生理和男子有異。故罹患疾病往往與月經、帶下、妊娠、產後等有關，問診須要注意。如經期超前，色鮮紅者多屬熱；經期落後，色瘀紫者多屬寒；經行量少色淡者，多屬虛；經前腹痛，色少挾瘀者多屬氣滯。在一般情況下月經停止，須考慮是否受孕。

小兒科古稱啞科，這是因為一般不能直接聽到病童的主訴，所以必須詳詢病童的照顧者，除了詢問發病時間、病情經過外，對於曾否種過牛痘、患過痲診也應知道。

## 四、切診

（一）脈診：脈診又稱「切脈」、「按脈」或「持脈」，為脈象診察的方法。檢查者以食指、中指、無名指三指指端切按被檢查者兩手寸口橈骨動脈的脈動，取得脈象變化用以了解病情的獨特診斷方法。

1.「寸口」脈分成三部的名稱，橈骨莖突處為關，關之前（腕端）為寸，關之後（肘端）為尺。寸、關、尺三部的脈動，分別稱為「寸脈、關脈、尺脈」。

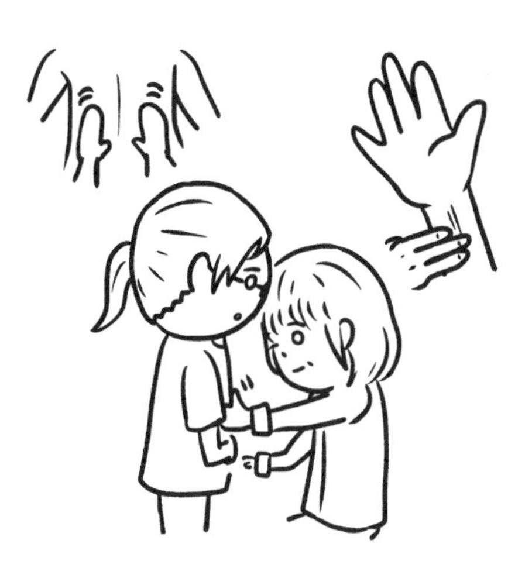
切診

2.關於「寸、關、尺」三部脈候臟腑的問題，即以臨床常用的劃分方法為代表：

(1) 左手寸脈候心和心包絡，關脈候肝和膽，尺脈候腎和膀胱、小腸。

(2) 右手寸脈候肺，關脈候脾和胃，尺脈候腎和命門、大腸。

(二) 脈象主病：脈象分二十八種，它的名稱是；浮、沉、遲、數、滑、澀、虛、實、長、短、洪、微、緊、緩、芤、弦、革、牢、濡、弱、細、散、伏、動、促、結、代、疾。浮脈主表證；沉脈主裏證；滑脈主痰飲、食滯、實熱證；濇脈主氣滯、血瘀、精傷、血少；遲脈主寒證；數脈主熱證；洪脈主邪熱亢盛；細脈主氣血兩虛、勞倦、濕病；弦脈主痛、痰飲、肝膽病。

(三) 觸診：一般是觸按患者胸腹、手足及其他病變部位，以辨別寒熱、軟硬、壓痛、痞塊或任何其他異常變化的診斷方法。如腹滿拒按，按之作痛的為實為熱，喜按，按之不痛的為虛為寒；腹脹扣之如鼓為氣脹，皮薄按之如糟囊為水脹。

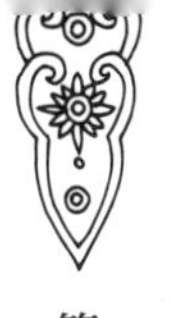



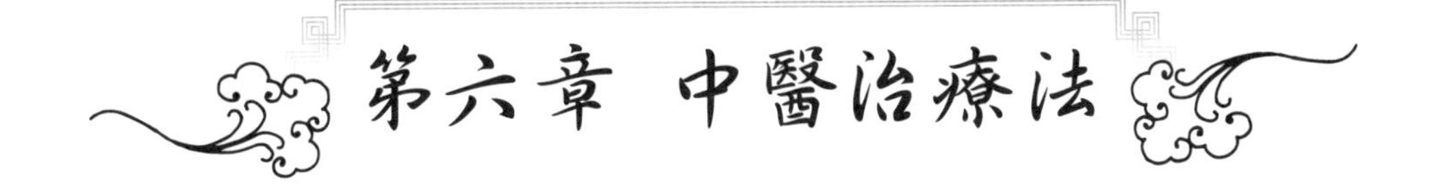

# 第六章 中醫治療法

中醫的治療目標是使用藥物祛除病邪，增長人體正氣，調節陰陽的偏盛偏衰，轉換成正常的生理狀態，恢復健康。其原則為辨證論治，即是將複雜而混然的疾病依辨證的方法，進行分析、歸納以求病因之所在、使症狀的性質更為明確，然後做適當的處理。

中醫治療基本上分為內治「汗、吐、下、和、溫、清、補、消」八法及外治，各方面都有專門的具體方法。清代程鍾齡在《醫學心悟》中，總結前人的經驗，依據疾病的陰、陽、表、裡、寒、熱、虛、實的不同性質，把常用的多種治療方法歸納為八法，包括：汗法、吐法、下法、和法、溫法、清法、消法、補法，是中醫在辨證論治原則指導下的八種基本治療大法的總稱。

這八法是針對病因、症狀、發病的部位，指出治療的方向，在臨床上靈活運用，還能產生更多法則。

## 中醫治療常用的八種方法

| 方法 | 細則 |
|---|---|
| 汗法 | 又稱解表法，運用解表發汗的藥物開泄腠理，以達到祛除體表病邪，治療表證的目的。 |
| 吐法 | 又稱催吐法，運用催吐藥物以誘導病邪或毒物從口吐出的治療法。 |
| 下法 | 也稱瀉下法，運用有瀉泄作用的藥物，通過大便排出體內之食、痰、血、濕、水等積聚物的治療法。 |
| 和法 | 又稱和解法，運用和解疏泄的方法，調整機體的不協調扶正祛邪，使表裏、上下、臟腑、氣血、陰陽平衡調和的治療法。 |
| 溫法 | 又稱溫裏法、祛寒法，運用溫熱性質的藥物，來促進和提高臟腑功能活動，以達到祛除寒邪和鼓動陽氣的治療法。 |
| 清法 | 又稱清熱法，是運用寒涼性質的藥物，通過其瀉火、解毒、涼血等作用，來解除熱邪的治療法。 |
| 補法 | 又稱補益法，運用有補益作用的藥物，通過補養氣血、陰陽，達到扶助正氣，增強體質的治療法。 |
| 消法 | 又稱消散法，是運用消食導滯或化瘀破積、軟堅散結藥物，來消除食積（因脾胃消化不良，食物積滯不化所致）、痰凝、血瘀、腫塊、積聚等病證的治療法。 |

## 一、汗法

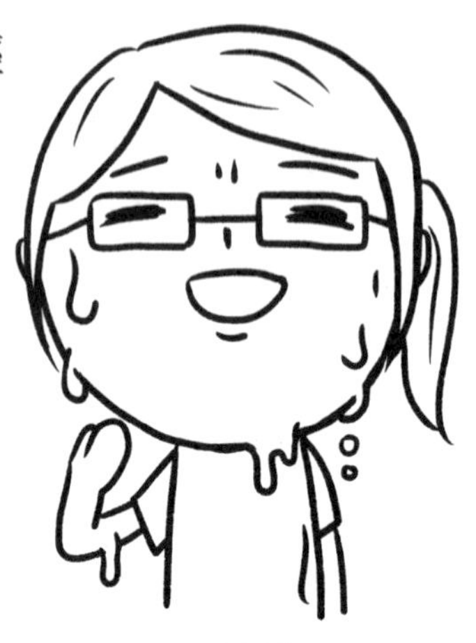
汗法

以疏散風汗為目的，常用於外邪侵犯肌表，即內經所說「在皮者汗而發之」又稱解表法，通過發汗，開泄腠理，逐邪外出的治法。如外感初起，惡寒、發熱、頭痛、骨節痛，得汗後即熱退身涼，諸症消失。

汗法可分兩類：

（一）辛溫發汗：外感風寒所致的惡寒重、發熱輕、有汗或無汗、鼻塞或流清涕、頭痛、身痛、舌苔薄白、口不渴、脈浮緊或浮緩等寒象比較突出的風寒表症（即表寒證）。對於咳嗽氣喘、腳氣水腫及風濕痛等初起具有上述表症的，也可適用。

使用辛溫解表藥，性味多為辛溫，發汗作用較強，發散風寒為其主要作用。

（二）辛涼發汗：外感風熱初起所致的發熱重、微惡風寒、頭痛目赤，而以咽乾、口渴、有汗或無汗、咽喉腫痛、扁桃腺炎、痰稠黃、大便秘結、小便黃短、舌苔薄白而乾或薄黃、舌紅、脈浮數等熱象比較突出的風熱表症（即表熱證）。至於風熱所致的咳嗽與麻疹不透，或瘡瘍初起具有表症者，也適用風溫、風熱的表熱症，使用辛涼解表藥，性味多為辛涼，發散作用亦較辛溫解表藥緩和，以發散風熱為其主要作用。

### ◎應用注意事項◎

解表藥雖能透過發汗解除表證，但汗出過多能耗散陽氣，損傷津液；因此，凡自汗、盜汗、熱病傷津以及陰虛發熱等症，都應慎用。

（一）解表藥雖有辛散發汗之共性，但其性質又有溫、涼不同，所以用以治療表證時必須注意辨證準確，分清表寒證或是表熱證，以免藥石誤投，貽誤治療。

（二）解表藥發汗作用有強有弱，須視病症具體表現選擇應用。

（三）熱病初起，有表證者，才能使用，無表證者，則禁用，又如：發熱而不惡風寒，成裏證者，則不宜用。若有表證及裏證，應先解表後治裏，若兩者俱急，則宜表裏雙解。

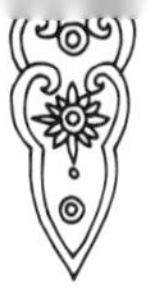



（四）對解表藥發汗力較強的藥物應控制用量，以周身微汗為宜，不可過量使用，中病即止，汗源於血，若用過量發汗太多，大汗淋漓會耗傷津液，可能導致亡陽或傷陰的惡果，如果亡陽，應急用回陽斂汗之藥來補救。

（五）溫暖季節及東南地區用量宜小，寒冷季節及西北地區用量可酌情增大：春氣候溫暖，夏季炎熱，腠理疏鬆，易出汗，解表藥用量宜減輕；秋季氣候寒涼，冬季嚴寒，腠理緻密，汗液不易外泄，故用量宜加重。

（六）解表藥一般忌用於凡屬陽虛惡寒，陰虛發熱，及素有自汗、久病體虛及失血等症之患者，對此類病患若有表證需要發汗者，如：陽虛之病人，在發汗的同時，要兼補陽氣，可採用助陽採表法，陰虛之病人，在發汗的同時，應滋補津液，一般採用養陰發汗法，又體虛氣血不足者，因外感而必須使用時，須配合補養藥，此為袪邪扶正兼顧，防止因汗更傷正氣，而產生亡陽、亡陰的不良效果。

（七）肝陽上亢及上部出血患者，一般禁用升提發汗藥，以免引起血壓升高發生中風，或加劇出血。

（八）解表藥多屬辛散輕揚（芳香）之品，不宜久煎，以免有效成份揮發而降低療效。

（九）發汗時，要避免風寒，以防止再次受邪。

### ◎解表發汗藥物

（一）散寒解表：藿香、蒼朮（化濕藥）、獨活（祛風濕藥）、細辛。

（二）宣散透邪：金銀花、連翹（清熱藥）。

（三）疏散風熱：白僵蠶（平肝息風藥）。

## 二、吐法

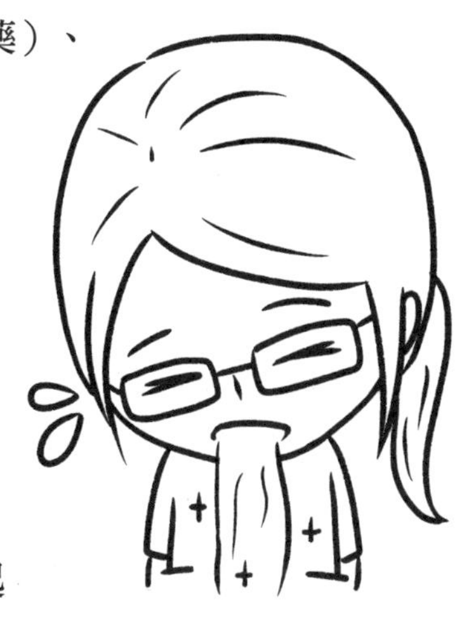

吐法

多用於胃上部有型的實邪，一般多是一吐為快，不須反覆使用。運用具有催吐作用的藥物或方法，引起嘔吐，排除停留在胃及胸膈之上病邪的治法。

## ◎應用注意事項◎

由於毒性大（大多有毒）、藥力峻猛，中病即止，謹防過量中毒，嘔吐後應休息、切勿立即進食，以免重傷胃氣。

## ◎催吐藥物

長於升散、湧泄，能使病邪從口湧泄而去。如：瓜蒂、常山、膽礬、藜蘆。

# 三、下法

一般多指通大便，用來排除腸內宿糞積滯，故也稱攻下、瀉下。經由通便、下積、瀉實、逐水，以祛除實邪的方法。

下法

瀉下藥可分為攻下藥、潤下藥和峻下逐水藥三類：

（一）攻下藥：大多性味苦寒，有較強的瀉下攻積作用，善治積滯、便秘諸證，並能清熱瀉火，對熱結便秘者尤為適宜，配熱藥也可治寒積便秘。

依藥性有寒溫之不同，又分為寒下與溫下：

1. 寒下藥：性味多屬苦寒，既能通便，又能瀉火（熱）， 適用於裏熱便秘實證，實熱壅滯、潮熱、譫語、口乾渴、大便燥結、宿食停積、腹脹滿而痛；或濕熱下痢、裏急後重；或熱盛迫血妄行造成吐血、衄血；或風火眼病；舌苔焦黃，脈滑數等。此外對上部充血、出血，兼見便秘者，也可用寒下藥，此即上病下取之方法。
2. 溫下藥：性味辛溫，具祛寒通便作用，適用於寒積便秘（脾虛寒積，臍下硬結，便秘），腹冷痛，手足不溫、舌苔白滑、脈沈弦或沈遲，可用附子、乾薑和大黃 同用以溫通寒結；如：陰寒痼結，腹脹水腫，體力尚可者，可用巴豆霜溫逐寒積。

（二）潤下藥：大多味甘平質潤，富含油脂，以植物的種仁或果仁居多，富含油脂，

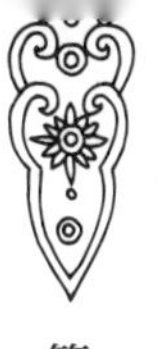



具有潤燥滑腸作用，使大便易於排出，瀉下力較緩，而不致峻瀉。適用於熱盛傷津，病後津液虧耗，年老體弱，血少津枯，或婦女胎前產後血虛所致腸燥便秘，習慣性便祕等。

（三）峻下逐水藥：大多苦寒有毒，藥力峻猛，用於全身水腫，能引起劇烈腹瀉，有的兼有利尿作用，能使體內大量積水從大小便排出，以達到消除腫脹的目的。適用於臌脹、水腫、停飲、胸腹積水、痰飲結聚、喘滿壅實、胸脘痞悶、苔黃脈弦等正氣衰（實證且體質強壯）者。

◎應用注意事項◎

（一）表證未解，不宜用瀉下藥。有兼表證者，應配合其他藥物治療，如：體虛者，宜攻補兼施，或先攻後補；有瘀血者，應配合活血藥。

（二）瀉下藥中除潤下藥較和緩之外，其餘均屬峻烈，易傷正氣，宜用於邪實正氣不虛者，故對久病正虛、年老、體弱者，以及孕婦、產後、月經期均應慎用或忌用。

## 四、和法

和是和解，病邪在表可汗，在裡可下，倘在半表半裡既不可汗又不可下，病情又正在發展，就需要一種較為和緩的方法來驅除病邪，故和解法用在外感症，其主要目的仍在驅邪外出。是和解少陽，安內攘外，調理氣血，舒暢氣機，扶正祛邪，協調內臟功能的治法。

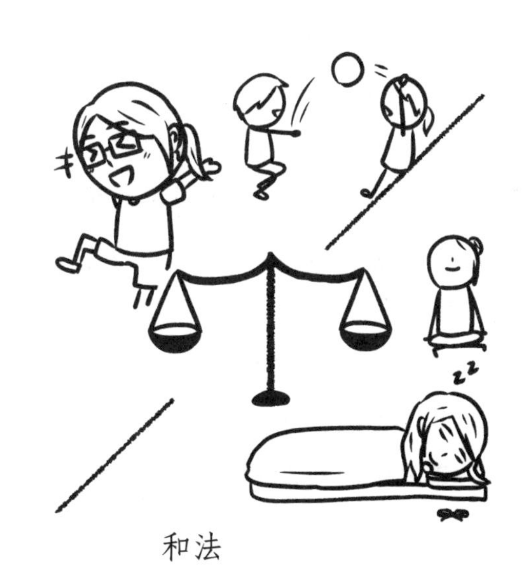

和法

◎應用注意事項◎

（一）凡熱性病邪在表，或已入裡而有燥渴，說胡言亂話等實證，都不能使用本法。

（二）適用疾病：肝膽疾病、胃腸疾病及免疫疾病。

## 五、溫法

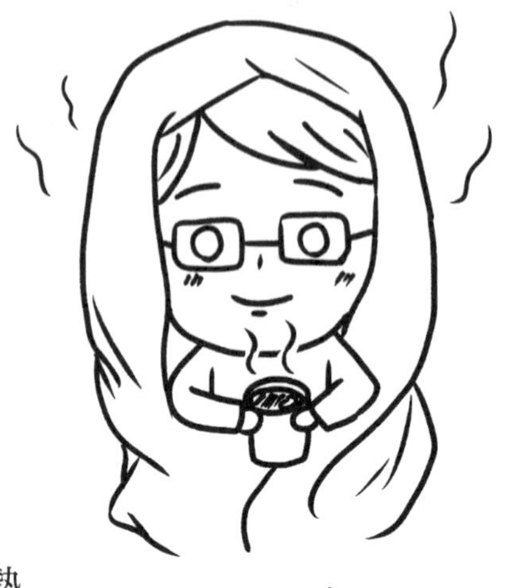
溫法

凡能溫散裏寒、振奮陽氣，具有散寒止痛及溫運健脾之功，主要用於治療裏寒證。具有溫性或熱性的藥物稱為溫裏藥，又稱祛寒藥、溫裏祛寒藥。故以溫中、祛除寒邪和補益陽氣為主要治法。

所謂裏寒，大概包括兩方面情況：

第一是陰寒自裏而生，表現出顯著的寒象。程度稍輕的有手足冷、畏寒、面色蒼白、口不渴、喜熱飲、小便清長、大便稀溏、苔薄白、脈遲等陽虛表現，多見於患慢性病而全身功能衰弱、能量代謝降低的患者；程度嚴重的則為亡陽證，臨床表現四肢冰冷、畏寒、自汗、口鼻氣冷、大便清稀、脈沉微，多見於休克、虛脫等循環衰竭的患者。

第二是寒邪入侵臟腑，又稱臟寒，主要是脾胃虛寒。表現有嘔吐、呃逆、泄瀉、胸腹冷痛等胃腸功能障礙的症狀。從現代醫學觀點看，一般多屬於受寒後或飲食生冷後所引起的急性胃炎、急性胃腸炎。

溫裏藥有的是由於具有強心、反射性興奮血管運動中樞的作用，促進全身或局部的血液循環，故能回陽救逆，溫經散寒；有的溫裏祛寒藥具有健胃作用，能加強胃腸道消化吸收功能，改善能量代謝，並有抗菌等作用，故能溫中〝暖胃〞而止嘔止瀉。

寒邪侵入人體有傷於表者，有傷於裏者。寒傷於表，宜用辛溫解表藥；寒傷於裏，宜用溫裏藥。

溫裏藥具有溫經散寒、止痛、溫腎、助陽、回陽等作用。適用於：

（一）寒邪內侵，脾胃陽氣受困所致的脘腹冷痛、食慾不振、或陽氣不足之嘔吐、泄瀉痢疾等症。

（二）心腎陽虛、陰寒內盛所致的畏寒肢冷、面色蒼白、小便清長、舌淡苔白、脈象沉細；或汗出不止、四肢逆冷、下痢清穀、呼吸微弱、脈微欲絕等亡陽之症。

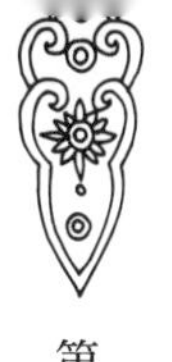



◎應用注意事項◎

本類藥物味多辛苦、性多溫熱燥烈，易耗傷津液，凡屬熱性病如吐血、咳血、尿血、便血、咽痛及陰虛患者應慎用或忌用。

## 六、清法

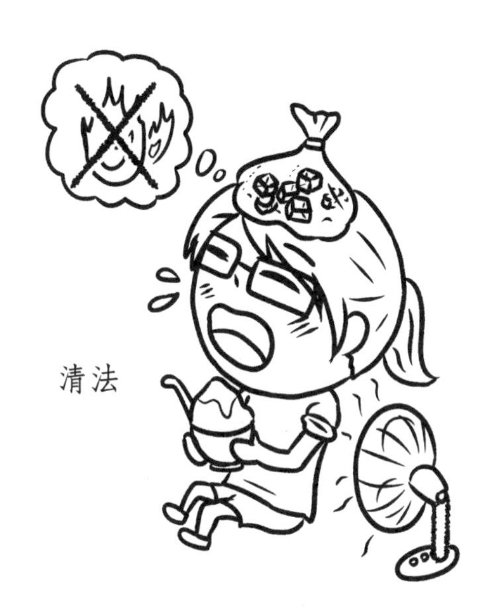

清法

凡以寒涼藥治療溫熱病症者。清解裏熱為主要作用的藥物，稱為清熱藥。

清熱藥分為七類：

（一）清熱瀉火藥：具有消炎、抗菌、解熱、鎮靜、降壓等作用，能清解氣分實熱，清熱作用較強，對氣分實熱症，有瀉火泄熱的作用。

◎應用注意事項◎

對於體質虛弱的患者，使用本類藥物時，當考慮照顧正氣，勿使克伐太過，必要時可與扶正藥物配伍應用。

（二）清肝明目藥：有清肝火而明目、退目翳的功效，適用於肝火亢盛、目赤腫痛、目生翳膜等症。

（三）清熱涼血藥：通過解熱作用，減輕炎症充血，降低體溫，從而降低血管通透性，達到止血目的。也用於治溫熱病邪入營分，而引起的熱甚心煩、夜熱早涼、舌絳而乾、脈數、神昏、高熱、譫語、煩燥兼有出血或發斑疹等證候、甚至神昏譫語等實熱證。

（四）清熱解毒藥：能清熱邪、解熱毒，有消炎、抗感染、抗菌、利尿作用，入氣分、血分，適於治療各種熱毒病症的藥物。

◎應用注意事項◎

但發斑、瘡瘍、喉痹、痢疾等疾患，若屬於陰症、寒症者，則不宜使用清熱解毒藥。

（五）清熱燥濕藥：性味大多寒涼，偏於苦燥，苦能燥濕，寒能清熱，主要有清熱化濕、抗菌、解熱、消炎的作用，適用於濕熱內蘊或濕邪化熱的症候，如：心煩口苦、小便短赤、澀痛、下痢泄瀉、濕熱痢疾、濕熱黃疸、耳腫疼痛流膿以及由濕熱所致的小便不利、尿澀、尿痛、黃疸、瘡癤癰腫、關節腫痛、滴蟲性陰道炎、膿性白帶、頑固的皮膚真菌、濕疹等病症。

## ◎應用注意事項◎

清熱燥濕藥一般不適用於津液虧耗或脾胃虛弱等症，如需使用，亦應分別配伍養陰或益胃藥同用。

（六）清熱解暑藥：主要用於清解暑熱（即中暑）、暑濕。暑熱常見於夏季，表現有發熱、出汗、煩渴、小便短赤、舌紅苔黃而乾，脈洪數等症狀。本類藥物由於具有利尿散熱、止渴生津等作用，故能治療暑熱證。

（七）清虛熱藥：藥性多寒涼，具有涼血清虛熱、退骨蒸的功效，能清陰虛而致的發熱，適用於久熱傷陰或陰虛發熱、溫熱病後期、熱灼陰液早涼，以及久病陰傷而致的夜熱骨蒸潮熱、低熱不退等。症見午後潮熱、五心煩熱、虛勞骨蒸、肌肉消瘦、面赤唇紅、盜汗、低熱不退，舌紅、脈細數等。

## ◎其他具有清熱功效的藥物◎

（一）清心：燈心草（利水滲濕藥）、麥冬（補虛藥）。

（二）清肝：桑葉、菊花（解表藥）、蘆薈（瀉下藥）、車前子（利水滲濕藥）、羚羊角、鉤藤、石決明、珍珠母。

（三）清泄大腸：馬兜鈴（化痰止咳平喘藥）。

（四）清暑：滑石（利水滲濕藥）。

（五）清熱生津：茅根（止血藥）。

（六）清熱安胎：苧麻根（止血藥）。

（七）涼血清心：丹參、鬱金（活血祛瘀藥）。

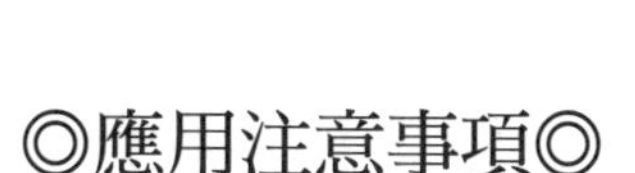

## ◎應用注意事項◎

（一）清熱藥藥性多屬苦寒，服用時間過長和分量過多，對身體會產生不良影響，故〝熱象〞消退後即不宜使用，不可多服久服，以免損傷陽氣，故對於陽氣不足者、或脾胃虛弱者、食少泄瀉者應慎用。

（二）病邪在表，惡寒發熱者及真寒假熱者均應忌用。如：表裏俱熱，當先解表或表裏同治。

（三）清熱藥又必須根據兼夾病症予以適當配伍，如表邪未盡裏熱又盛，可配解表要同用；濕熱者可配利水滲濕藥；熱盛裏實者可配攻下藥；熱盛動風者，可配息風藥、熱入心包、神志昏迷者，可配開竅藥；血熱妄行者可配止血藥；邪熱傷陰者可配養陰藥等。此外，如裏熱氣血兩燔，又可清氣涼血相兼同用。

（四）清熱藥品種繁多，性能各異，在應用時必須根據熱證類型及邪熱所在部位，選擇適當的清熱藥進行治療。

（五）清熱藥應用時，必須視病情輕重及藥物質地，斟酌用量，並注意用法。

（六）當考慮照顧正氣，勿使克伐太過，必要時可與扶正藥物配伍應用。

## 七、消法

通過消導和散結，用來消除腸胃壅滯，使積聚之實邪漸消緩散的治法。凡具有消食積功效，以治療食積不化之證的藥物，稱為消食藥、消導藥。

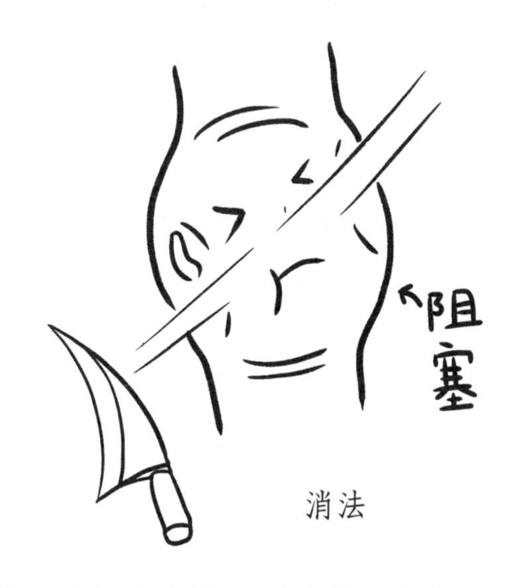

消法

使用藥物大多味甘、性平溫，主要善於開胃消食，導行積滯。具有健運脾胃，消食化積，除脹和中之功效。適用於飲食過量、運化不及，或脾胃虛弱、運化無力所致的食積內停，症見脘腹脹滿、噯腐吞酸、噁心嘔吐、消化不良及大便失常等。 消導藥大多數具有促進胃液分泌、胃腸蠕動和消化食物的作用，故能開胃消滯而治消化不良。凡消化功能減退，而引起消化不良、食慾不振、飲食積滯者，均可酌情應用。

## ◎應用注意事項◎

（一）食滯常是氣滯和氣虛的表現之一，治療食滯時，消導藥常與理氣藥和補氣藥同用。

（二）食滯有熱滯、寒滯之分。熱滯表現為口臭噯腐、脘腹滿悶、喜寒惡熱、舌苔黃膩、脈滑有力，多見於與外感或內熱有關的消化不良，治療宜配合清熱藥；寒滯表現為泛酸噁心、口吐清涎、脘腹滿悶、喜熱惡寒、舌苔白膩、脈細而弱，多見於與脾胃虛寒和傷於冷食有關的消化不良，治療宜配合溫中和胃之品。

（三）腸內積滯情況較重者，往往要配合瀉下藥，才能清瀉積滯。

# 八、補法

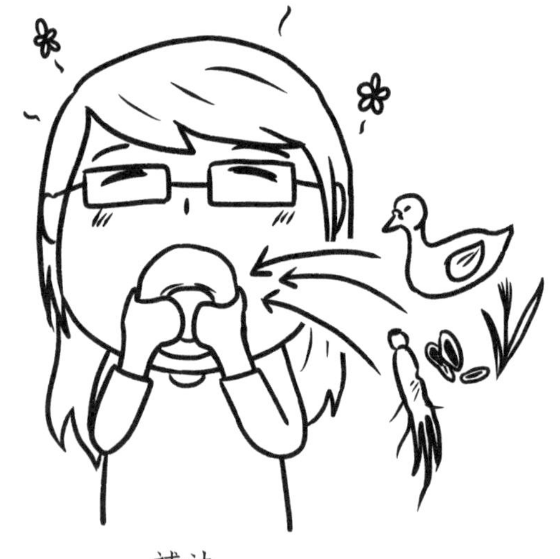

補法

補益人體臟腑氣血陰陽不足，從而消除一切衰弱症候的治法。補益藥主要用於治療虛證。凡具有補益人體氣、血、陰、陽之不足，以增強抗病能力，消除各種虛弱證候作用的藥物，稱為補益藥。

補益藥分為四類：

（一）補氣藥：性味大多屬甘平或甘溫，增強機体的活動能力，主治脾氣虛弱和肺氣虛弱等病症。用於症見少氣、懶言、氣短、聲音低微、神疲體倦、四肢乏力、動則氣喘、頭暈自汗、食慾不振、大便溏瀉、腹脹滿、腸鳴、腹痛、面色淡白、舌淡脈虛弱等。

脾氣虛：則表現食慾不振、大便稀爛或泄瀉、腹部虛脹、腸鳴、腹痛、神倦、四肢乏力，甚至浮腫、脫肛等。

肺氣虛：則表現短氣、少氣懶言、氣息喘促易出虛汗、活動時氣喘、聲音低微、面色淡白、自汗等。

因補氣藥味多甘，一般較膩滯，多服易引起胸悶腹脹、食慾減退，必要時可加入許少理氣藥，如：木香、枳殼等同用。

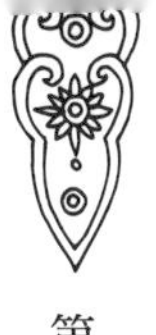



（二）補血藥：性味大多屬甘平，具有滋陰補血、養血的作用，重在補心、肝血虛。主要適應證：面色萎黃、少華、唇爪蒼白、頭暈目眩、耳鳴、視力減退、神疲氣短、心悸、失眠、健忘、皮膚乾燥以及婦女月經不調、或月經量少、色淡、舌淡、脈細弱等，甚至經閉。少數之補血藥為含維生素 $B_{12}$ 或 B 群等、或增加紅血球而直接達到補血作用，大多為補充人體之營養或改善神經系統，而起間接功能。由此可知：

1. 補血藥的作用不一定在於〝補血〞。真正能夠直接刺激造血器官，促進造血功能的補血藥，為數是不多的。多數補血藥是通過滋養強壯作用，或改善全身營養狀況，或改善神經系統功能，而起間接促進造血功能、護肝、鎮靜等作用，從而減輕或消除血虛症狀。
2. 補血藥常需與養陰藥同用，相輔相成，對矯治血虛和陰虛，更能發揮應有的作用。
3. 單純用補血藥而療效不佳者，或對氣血兩虛的病人，在補血的同時酌加補氣藥，能收到更好的療效。

（三）補陰藥：又稱養陰藥，性味大多甘寒，主要是用來補養肺、胃、肝、腎之陰。適宜於治療諸臟陰虛所致的病證。由於陰虛主要來自先天之腎陰和後天之胃陰，故多數養陰藥側重用於滋腎陰或養胃陰。通常指腎陰不足，也有肺陰不足、胃的津液不足（胃陰傷）、肝陰虧者。

1. 肺陰虛：程度輕者表現為肺陰不足，僅有乾咳少痰、音啞、咳血、虛熱、口渴咽乾、皮膚枯燥，或吐涎沫，或吐濁痰等，治宜生津潤肺，用沙參、麥冬、玉竹、百合等甘寒清潤之品。若症程度重者為肺痿，有潮熱、盜汗、久嗽、吐痰、盜汗、吐血、脈細數等，治宜養陰補氣，除用上述潤燥之品外，需加參、耆等益氣。
2. 胃陰虛：即胃的津液不足，表現為食慾減退、津少口乾舌燥、心熱煩渴、大便秘結、 胃中虛嘈、舌絳、剝苔、甚或有嘔穢等症。宜用甘寒柔潤之品清養胃陰，選用石斛、麥冬、沙參等藥。由此可見，清養胃陰和肺陰用藥有相同之處，可以說養胃陰也就是養肺陰。沙參、麥冬、玉竹、石斛等藥由於分別具有解熱、利尿、通便、祛痰等作用，故對肺胃陰虛所呈現的燥熱症狀，可收到緩解的效果。
3. 肝陰虛：臨床上有兩類型表現：肝血虛或陽亢之症狀等。有些患者肝陰虛的表現與肝血虛相同，實際上往往就是由於肝血虛所致，二者都有，如：視力減退、夜盲、兩眼乾澀、頭暈、耳鳴、爪甲乾枯等表現，常見於慢性肝病，可用女貞子、旱蓮草，配合補血藥等治療。另外一些肝陰虛患者表現為肝陽上亢（陰虛導致陽亢），有眩暈、耳鳴、口燥、咽乾、睡眠不安、舌質紅、脈細數等症狀，可見於高血壓病。治療宜用龜板、鱉甲等藥，由於這些藥有鎮靜和滋補作用，可以調理肝陰肝陽平衡的失調，補陰而抑陽，使肝陽上亢的症狀消失。

4. 腎陰虛：是許多慢性病所共有的虛弱症候群，主要表現是：頭暈、耳鳴、腰膝痠軟、五心煩熱、午後低熱、遺精、盜汗、小便短赤、舌紅少津、脈細無力等。由於腎虛不能養肝，腎陰虛常引起肝陰虛，統稱肝腎不足。養陰藥，常用藥物，如：女貞子、旱蓮草、龜板、鱉甲、桑寄生、黑芝麻等，都是同時補益肝腎的藥物。

（四）補陽藥：又稱助陽藥，性味大多屬溫性，帶甘或鹹味，主要用於陽虛證。陽虛證包括：腎陽虛、脾陽虛、心陽虛等。由於腎為先天之本，又為氣之根，因此，陽虛證主要指腎陽虛，補陽多從補腎著手，補陽藥也主要是用於補腎陽。即重在補腎助陽、強壯筋骨、促進生長發育、調節代謝、增強人之能量及抵抗力等作用，對腎陽不足、腎精虧損者有助陽益精髓作用。主治腎陽虛損的病證，主要適應證可見：畏寒肢冷、腰膝酸軟、尿頻、陽萎早泄、宮冷不孕、白帶清稀等。此外，還有腎不納氣之虛喘和脾腎陽虛之久瀉。

1. 腎陽虛：主要表現是全身功能衰退。一般的症狀，是：神倦畏寒（怕冷）、四肢不溫、腰膝痠軟、舌質淡白、苔白、脈沉而弱、自汗、耳鳴等。如：生殖泌尿功能受影響，則有陽萎、早泄、遺精、白帶清稀、夜尿、小便清長或頻數。如:呼吸功能受影響則有喘嗽。如:消化功能受影響，則有泄瀉。
2. 心陽虛：呈現冷汗淋漓、面色恍白、脈細欲絕或脈結代（心律不整脈）等。
3. 脾陽虛：有完穀不化、便溏、泄瀉、食慾不振。

補陽藥的作用原理大概包括：(1) 調節腎上腺皮質功能；(2) 調整能量代謝，使糖代謝合成加強；(3) 滋養強壯；(4) 促進性腺機能；(5) 促進生長發育；(6) 增強機體抵抗力。

由於腎為先天之本，故助陽藥主要用於溫補腎陽。因氣虛及陽虛均表機體活動之衰退，氣虛，常易導致陽虛；陰虛者，常兼血虛，而血虛，易導致陰虛，故

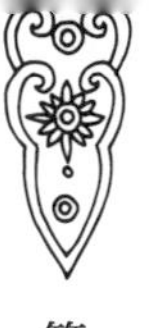



補氣和補陽，補血和補陰，往往相須為用。且某些補氣藥兼有溫補助陽作用，補血藥大多也有滋陰功能，補陰藥大多有補血功能，肋陽藥也大多有補氣的作用，故可靈活使用補養藥。

## ◎應用注意事項◎

（一）不要迷信補藥。要克服〝見藥不見人〞的錯誤觀點，充分發揮人的主觀能動作用。虛弱者日常應注意進行適當的身體鍛鍊，增強體質，防重於治，不要單純依靠藥物，更不可濫服補藥。

（二）對於虛症，除必要才使用補益藥。如：有些虛弱者，用了補養藥，反而造成虛火上炎，有口乾、煩燥、無法入眠、消化不好等症，即表示他不堪補。

（三）要防止所謂〝閉門留寇〞。這個〝寇〞，就是病邪，尤其是指引起炎症和癰瘍的感染因子。對於有外感表證，外邪（感染因子）尚未完全清除及一切實證（實邪未淨）的患者，補養藥不宜過早應用，以免〝留邪（病邪留滯）〞，必須用時，也應以袪邪藥為先，或攻補兼施，以增強抵抗力，扶正袪邪。從現代醫學觀點看，許多補養藥由於有收斂、抗利尿、止瀉、止汗等作用，不利於病邪（毒素）從小便、大便或發汗而解，所以說會〝留邪〞。

（四）脾胃虛弱、消化不良者，應慎用滋膩之補血、滋陰藥。補氣、補陽藥多溫燥之性，故對陰虛火旺，肝陽上亢者應慎用。

要警惕所謂〝虛不受補〞。凡虛弱病人服用補藥或補品後，如果出現虛火上炎症狀，如：口乾、唇焦、煩躁、晚上不能安眠，以及消化不良、腹脹等，稱為〝虛不受補〞。其原因一方面是由於這些虛弱病人消化吸收功能太差、脾腎虛弱、抵抗力低，平日易受風邪、暑熱的侵襲而生病，使胃腸功能進一步惡化，而許多補藥比較膩滯，不易吸收，服用過多反會加重消化不良，讓風邪、暑熱乘虛而入，侵容身體（所謂助邪）； 另方面，陰虛患者由於身體消耗、體液不足，神經系統功能不平衡，表現交感神經興奮，而許多補養藥（特別是補氣藥和助陽藥）能使人體功能亢盛，興奮神經系統（尤其交感神經系統），使原有〝虛火〞症狀加重（所謂助火）。

所以，對於上述這些病人，應該首先實脾和中，滋水制火，亦即在補虛之前，先扶胃氣，以提高消化吸收功能，促進新陳代謝，然後再給予補藥調理；陰虛者更不可一味溫補，而應以滋養陰液為主。用天冬、麥冬、沙參、玉竹等，如：《金匱要略》之麥門冬湯（麥冬、法半夏、人參、甘草、大棗、粳米）、吳鞠通之沙參麥冬湯（沙參、麥冬、玉竹、甘草、桑葉、扁豆、花粉）均宜用於虛不受補的陰虛病人。

（五）補血、補陰藥，多寒涼黏膩，故對陽虛陰盛，脾胃虛弱者不宜使用。

（六）在服用補虛藥時，應適當配伍健脾胃藥同用，以免影響消化吸收。

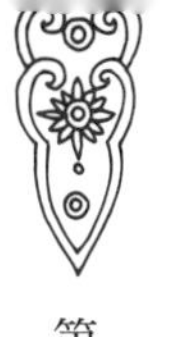

# 第七章 中醫學科分類

古代傳統醫學基本上並無嚴格的分科制度，最早的醫學分科要追溯到上古時代。夏代和商代就有了中醫。那時醫學處於初級階段，人們對於疾病知識的掌握較少，治療手段也比較簡單，當時的醫學是不分科的。

到了周代，醫學分成四科，據《周禮 ‧ 天官冢宰》記載，周代醫學分為食醫（營養科）、疾醫（內科）、瘍醫（外科）、獸醫四科，宮廷設有醫師，掌醫藥政令，並統食醫、疾醫、瘍醫、獸醫而隸於天官冢宰。在周朝之前，醫學分科不明顯，甚至也常和巫術混在一起，即使官方有如此分類，但一般民間的醫師仍是十八般武藝樣樣來。春秋戰國時期，據司馬遷《史記 ‧ 扁鵲倉公列傳》記載名醫扁鵲“扁鵲名聞天下。過邯鄲，聞貴婦人，即為帶下醫；過雒陽，聞周人愛老人，即為耳目痹醫；來入咸陽，聞秦人愛小兒，即為小兒醫：隨俗為變。”同時，扁鵲還是一位頗有名氣的針灸醫生，妙手回春，因而聞名天下。

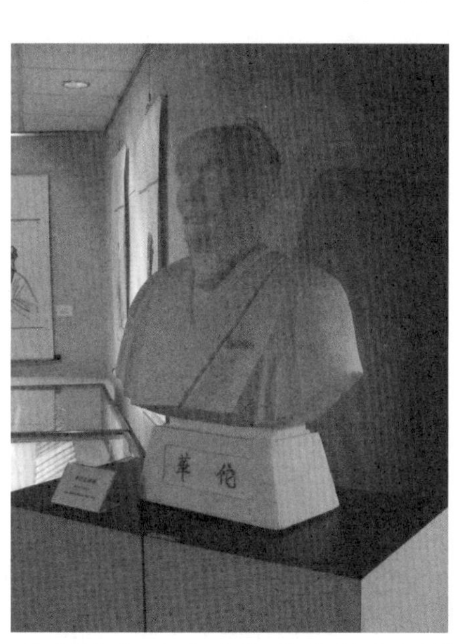


華佗雕像（此雕像典藏於中國醫藥大學 ‧ 立夫中醫藥展示館）

漢初著名醫學家淳于意，因其曾任太倉令，故世稱「倉公」，其治病亦多有驗，其臨床病例都載於《診籍》一書中，《史記》記載其 25 個病例，內外婦兒齒科皆有。至於張仲景與華佗，也是中醫大家，臨床治療亦是精通各科。

隨著醫學的發展，中醫分科逐漸增多，隋唐的太醫署分醫學及藥學，醫學設四科，即醫科、針科、按摩科、咒禁科；醫科又分體療（內科）、少小（小兒科）、瘡瘍（外科）、耳目口齒（五官口腔）、角法（拔火罐療法）等五科。

宋太醫局的醫學教育初分方脈、針、瘍三科，宋神宗以後分為九科，即大方脈、小方脈、風科、產科、眼科、口齒兼咽喉科、瘡腫兼折傷科、針兼灸科、金鏃兼書禁科。宋代最重要的是設立「官藥局」，主要是按方配置及出售成藥，到南宋改稱「太平惠民和濟局」。

元太醫院分十三科後併為十科：即大方脈雜醫科、小方脈科、風科、產科兼婦人雜病科、眼科、口齒兼咽喉科、正骨兼金鏃科、瘡腫科、針灸科、祝由書禁科。中國古代醫學的「十三科」，即指宋、元、明三朝的中醫十三門分科，此制最早可追溯至北宋・神宗熙寧九年（西元 1076 年），三朝對於「十三科」的歸類大部分相同，僅少許差異。明太醫院所分的「十三科」，可參見下表。

| 朝代 | 十三科 |
|---|---|
| 宋 | 大方脈、小方脈、針、灸、眼、口齒、咽喉、瘡腫、金瘡、傷折、風科、書禁、耳 |
| 元 | 大方脈、小方脈、針灸、眼、口齒、咽喉、金瘡腫、正骨、風、禁、產、祝由、雜醫。並規定：諸醫人於十三科內，不能精通一科者不得行醫。 |
| 明 | 大方脈、小方脈、針灸、眼、口齒、咽喉、瘡瘍、金鏃、接骨、傷寒、婦人、祝由、按摩 |

針對上表各朝「十三科」之分科名稱說明如下：

(1) 大方脈：指專治成人內科疾病的科，相當於現在的內科。

(2) 小方脈：指專治小兒疾病的科，相當於現在的小兒科。唐代已有「少小科」，宋代開始，兒科稱為「小方脈」。宋以後，元、明、清太醫院中均設有小方脈科。

(3) 眼：主治眼疾及時疫眼病。

(4) 口齒：主治牙痛、骨鯁及喉科諸症。

(5) 瘡腫：主治惡瘡、癩疥、無名腫毒等。

(6) 金瘡：指專治刀斧利刃之物所傷的科。

(7) 傷折：指專治跌打壓傷及諸蟲獸傷的科。

(8) 正骨：指專治損傷的科，亦稱傷科或骨傷科，是指用推、拽、按、捺等手法治療外力作用所致的骨、關節和軟組織的損傷，但也包括同類原因引致的體內臟器損傷。

(9) 金鏃：指專治刀、槍、箭傷等戰傷的科。

(10) 風科：範圍包括各種因「風」邪所致的疾病。

(11) 婦人：專指治療婦女病的專科，又稱「女科」，相當於現在的婦產科。

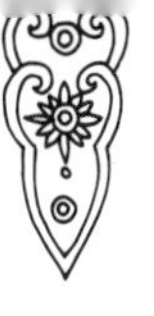



(12) 產科：主治胎前、產後及婦科諸症。

(13) 書禁：指專門鎮邪、驅鬼、辟毒、截症等的科。

(14) 祝由：古代用祝說病由的迷信方法以治療疾病者。「祝」者，咒也；「由」者，病的原由也。「祝說」就是裝出一副能通鬼神之事的模樣，祝禱鬼神消災免難，解除病人的疾病痛苦。或稱咒禁科。也包括使用中草藥在內的借符咒禁禳來治療疾病等方法。

清初太醫院按明代舊制分十一科，即：大方脈、小方脈、傷寒、婦人、瘡瘍、針灸、眼、口齒、正骨、咽喉、痘疹。嘉慶二年（西元 1797 年）將咽喉與口齒合為「口齒咽喉」科、痘疹併入小方脈科，遂成九科。嘉慶六年（西元 1801 年），將正骨科劃歸上駟院。道光二年（西元 1822 年），由於認為“針刺火灸究非奉君之所宜”，從而廢止針灸科。同治五年（西元 1866 年），將原來的傷寒、婦人兩科，歸入大方脈，加上小方脈、外科、眼科、口齒科，共為五科。光緒朝仍維持「五科」舊制，未曾有所更改。也因為經過歷代醫家之發揚，有了初步的雛形。但直至現今一般中醫診所也是不分科的。有的話也是粗略的分為內科（包括婦兒科）、針灸科及傷科；及近由於中醫診療模式已被多數民眾所接受，一般大型醫院紛紛成立中醫部，中醫之分科也漸漸具有規模了。現在的中醫分為內科、外科、骨科、皮膚科、婦科、兒科、眼科、耳鼻喉科、痔科、針灸科、推拿科、氣功科等 10 多個科。

中醫診治原則是以「辨證論治」為基礎，治療目標是使用藥物祛除病邪，增長人體正氣，調節陰陽的偏盛偏衰，轉換成正常的生理狀態，將複雜的疾病依辨證方法，進行分析、歸納以求病因之所在、使症狀的性質更為明確，然後做適當的處理，恢復健康。對「證」的診治是以「整體觀」「身心合一」的角度全盤考量為中醫的治療基礎，與西醫「辨病論治」是不一樣的。

目前中醫分科越來越細，「分科越細」是醫學長期發展的結果，說明人類對各種疾病及治療方法的認識越深入。人類對疾病的認識越來越深入之後，醫學分科也會越來越細，目的應是順應臨床醫學的發展，讓醫療照護完善。

古代中醫學按治療方式有內醫、外醫之分。

內醫：內醫的治療目的在於合，現代延續了部分內醫。

外醫：外醫的治療目的在於驅病（驅邪），現代絕大部分已經失傳。

現代中醫學則可分基礎中醫學及臨床中醫學兩大部分：

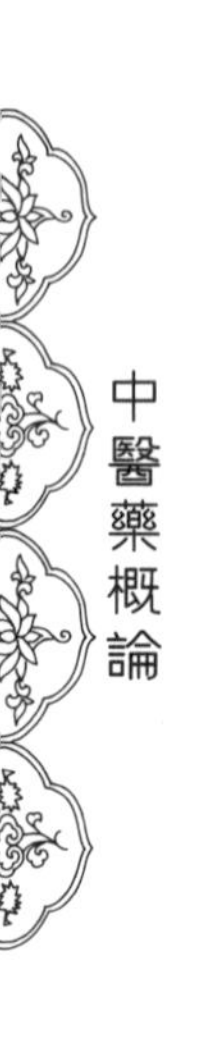


(1)基礎中醫學：包括中醫基礎理論、中醫診斷學、中藥學、方劑學、內經、傷寒論、溫病學、中國中醫學史、中醫各家學說等。

(2)臨床中醫學：包括中醫內科、中醫外科、中醫婦科、中醫兒科、針灸科、中醫骨傷科、推拿科、中醫眼科、中醫耳鼻咽喉科、中西醫結合醫學、氣功科、中醫護理等。

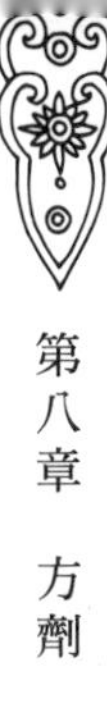



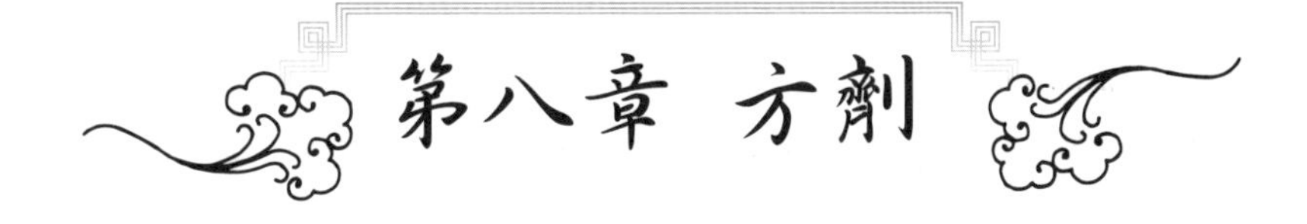

# 第八章 方劑

方劑，簡稱為「方」，在中醫理論基礎下，經過辨證審因、決定治法，選擇適當的中藥，按照治療原則由多少不等的藥物酌定用量、用法，配伍而成的藥品，製成一定的劑型。其組方原則，稱為君臣佐使。臨床應用中雖然也有用一種藥即成為一個方劑而被應用的，但由於患者的疾病是複雜的，單味藥的作用往往力所不能及，大多使用複方，即由兩種或兩種以上藥物組成的，稱為方劑。

如何使組成的複方療效確實優於單味，使其有效而安全，本章以組方原則、配伍規律、用藥禁忌為主要內容。

## 第一節 方劑組成原則

### 一、君臣佐使

君臣佐使最早見於《內經》《素問‧至真要大論》：「主病之謂君，佐君之謂臣，應臣之謂使」。在《神農本草經》序例中也有「藥有君臣佐使，以相宣攝合和」的論述。方劑的這種組成原則，說明中醫藥理論是科學的，合理的。用藥不能憑主觀任意提出，必須首先辨證正確，才能處方正確，法則有了，才能分清主次，選藥組方。

（一）君藥：即主藥。是針對主病或主證產生主要治療作用的藥物。其藥力居方中之首，用量亦較多。在一個方劑中，君藥是首要的，不可缺少的藥物。如：麻黃湯主治外感風寒表實證，麻黃以其解表散寒、宣肺平喘而產生主要治療作用，故麻黃為方中之君藥。

（二）臣藥：亦稱輔藥。是輔助君藥加強主要功效的藥物。有兩種意義：

1. 輔助君藥加強治療主病或主證的藥物。
2. 針對兼病或兼證起治療作用的藥物。

如：風寒者實證，此證非汗不解，故以方中桂枝助麻黃發

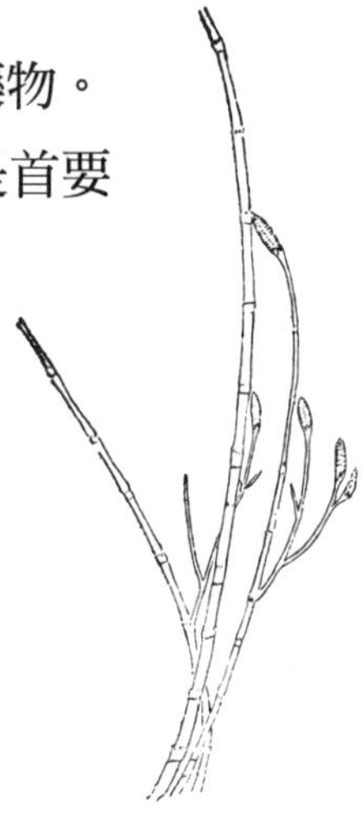

麻黃（取草質莖入藥，稱麻黃藥材）

汗解表，桂枝在此即為臣藥。

（三）佐藥：對主藥有牽制作用或有助於主藥解除主證以外之其他附屬症狀之作用的，稱為佐藥。有三種含意：

1. 佐助藥：是協助君、臣藥治療兼證或直接治療兼證的藥。麻黃湯中的杏仁，發揮宣肺利氣而達止咳平喘之效，是佐藥。
2. 佐制藥：是用以消除或減弱君、臣藥的毒性，或能制約君、臣藥峻烈之性的藥物。如：十棗湯中的大棗，以其甘味來平緩甘遂、大戟、芫花之峻烈性，保護胃氣，使邪去而不傷正。四逆湯中的甘草是發揮它制約附子燥烈毒性，也產生佐藥的作用。
3. 反佐藥：是病重邪盛，可能拒藥時，配用與君藥藥性相反而又能在治療中起相成作用的藥物。如：在溫熱劑中加少量寒涼藥，以消除寒熱相拒，藥不能進的情況。桂枝湯中的白芍，因其有酸收的作用，能避免虛體辛散太過，正氣益虛。

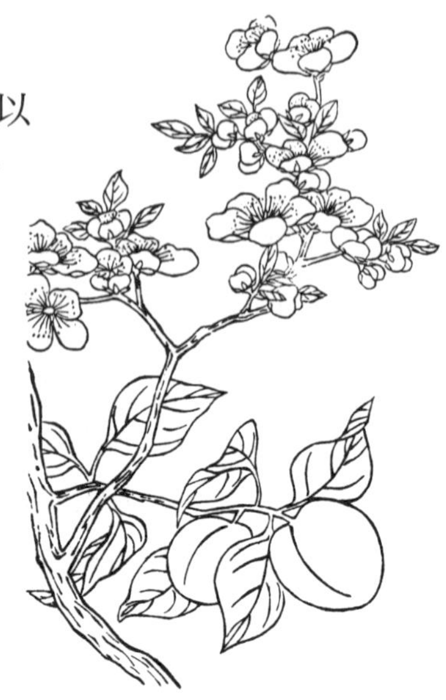

杏【取成熟種子入藥，稱（苦）杏仁藥材】

（四）使藥：具調和或較次要的輔助藥物，稱為使藥。有兩種意義：

1. 引經藥：即能使方中諸藥達到病所的藥物。使主藥和全方的作用部位更有針對性。
2. 調和藥：有調和方中諸藥作用的藥物。甘草、大棗等為常用藥。

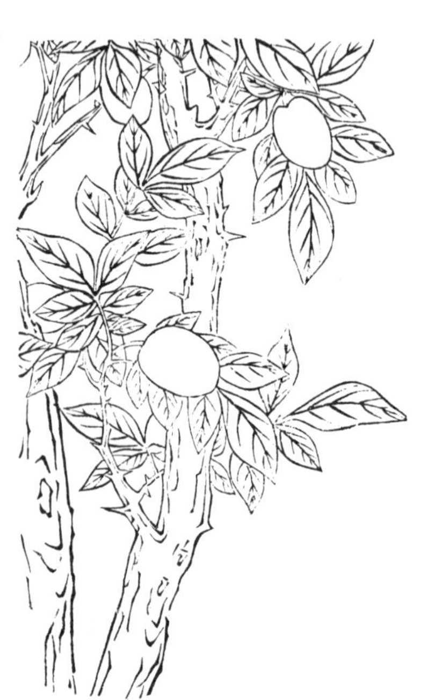

大棗（取成熟果實入藥，稱大棗或紅棗藥材）

## 二、七方

七方指七類方劑，按照病情緩急，病位上下，適當配伍藥物，方劑組成的不同，並斟酌劑量等，作為制方依據，逐漸演變而成七方。即：大方、小方、緩方、

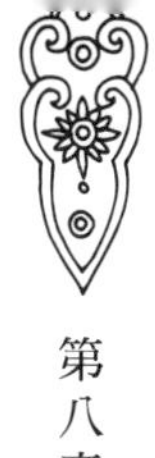



急方、奇方、偶方、複方方劑的分類。最早見於《黃帝內經素問 · 至真要大論》："治有緩急，方有大小。""君一臣二，奇之制也；君二臣四，偶之制也。""奇之不去則偶之，是謂重方。"至金代成無己《傷寒明理論》才將其總結為七方。

一般指處方中藥味多或量大者為大方，反之為小方；用藥和緩，或長期服用的方劑為緩方，反之為急方，單味藥或奇數藥的為奇方，反之為偶方；數方組合的方劑為複方。

1. 大方：對於病邪強盛，非大力不能克制，病有兼證者，須使用大方。用大方時應先考慮正氣是否能勝任，因為大下可以傷陰，大汗可以傷陽，不可不慎。

大方有 5 種：

藥力猛、藥味多、藥量重、量多而一次服完、能治療重病及下焦病。如：下法中的大承氣湯。

2. 小方：對於邪氣輕淺者，可用小方。

小方有 3 種：

(1) 治療病勢輕淺的方劑；

(2) 治上焦病，分量輕，分多次內服；

(3) 病無兼證，藥味須少，如：汗法中的蔥豉湯。

3. 緩方：一般慢性、虛弱病症，不能急切求效，宜用效力緩和的方劑來長期調養。

緩方有 6 種：

(1) 藥味多，互相制約，單獨直達的力量小；

(2) 應用無毒藥物，使病邪緩解，免傷正氣；

(3) 藥味薄，不求速效；

(4) 應用甘緩藥，緩慢發揮作用；

(5) 用丸藥緩緩攻逐邪氣；

(6) 用緩和藥治本，增進抗病力，疾病自除。如：補法中的四君子湯。

4. 急方：是在病勢危急時用來急救的。

急方有 4 種：

(1) 病勢危急，應該即速救治的；

(2) 湯劑蕩滌作用較速的；

(3) 藥性劇烈，氣味俱厚；

(4) 急則治標的方劑。如：腹瀉不止、手足逆冷、脈微欲絕，用四逆湯回陽。

5. 奇方：奇是單數，奇方即單一的意思。指藥味合於單數或單味藥的方。

病因單純而用一種君藥來治療主症，以求藥力專一稱奇方，如：甘草湯。

6. 偶方：偶是雙數，含雙方兼顧。

病因較為複雜，需要用二種以上的君藥來治療的為偶方，臨症上的汗下兼施，攻補並用，都屬偶方，如：金匱腎氣丸。

7. 複方：複是複雜、重複的意思。

凡是病因較多或病情較複雜的就需用複方治療，如：五積散是由麻黃湯、桂枝湯、平胃散、二陳湯等方劑組成，用一方來祛除風、寒、痰、濕以及消痞去積。所以複方也叫重方。

## 三、劑型

自古以來，中藥配方後都要加工製成一定的劑型才能使用。《神農本草經》記載：「藥性有宜丸者、宜散者、宜水煮者、宜酒浸者、宜膏煎者，亦有一物兼宜者，亦有不可入湯酒者，並隨藥性，不得違越」。陶弘景說：「按病有宜服丸、服散、服湯、服酒、服膏煎者，亦兼參用，以為其制」。可見古代就已有湯劑、丸劑、散劑、酒劑、膏劑等，歷代對劑型都有發展。

由好幾種藥材混合研磨成「藥散」、添加蜂蜜捏成圓形的「藥丸」、切成薄片用水煎煮的「湯藥」，這三種藥劑是中藥的代表藥劑類型。

目前國人常用的劑型，主要有丸、散、膏、丹、酒、湯、煎、飲等多種，現將這數種劑型分述於後：

(一) 丸劑：按處方分量，將藥物研碾成細末，配合混合，用蜜、或水、或米、或麵糊，調製成大小不同的圓形顆粒，就是丸劑。

丸藥在腸胃中吸收緩慢、作用緩和，故前人所說「丸者緩也」，慢性疾患或藥物有大毒不宜做湯、散者，多製成丸劑服用。

1. 蜜丸：用蜜蜂作黏合劑將藥粉混勻後製成。如：牛黃清心丸、六味丸等。

2. 水丸：將藥粉以水為黏合劑，在丸藥罐中製備。

(二) 散劑：即粉劑，是按處方藥材分量，經粉碎後混合均勻而成的乾燥粉末製劑。

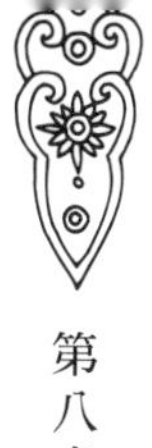



操作較簡便、容易製備、方便服食、吸收快、迅速奏效等優點，但對細度有不同要求，一般粉要用 110 ～ 130 目篩，細粉為 130 ～ 140 目篩，極細粉為 140 ～ 150 目篩。如：小兒牛黃散，冰硼散。

散劑用於內服，藥力較丸劑為速，通常用於新病或急性的疾病。或做外敷用。

（三）膏劑：分內服與外用兩種。

內服係將藥物用水或植物油煎煮所得藥液，繼續反覆煎煮至稠黏適度的流體狀濃汁，加入蜂蜜或飴糖而成的劑型，即可供長久服用。膏劑宜用於補益藥及慢性疾患的調理藥。

此外，還有外用膏劑，係用藥粉和凡士林、油臘或蠟調和成膏。分「藥膏」和「膏藥」二種：藥膏，係用藥料、動物脂肪、黃蠟或植物油調成的糊狀物，多用作瘡傷、皮膚病之外敷。膏藥，則是用油類煎熬藥物，去渣取油，加入鉛丹或白臘，使之化合成富有黏性的膠質，再攤於紙上或布上，敷貼患處，能與皮膚密切貼合，使藥性能緩緩進入皮內，產生持久性的藥效。膏藥除敷貼瘡傷、消散瘀腫、保護瘡口外，又可作通絡止痛之用，用於跌打損傷、風濕痠痛等症狀，可補內服藥物的不足。

（四）丹劑：外用丹劑大多為昇華法製得，主要為礦物類藥物，也有用一般藥物混和製成的。丹劑劑型不一，內服與外用兩種，有丸狀、散粉狀、塊狀、錠狀、片狀等。

（五）酒劑：也稱藥酒。藥物粉碎（不須過細）後浸入酒中，3 ～ 5 天，傾出藥酒，再用酒浸，反覆 3 次，合併後可分次服用。酒劑能宣通血脈，多用於風濕痺痛諸證，強壯滋補藥也可製成酒劑。

（六）湯劑：即水煎劑，至今仍是中醫臨床應用最廣泛的劑型。一般疾病都可運用，尤其是新病、急病，均應用湯劑，內服吸收快，奏效迅速是其特點，而且便於隨證加減。醫院和病人自家都能製備。

一般製法簡單，按照醫師處方調配的多種生藥材（飲片）後，置煎藥器（習慣用砂鍋或瓦罐）中加入清水（或黃酒，或水酒各半）， 水量以浸沒過藥材約 2 ～ 4 公分為宜，浸泡 30 分鐘，置火上加熱煎煮，沸後，以文火保持沸騰 30 分鐘，用紗布篩濾去渣取出濃縮煎液服用，稱為湯劑。整帖方劑有效成份經過高溫殺菌溶於水後，易於人體吸收，可迅速發揮藥效。藥渣再加水煎煮 20 分鐘，濾液作為二煎備用。滋補性藥可以再煎一次。

（七）煎劑：基本上同於湯劑，是在藥物煎成渣以後，再用文火重覆煎煉，多用於急性疾患。

（八）飲劑：乃一般湯劑用以冷服或需頻頻服用者。

（九）科學中藥：目前衛生署只准各藥廠按照古籍方劑、經典（如：傷寒論、金匱要略、溫病條辨、醫宗金鑑、太平惠民和濟局方、萬病回春、外科正宗等）所記載的方劑加以組成、製成藥錠、顆粒使用。這些藥物依照廠商所標示，在工廠的鍋爐煎煮、煮好的汁液經過濃縮、萃取、脫水、乾燥，其生藥與濃縮後的「浸膏」藥液比例約為五倍，再以百分之三十三左右的澱粉與浸膏混合乾燥而成，然後製成藥錠、顆粒，成為濃縮中藥，而名為「科學中藥」。安全衛生，服用簡便。

湯藥與科學中藥比較：「科學中藥」的好處多多，比如不像湯藥要花時間熬煮、且沒有臭味、攜帶及服用方便、價格較便宜等。但是，換個角度來看，其和湯藥相比較會有下列的問題：

1. 將一日的服藥量換算之後，服用科學中藥所使用的劑量較少、濃度較高，湯藥的濃度則較稀、劑量較高。
2. 科學中藥的品質良莠不齊。
3. 科學中藥無法依照體質、症狀來斟酌用量。

## 第二節 中藥的配伍

《神農本草經》記載：「中藥七情合和」、「藥有陰陽配合……有單行，有相須者，有相使者，有相畏者，有相惡者，有相反者，有相殺者」。這七種中，除單行外，都是兩種藥物配合會產生適宜性或禁忌情況。對於這些情況，古人曾將它們總結歸納為七種情況，叫做藥性“七情”，所謂「七情」就是指配伍的七種情況，也是配伍理論的主要內容之一。內容分述如下：

### 一、單行：

凡不須其他藥物輔助，只單獨用一味藥材發揮作用來治療疾病，也稱「單方」。

對病情比較單純，選用單味藥即可治療者用之。如：輕症初起感冒，又如：其受寒所致，往往用一味生薑煎湯服用即可穩住病情；輕度的肺熱咳血，單用一味黃芩（即清金散）即能奏效；用一味馬齒莧治療痢疾等。有的危急病候，如：氣脫危症，症見神疲氣短、息微懶、冷汗肢涼、脈微欲絕等時，有單用一味人參濃煎的獨參湯急補、大補元氣、治療虛脫，稍待氣轉脈漸復，再辨證用理。總之，在臨床上選用單味藥方治療者較少。

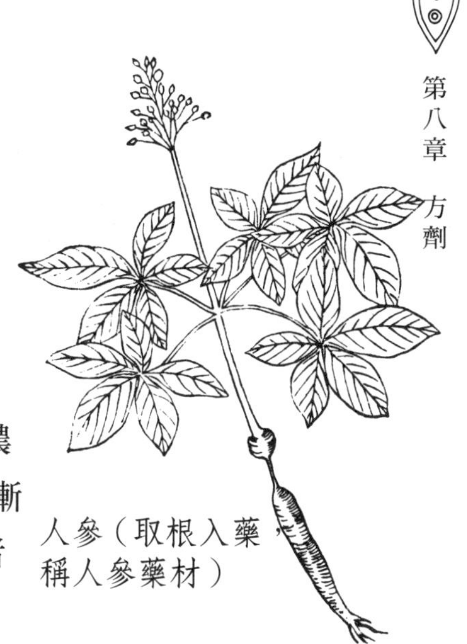
人參（取根入藥，稱人參藥材）

## 二、相須：

就是二種以上性能、功效相類似的藥物，配合應用後，可以引起協同作用，明顯加強了各自單味藥物的療效。

例如：知母與黃柏配合，兩者均能入腎經，知母能滋補腎陰，瀉腎中虛火，黃柏則能清降腎火以存腎陰，兩藥相配，能加強滋補腎陰而瀉腎火的功效，成方中知柏八味丸、大補陰丸就是知母與黃柏配合使用的。又如：石膏、知母都能清熱瀉火，配合應用治療效果明顯增強；大黃、芒硝都能瀉下通便，配合後攻下瀉熱的作用更為明顯；人參與炙甘草同用，增加補中益氣的作用等。

又如：清利濕熱治療黃疸的茵陳蒿湯（茵陳蒿、梔子、大黃），有利膽作用，三味藥分別使用時，作用均不明顯。當大黃與茵陳合用時，其利膽作用明顯增強；大黃、梔子合用只呈輕度泌膽作用。實驗證明五苓散（豬苓、茯苓、澤瀉、白朮、桂枝）的利尿作用比其中任何一味藥的作用均強；半夏的止嘔作用，可因配伍生薑而加強。

## 三、相使：

就是用一種藥物作為主藥，配合其他藥物起輔助作用，來提高主藥的治療功效。

這兩種以上藥物可以是性能、功效相似，也可以雖功效有所不同而有某些相關的功效。或一藥治主證，另一藥治兼證，從而加強主藥的療效。例如：脾虛水腫，用黃耆配合茯苓，黃耆補氣利水，茯苓利水健脾，配伍後，茯苓可以增強黃耆的益氣健脾利水的作用；黨參和白朮兩者均為補氣藥，但補氣作用以黨參為強，白朮以補氣健脾為主，白朮作為輔藥可以增強黨參的補氣功能；清熱瀉火的黃芩與攻下瀉熱的大黃配合時，大黃能提高黃芩清熱瀉火的治療效果。上述三例是兩藥功效有共同性的相使配伍。

又如：有強心作用的四逆湯，方中附子有強心作用，單用甘草作用不明顯，當附子與甘草合用時，則能增強附子的強心作用。又如：黃耆、當歸常配合應用，黃耆為補氣藥，當歸則為補血藥，兩者功效不一，但共用配伍卻有獨特優點。按中醫氣血理論，氣血互生互用，關係密切，氣為血帥，氣行則血行，血為氣母，因此如以補氣為主，則黃耆為主藥，當歸為輔藥；如：以補血養血為主，則當歸為主藥，黃耆為輔藥。著名的當歸補血湯，就是這兩味藥組成的方劑。再如：胃火牙痛、用石膏清胃火，再配合牛膝引火下行，促使胃火牙痛更快地消除等。

## 四、相畏：

就是一種藥物的毒性、烈性或其它有副作用，能被另一種藥抑制（減輕）或消除，可認為前者畏後者。

例如：生半夏、生南星的毒性，可被生薑來消除或減輕，所以稱生半夏畏生薑和生南星畏生薑。因此為了降低半夏、天南星的毒性，在加工炮製時，常用生薑汁拌炙或與生薑共煮。

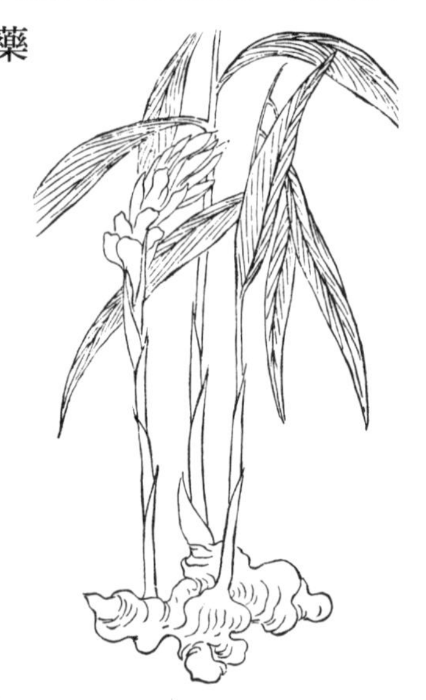

薑（取根莖入藥，切片生用，稱生薑藥材）

## 五、相殺：

就是一種藥能減輕或消除另一種藥物的毒性反應或副作用，可認為前者殺後者。

例如：防風殺砒毒：防風能解砒霜毒，綠豆也能減輕巴豆毒性等。又如：生薑能減輕或消除生半夏和生南星的毒性或副作用，所以稱生薑殺生半夏的毒、生

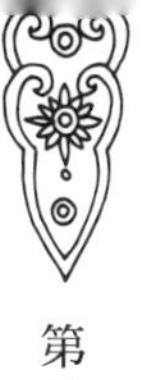



薑殺生南星的毒。故，相畏和相殺可說是同一配伍關係的兩種不同說法。就是從不同方面來闡明一對能減經或消除毒性及不良反應的配伍關係，此即利用藥物的拮抗作用來減少或消除毒性反應。相畏、相殺的配伍在臨床上亦有廣泛用途。如：治瘧的截瘧七寶飲，易引起嘔吐，引起嘔吐的藥主要是常山，方中草果、檳榔則能減輕或消除常山之副作用。甘草在複方中應用十分廣泛，對很多的中藥均可減輕毒性和不良反應，所以甘草能和百藥、解百毒。

### 六、相惡：

就是兩種藥物配合應用以後，一種藥物可以減弱（牽制）另一種藥物的藥效（互相牽制），甚致喪失藥效。就可說後者惡前者。

例如：人參能大補元氣，配合萊菔子同用，就會損失或減弱補氣的功能等，是因萊菔子破氣，能減弱人參補氣之功，可說人參惡萊菔子。生薑惡黃芩，是因黃芩能減弱生薑的溫性。

### 七、相反：

就是兩種藥物配合應用後，可能發生劇烈的毒性或副作用。

例如：烏頭反半夏。常聽說中藥有「十八反、十九畏」，這就是將七情中的相反、相畏歸納總結而成的。「反」即為反對，「畏」則是懼怕、畏怯。這些藥物基本上是不可同用的，古人為便於記憶，將其編成歌訣，便於誦讀。

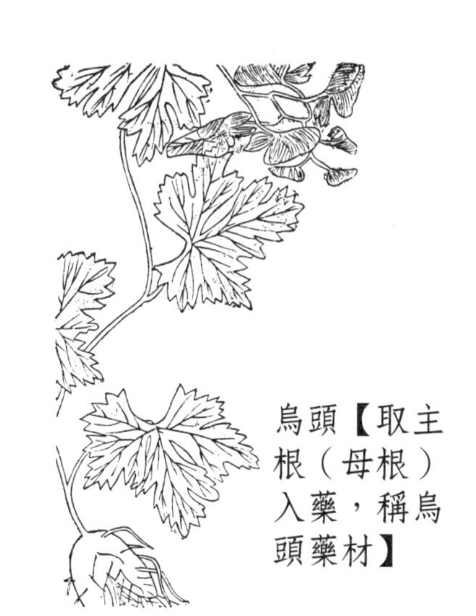

烏頭【取主根（母根）入藥，稱烏頭藥材】

## 第三節　用藥禁忌

用藥禁忌，包括：配伍禁忌、妊娠禁忌、服藥禁忌。

### 一、配伍禁忌

兩種或兩種以上藥物配伍，由於藥物功能之間或化學成分之間的相互作用，有些可增強療效或增強某一方面功能。但也有些就可能產生毒性或出現不良反應，或降低藥物原有的功效，這些不利於治療、不利於安全用藥的藥物配伍，就屬於藥物配伍禁忌。古人將配伍歸類為「十八反」、「十九畏」。

（一）十八反

《儒門事親》：〝本草明言十八反，半蔞貝蘞及攻烏，藻戟遂芫俱戰草，諸參辛芍叛藜蘆。〞如：「本草綱目」中說明中藥的十八反：「半夏、栝蔞、貝母、白蘞、白芨和烏頭相反；海藻、大戟、甘遂、芫花和甘草相反；人參、巴參、玄參、黨參、苦參、丹參、沙參和細辛、芍藥與藜蘆相反，這些相反的藥是不能同時用的。」其中，貝母、白芨、白蘞、栝蔞均有增強烏頭之毒性；諸參與藜蘆合用，會加強藜蘆對呼吸之抑制。十八反中諸藥，有一部分與實際應用有些出入，如：甘遂半夏湯以甘草同甘遂並列，治咳喘，非但效果好，且尚未見中毒之例。甘草與甘遂合用時，毒性的大小主要取決於甘草的用量比例，甘草的劑量若相等或大於甘遂，毒性較大；散腫潰堅湯、海藻玉壺湯等均合用甘草和海藻。又如：貝母和半夏分別與烏頭配伍，未見明顯的增強毒性。在實際臨床上，有人報告：急性支氣管喘息患者，服含貝母之方加附子；療破傷風用青州散，方中川烏與半夏同用，效果頗佳。而細辛配伍藜蘆，則可導致實驗動物中毒死亡。

（二）十九畏歌

按七情中的「相畏」， 是指一藥可減輕或消除另一藥的毒性或副作用，不應屬於配伍禁忌。所以書裡所謂十九畏不能與配伍七情的相畏混淆在一起。十九畏的歌訣如下：

硫黃原是火中精，樸硝一見便相爭，
水銀莫與砒霜見，狼毒最怕密陀僧，
巴豆性烈最為上，偏與牽牛不順情，
丁香莫與鬱金配，牙硝難合京三棱，
川烏草烏不順犀，人參最怕五靈脂，
官桂善能調冷氣，若遇石脂便欺凌，
大凡修合看順逆，炮爁炙煿莫相依。

歌訣內容指出十九畏是：硫黃畏朴硝，水銀畏砒霜，狼毒畏密陀僧，巴豆畏

牽牛，丁香畏鬱金，牙硝畏三稜，川烏、草烏畏犀角，人參畏五靈脂，肉桂畏赤石脂。

## 二、妊娠禁忌

婦女妊娠期間，由於生理等方面的特點，有某些藥物是禁用或須謹慎使用的。因為某些藥物會對胎兒造成傷害，一旦誤用，往往會導致流產或墮胎等不幸事故。故使用藥物時，必須注意動胎、墮胎或其他有礙孕婦健康及胎兒發育的不良作用。大凡是大毒大熱及破血開竅、重墜利水之藥，都是孕婦所忌，但必要時，有些也可斟酌使用。所以孕婦生病時，一定要給醫師診斷，遵從醫師的指示用藥。

妊娠禁忌藥，係指不能或不宜在妊娠內使用之藥物，一旦用了，即可能影響胎兒發育，甚至造成墮胎的流弊。如：劇毒藥、峻瀉藥、子宮收縮藥、破氣破血理、大寒大熱藥、滑利沉降藥、辛溫香竄藥、消導藥等均為禁用或慎用（根據孕婦病況，斟酌使用）之列。

1. 禁用藥：毒性較強、藥性猛烈的藥物屬於禁忌使用的藥物，如：番瀉葉、木鱉子、棉根皮、皂莢、蘆薈、乾漆、三稜、莪朮、水蛭、虻蟲等。
   (1) 峻下瀉利藥：巴豆霜、牽牛子、芫花、大戟、大黃、木通、甘遂、瞿麥、商陸、芒硝等，能造成盆腔充血，甚至墮胎。
   (2) 通竅竄動藥：穿山甲、麝香、蟾酥、肉桂、皂角、蜈蚣、地龍、蛇蛻等。
   (3) 活血化瘀藥：五靈脂、三稜、莪朮、水蛭、虻蟲、桃仁、紅花、乳香、沒藥、牛膝等。
   (4) 催吐藥：藜蘆。
   (5) 劇毒藥：烏頭（川烏、草烏）、附子（生附子）、雄黃、水銀、砒霜（砒石）、輕粉、瓜蒂、鈎吻、斑蝥等，對人體損傷極大。
2. 慎用藥：通經去瘀、行氣破滯、辛熱滑利的藥物屬於慎用的藥物。如：王不留行、天南星、檳榔、蒲黃、蘇木、青石、常山等。還有冬葵子、枳實（通淋利水藥）、磁石、代赭石、礞石、貫眾、犀角、牛黃等。
3. 半夏，自古列為妊娠禁忌藥物，而臨床上用製半夏治妊娠嘔吐又極常見，經藥理研究，證明半夏對家免在位子宮及子宮瘻管均無明顯作用，禁忌之說是否由於傳誤或出自偶然，不得不細究。

禁用藥和慎用藥並非絕對，視病情和用藥時機，該用時非用不可，還當使用，但需特別謹慎，防止發生意外。

## 三、服藥禁忌

服用中藥治療疾病或是調理身體的過程中，為了保證藥效，在服藥期間必須注意藥物與食物、藥物與藥物之間可能產生的相互作用問題（性質衝突），而帶來對病人的危害，或減弱或消除藥物的效能，或引起不良反應，甚至產生毒性反應，因此在服藥期間就應禁食這類食物。研究這個問題的道理，即指服藥期間的飲食禁忌問題，叫做服藥時的「忌口」。

古代文獻上有常山忌葱；地黃、何首烏忌葱、蒜、蘿蔔；薄荷忌鱉肉；茯苓忌醋；鱉甲忌莧菜；甘草、黃連、桔梗、烏梅、蒼耳子忌豬肉；商陸忌犬肉；蜂蜜忌葱等等。

大體來說，在服藥期間，還須注意飲食調節。對生冷、黏膩、腥臭以及不容易消化和有特殊刺激性的食物，都應根據需要予以避忌；高熱患者應忌辛辣和油膩食物等，以防對身體有不良的影響。像這一類的認知，是很切合實際的，就算在科學昌明的今天，服用中藥時，忌口的食物仍須避免食用。

服中藥時，不要用茶水、牛奶等送服，以免影響藥物的吸收等。

一般禁忌：

1. 冰、竹筍、糯米、辣椒。
2. 若服用中藥時，同時兼服西藥，須與西藥或茶間隔兩小時服用。

特別禁忌：

1. 肺病：忌茄子、酒、煙。
2. 肝病：忌芹菜、動物內臟、油膩食物、酒。
3. 腎病：忌雞、鴨腳、過鹹食物、酒。
4. 失眠：忌過食肉品、動物內臟、過燥食物。
5. 中風：忌蝦、高膽固醇食物。
6. 胃病：忌糯米、香蕉、檳榔、油炸物。
7. 面皰：忌豬腳、豬耳、過燥食品、油炸物。
8. 減肥：忌米、麵、糖份含量高的食品、蛋糕、白色蔬菜、含糖份高的水果及飲料。

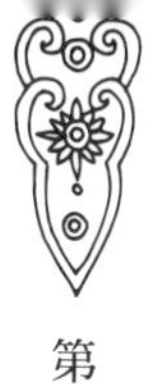



9. 心臟病：忌油膩食物、動物性脂肪。

10. 高血壓：忌煙酒、油泥及重鹽食物、情緒激動、沐浴高溫。

11. 皮膚病：忌酒、牛乳、鴨蛋、竹筍、香菇、花生、芒果、海產類、過燥食品。

12. 風濕病：忌豆類、動物內臟、蛋、雞肉、油炸類、香蕉、木瓜。

13. 骨折治癒及筋骨痠痛：忌香蕉。

（一）不能用茶葉茶水服藥

茶葉裏含有鞣酸，濃茶葉裏含鞣酸更多，如果用茶葉茶水服藥，鞣酸就會和藥物中的蛋白質、生物鹼或重金屬鹽等起化學作用而發生沉澱，影響藥物療效，甚至失效。如：貧血病人常服鐵劑，茶葉中的鞣酸遇到鐵，便生成沉澱物〝鞣酸鐵〞，使藥物失去療效並刺激胃腸道引起不適。

茶葉能阻止人體對蛋白質等營養物質的吸收，因此在服滋補藥時，更不能同時服用濃茶。茶葉中含有的咖啡鹼、茶鹼、可可鹼等成分，具有強心、利尿、刺激胃酸分泌及興奮高級神經中樞等作用，所以吃鎮靜、催眠藥物的前後都不宜喝茶，更不能用茶葉茶水送服這些藥物。但是，濃茶雖有不利于人體對藥物吸收的一面，然而它本身也是一味很好的中藥，能發汗解表，其所含的鞣酸能破壞細菌的蛋白質，也有抗菌止瀉的效果。

補益方劑中的人參、黨參、熟地、肉蓯蓉、附子、薏苡仁、大棗等，安神方劑中金礦石藥物如朱砂、磁石、珍珠母、牡蠣等。

因上述補益的藥都含有多種生物鹼、蛋白質等成份；金礦石藥物皆含有碳酸鈣、氨基酸、硒、鋅等金屬成分會與茶葉中所含的大量鞣酸相結合，產生化學變化而沉澱。所以服上述藥的人建議，可以把服藥與喝茶時間錯開 2 ～ 3 小時，而且儘量選擇經由文火烘烤的烏龍、包種、高山等高級茶葉，泡茶時並適度降低茶葉濃度與飲量。

（二）服藥時一般宜少食豆類、肉類

服藥時一般宜少食豆類、肉類、生冷及其它不易消化的食物以免增加病人的腸胃負擔，影響病人恢復健康。

服用健脾和胃、整腸消滯藥（脾胃虛的患者）時，忌各種豆類製品、油膩、花生及堅硬不易消化的食物。

熱性疾病，應禁用或少食酒類、辣味、魚類、肉類等食物。因酒類、辣味食物性熱，魚類、肉類食物有膩滯生熱生痰作用，食後助長病邪，使病情加重。

服用發汗解表等感冒藥、透疹藥時，宜少食生冷、油膩及酸味食物。因冷物、酸味均有收斂作用，能影響藥物解表透疹功效。

（三）服人參時，不宜吃蘿蔔

服用補益（溫補）藥物時，戒食蘿蔔、濃茶及酸澀、生冷食物（寒涼蔬菜果品）。因茶葉、涼性下氣，能降低藥物溫補脾胃的效能。

服食人參、西洋參以補氣，則忌服萊菔子，萊菔以破氣：蘿蔔，中藥是用其成熟種子『萊菔子』，性味為『辛甘平』，有消食除脹、降氣化痰、通氣的作用。並不是所謂『冷』的食物，因其『降氣』，所以藥物中含有滋補性參類，會這樣一補一消，人參之補氣作用就抵消了。但是，這也不是絕對的，如：蘿蔔有通氣消食作用，有的病人亂服人參導致胸悶不適、氣促、壅氣、坐立不安、胃口大減時，就需要用蘿蔔來消導。一些身體虛弱，胃腸吸收功能薄弱的病人，在服用滋補藥時，加入少量萊菔子（蘿蔔子），反而有利於滋補藥的吸收。

（四）服清熱涼血及滋陰藥物時，不宜吃辣物

服用清補藥物，忌進燥熱食物；高熱患者服用清熱藥，忌進食油膩食物；服祛風止癢藥，忌食致敏發風之蝦蟹等。

辣的食物性熱。在中醫辨證為〝熱證〞的病人（如：便秘、尿少、口乾、唇燥、咽喉紅痛、鼻衄、舌乾紅苔光剝等症狀）服辣的食物會增加熱現象而抵消清熱涼血藥（如：石膏、銀花、連翹、山梔、生地、丹皮等）及滋陰藥（如：石斛、沙參、麥冬、知母、玄參等）的作用。

（五）喝中藥時不可以再加糖

『甜傷胃、甘令人滿』，若兼有腹脹中滿、濕熱留戀（停滯體內）、痰濕內阻（痰積聚體內）、咳痰多時、舌苔厚膩等症情，湯劑中不可再私自添加糖，以避免反效果；白糖性『涼』、紅糖性『溫』，有潤肺和中、補脾緩肝的功效，可用來治療肺燥咳嗽、口乾舌燥、中（中焦）虛脘（胃）痛的病症。把白糖加入溫熱藥劑中，或把紅糖加入寒涼藥劑中，都會緩解藥性，阻礙藥效的充份被吸收，影響療效。所以若未經醫生許可，最好不要在中藥湯劑中加糖調味。

（六）需要配茶的中藥

「川芎茶調散」、「菊花茶調散」和「蒼耳子散」配「清茶」飲服，以達到上清頭目、疏風止痛和祛風通竅（竅指耳、眼、鼻、口等器官）效果。因此「喝中藥不宜再喝茶葉」的舊觀念，就值得導正。

（七）其他

服用化痰止咳等肺部疾病藥時，戒食魚腥、蔥、韭菜、蒜等辛熱食物。服用傷科舒筋接骨藥時，戒食酸澀及荸薺等食物。服用清熱解毒祛濕藥物時，忌菸、酒、魚、鴨、蔥、蒜、辛辣等食物。產後奶水少，服用促進乳房分泌乳汁多的藥時，禁食薑、椒、辛辣等食物。

## 第四節 基本方劑

疾病治療必須辨證求因，才能確定治療方針。一病有一病的主治法，也必然有主方和主藥，這是治病的基本法則。在這基礎上，再根據具體病情加減出入，靈活運用，才能收到良好的效果。

前人留傳下來的成方，都是通過層層實踐得來的，必須加以重視，特別幾個基本方劑，必須熟悉。以下擇要說明之：

1. 四君子湯：人參、白朮、茯苓、甘草。甘溫益氣、健脾養胃。
2. 四物湯：當歸、川芎、白芍、熟地。補血調血。
3. 十全大補湯：人參、白朮、茯苓、甘草、當歸、川芎、熟地黃、白芍、黃耆、肉桂、生薑、大棗。溫補氣血，滋陰升陽。
4. 參苓白朮散：白扁豆、白朮、茯苓、甘草、桔梗、蓮子、人參、砂仁、山藥、薏苡仁。補脾胃，益肺氣。
5. 六味地黃丸：熟地、山茱萸、山藥、牡丹皮、茯苓、澤瀉。滋陰補腎。
6. 補中益氣湯：黃耆、甘草、人參、當歸、橘皮、白朮、升麻、柴胡。益氣升陽舉陷，調補脾胃。
7. 生脈飲：人參、麥冬、五味子。益氣，養陰生津。
8. 大補陰丸：熟地、知母、黃柏、龜板、豬脊髓。滋陰降火。
9. 當歸補血湯：黃耆、當歸。補氣生血。
10. 麻黃湯：麻黃、桂枝、甘草、杏仁。辛溫發汗，宣肺平喘。
11. 桂枝湯：桂枝、白芍、甘草、生薑、大棗。解肌祛風，調和營衛。
12. 葛根湯：葛根、麻黃、生薑、桂枝、芍藥、甘草炙、大棗。發汗解表，升津疏經。
13. 銀翹散：金銀花、 連翹、荊芥穗、淡豆豉、桔梗、薄荷、牛蒡子、甘草、竹葉、鮮葦根。辛涼透表、清熱解毒。

14. 桑菊飲：桑葉、菊花、杏仁、連翹、薄荷、桔梗、甘草、蘆根。疏風清熱、宣肺止咳。

15. 參蘇飲：人參、蘇葉、葛根、前胡、半夏、茯苓、陳皮、甘草、桔梗、枳殼、生薑、大棗。益氣解表、宣肺化痰。

16. 小青龍湯：麻黃、芍藥、細辛、乾薑、甘草、桂枝、五味子、半夏。解表散寒，溫肺化飲。

17. 大青龍湯：麻黃、桂枝、甘草、杏仁、生薑、大棗、石膏。發汗解表，兼清裏熱。

18. 川芎茶調散：薄荷、防風、細辛、羌活、白芷、甘草炙、川芎、荊芥穗。研細末。食後用茶清調下。疏散風邪，清熱止痛。

19. 玉屏風散：防風、黃耆、白朮、生薑。益氣、固表、止汗。

20. 防風通聖散：防風、荊芥、連翹、麻黃、薄荷、川芎、當歸、白芍、白朮、梔子、大黃、芒硝、黃芩、石膏、桔梗、甘草、滑石。發表攻裏，疏風清熱。

21. 四逆湯：炙甘草、乾薑、附子。溫中祛寒，回陽救逆。

22. 真武湯：茯苓、芍藥、白朮、生薑、附子。溫腎陽，利水氣。

23. 大承氣湯：大黃、厚朴、枳實、芒硝。峻下熱結。去硝名曰小承氣，便鞕痞滿瀉熱。調胃承氣硝黃草（芒硝、大黃、甘草），便秘口渴。

24. 麻子仁丸：麻子仁、白芍、枳實、大黃、厚朴、杏仁。潤腸滋燥，緩通大便。

25. 平胃散：陳皮、厚朴、蒼朮、甘草。燥濕健脾、行氣和胃。

26. 五苓散：豬苓、澤瀉、白朮、茯苓、桂枝。利水滲濕、溫陽化氣。

27. 歸脾湯：人參、黃耆、白朮、茯苓、當歸、酸棗仁、龍眼肉、遠志、木香、甘草。補益氣血、健脾養心。

28. 小建中湯：桂枝、白芍、甘草、生薑、大棗、飴糖。溫中補虛，和裏緩急。

29. 大建中湯：蜀椒、乾薑、人參、 飴糖。祛寒補虛，降逆止痛。

30. 龜鹿二仙膠：鹿角、龜板、枸杞、人參。滋陰補陽。

31. 小柴胡湯：柴胡、黃芩、人參、甘草、半夏、生薑、大棗。和解少陽。

32. 大柴胡湯：柴胡、黃芩、半夏、枳實、大黃、芍藥、生薑、大棗。外解表邪，內通裡實。

33. 二陳湯：半夏、陳皮、茯苓、甘草。燥濕化痰、理氣和中。

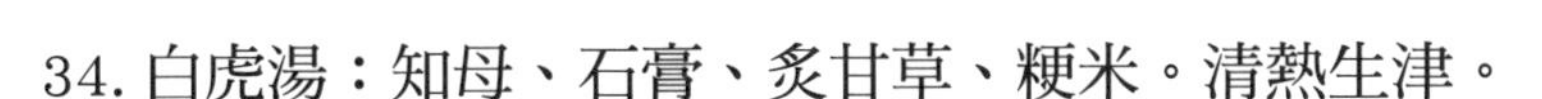

34. 白虎湯：知母、石膏、炙甘草、粳米。清熱生津。

35. 安宮牛黃丸：牛黃、犀角、鬱金、麝香、黃連、珍珠、黃芩、梔子、冰片、雄黃。清熱解毒，豁痰開竅。

36. 龍膽瀉肝湯：龍膽草、梔子、黃芩、柴胡、生地黃、澤瀉、當歸、車前子、木通、甘草。瀉肝膽實火、清下焦濕熱。

37. 黃連解毒湯：黃連、黃芩、黃柏、梔子。瀉火解毒。

38. 六一散：滑石、甘草。滑石、甘草份量六比一。清暑利濕，導熱滑竅。

39. 十棗湯：芫花、甘遂、大戟、大棗。攻逐水飲。

40. 瓜蒂散：瓜蒂、赤小豆、豆豉。胃有痰飲。

41. 丹梔逍遙散：當歸、茯苓、梔子、薄荷、芍藥、柴胡、甘草、白朮、牡丹皮、煨薑。疏肝解鬱，清熱養血。

42. 天王補心丹：酸棗仁、柏子仁、當歸、天冬、麥冬、生地、人參、丹參、玄參、茯苓、五味子、遠志、桔梗。滋陰養血，補心安神。

43. 桂枝茯苓丸：桂枝、茯苓、牡丹皮、白芍、桃仁。活血化瘀、消積散癥。

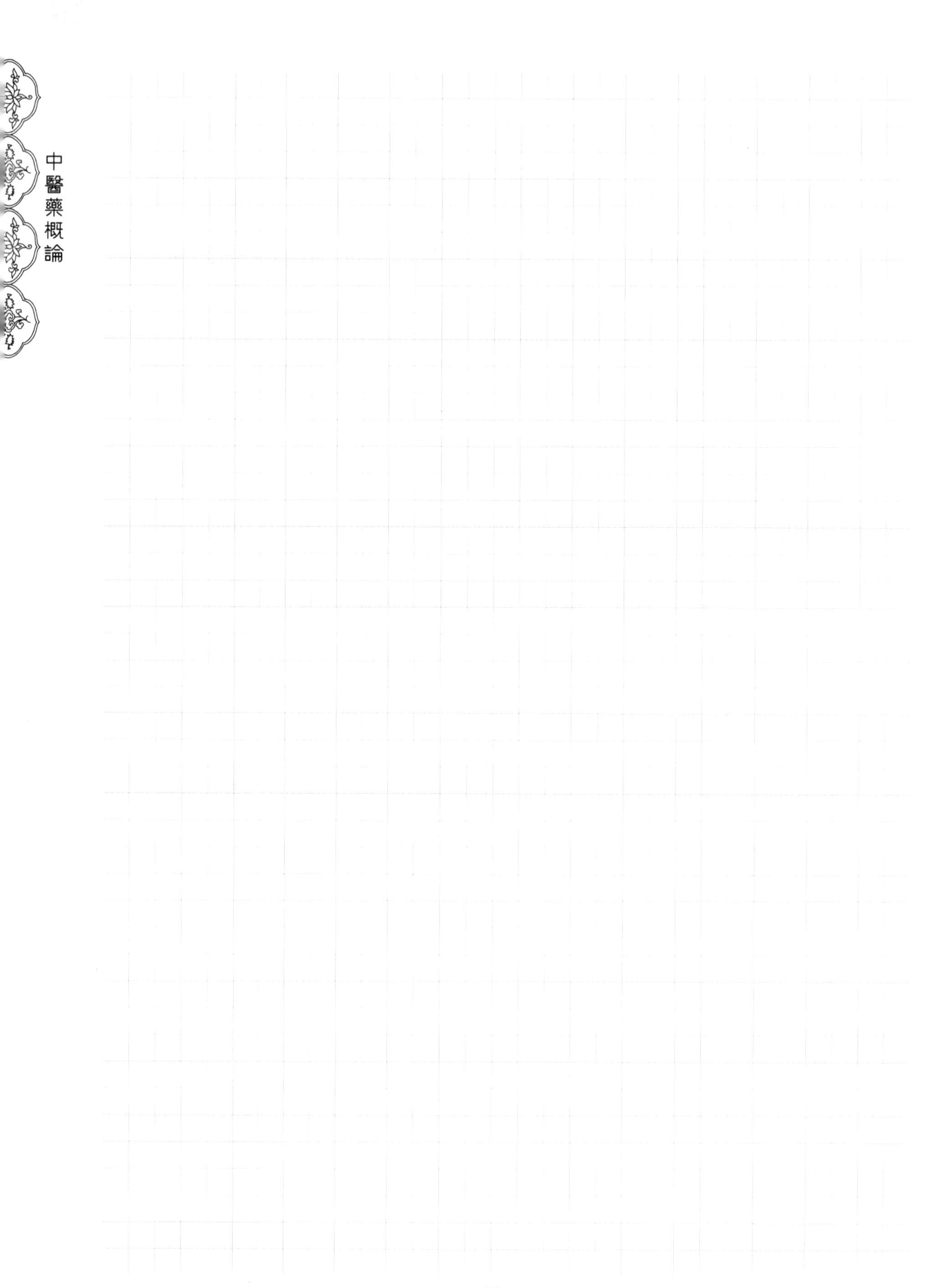

# 第九章　中藥的採收和命名

## 第一節　中藥的採收

中藥來源大多來自自然界的植物、動物和礦物，大部分是植物。藥物的產地對於中藥的質量和療效有直接的關係，往往因地理、生態環境的不同而差異。《本經》：「採造時月、生熟、土地所出，真偽陳新，並各有法。」李東垣用藥法象：「凡諸草木昆蟲，產之有地，根葉花實，採之有時，失其地則性味少異，失其時則氣味不全。」

為此，近幾十年來，許多學者從事對道地藥材的研究，對藥材的栽培條件，包括氣候、土壤等等生態條件進行研究，目的是提高道地藥材產地的產量和保證品質。此外，還想經由研究掌握藥材生產的條件，以尋找和擴大道地藥材產地的可能。

中藥的採收季節、時間、方法等對中藥的品質好壞和療效，有著密切的關係，是保證藥物質量的重要環節。因此，採藥必須根據不同的藥用部位，有效成分含量最高的季節，有計劃地來進行採製和貯藏，這樣才能得到較高的產量和品質較好的藥物，以保證藥物的供應和療效。

除了某些藥物所含的有效成分在採製方面有特殊的要求外，一般藥物的採收原則如下：

### 一、植物類藥材

中藥的根、莖、葉、花、果、種子及全草等藥用部分，具有一定的生長成熟期。在不同時期，其有效成分的含量不同，會直接影響到藥效的強弱，因此，採收藥材必須有適當的季節。俗話說：『當季是藥，過季是草』。

一般植物類藥物的採集原則，按不同藥用部位採收，大致有以下幾方面：

1. 根皮或樹皮類：普通以春、夏期間剝取較適宜，這時候形成層分裂旺盛，即正值植物生長旺盛期，從根部吸收的營養，充分在皮部供給生長，皮肉養分充足，漿液較多，並且皮部與木部容易剝落採取。惟採收（剝）樹皮時要注意不能將樹幹整個一圈剝下（不可環剝，祗可縱剝側面部分較適宜），以免影響樹幹的輸導系統，以保持植物的生長，避免造成樹木的死亡。如：杜仲、秦皮、黃柏、厚朴等。又如：肉桂宜在清明前後雨天採收。但有些根皮則在秋季採收較適宜，挖取部分根而剝取根皮用之，因秋後植物的養分多貯於根部，有效成分較多。如：桑白皮、牡丹皮、地骨皮、椿根皮、桑皮、苦楝根皮等。有些木本植物的生產周期長，應注意保護藥源，採取環剝樹皮以利再生，避免砍伐樹木取皮，如：杜仲要生長十五至二十年始可採皮等。

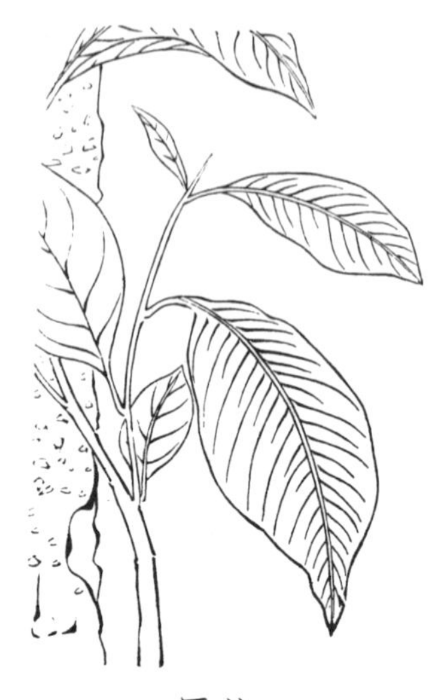
厚朴

2. 根及根莖類（即地下部分）：根為植物之貯藏器官，在植物地上部分開始生長時，往往會消耗根中之養分，故一般是在秋末至春初採集。秋季植物地上部分開始枯萎到早春植物抽苗時（春初長苗以前）採集，此期間為多年生植物的休眠期，這時植物的養分多貯藏在根或根莖部分，有效成分含量較高，所採的藥物產量多，品質最好。所以在這季節採收最宜，如果過早採收則漿水不足，曬乾後質地鬆軟；過晚則苗已長高，養分消耗，流向枝葉，影響根和根莖的品質，如：栝樓根、南沙參、黨參、丹參、丹皮、天麻、黃芩、柴胡、大黃、桔梗、地榆、玉竹、葛根等。其中，葛根在秋末及冬季採收才為堅實粉性的，如：至春天採收，則完全無粉質。需在早春地上剛發芽來採的，如：防風、黨參以春天採收。當然也有例外的，有些根及根莖，如：延胡索等則在穀雨～立夏間（即四月下旬至五月上旬）採收，孩兒參、半夏在夏天為宜。多數的根及根莖類藥物需生長一年或二年以上才能採收供藥用。一般為二年到五年；如：黃耆在二～三年以上、白芍需生長三～四年、人參要五～七年。採收最好在雨後，易於挖掘。
3. 花類：少數在花未開放的花蕾時期或剛開時候（即含苞待放或花綻開時）採收，大多在剛開的時候摘取，若過遲，花全開，易使香味散失散、花瓣易散落或變色，影響質量，如：野菊花、金銀花在五～六月間摘取花蕾，槐花、辛夷、丁香、芫花等亦均採花蕾等。由於植物的花期一般很短，有

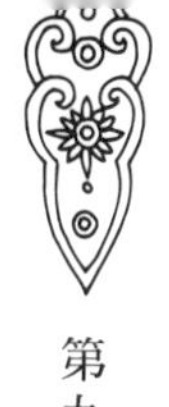



的在花盛開時採集，如；菊花、旋覆花；有的剛開放時最宜，如：玫瑰花、月季花；有的宜在花初開及半開放時採集，如：除蟲菊花；有的要分次採集，如：紅花則要在花冠由黃色變橙紅色的花瓣時採收最合時宜（不宜在變紅色時採）。款冬花必須在冬至採收，這是因為它的花在入冬時才在根部長出，過早花不成形，氣味不足，過遲則花殘瓣缺，氣味散失。採花最好在晴天的早晨，以保持花朵完整，以便採後迅速陰乾或曬乾，保持最佳品質。陰天不易乾燥，花易霉爛。

菊花

4. 花粉類：均要在花朵盛開季節採集，如：蒲黃、松花粉等。
5. 果實類：除少數藥材要在果實未成熟時採用，如：青皮、梅子、桑椹、豆蔻、枳實、烏梅等外，一般應在果實充分成熟時採集，如：栝樓在霜降至立冬果實成熟採收，枸杞、香櫞亦是。在果實成熟而未完全成熟時桑椹、覆盆子、馬兜鈴、銀杏、牛蒡子、車前子等。
6. 種子類：通常在果實初熟至完全成熟間採收，以避免種子散落，不易收集有些既用全草、又用種子的藥物，則可在種子成熟時，割取全草，將種子打下後分別曬乾貯藏，如：車前子、紫蘇子等。應在完全成熟後方能採取，如：杏仁於夏季果實成熟時採收，去果肉及核殼，取種子；枳殼亦在完全成熟時採收。容易變質的漿果，如：枸杞子、女貞子，在略熟時於清晨或傍晚採收為佳。

紫蘇

7. 全草類：大多在夏秋季節，植物生長充分茂盛、繁茂或開花期間採收。多年生草本植物常割取地上部分即可，如：益母草、豨薟草、荊芥、薄荷、紫蘇、澤蘭、蒲公英等。一年生或較小植物則宜連根拔起全草，如：車前草、柴胡、小薊等。有的須用嫩苗或帶葉花梢，如：夏枯草、茵陳之類，更要適時採收。麻黃中生物鹼的含量春天很低，以後逐漸增加，到秋季最高可

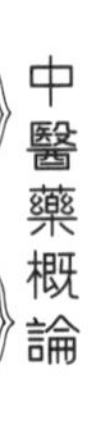



達 1.3％ ，故麻黃宜在秋季採收。一些莖較柔弱、植物矮小及必須帶根用的藥物則連根拔起，如：紫花地丁。

8. 枝葉類：大多在夏秋季節，植株充分成長、生長最旺盛、莖葉茂盛，葉最綠或花蕾將開放或正當花盛開時期（均表生活力旺盛），有效成分充盈枝莖及全株，最宜採集，如：大青葉在七～十一月採收；人參葉在夏季採收，葉濃綠；紫蘇、艾葉、蒲公英、紫花地丁、火炭母草等應在生長旺季採收。但有些植物的葉亦有在秋冬時採收的。如：枇杷葉則以秋季落葉前採收為佳，桑葉亦在秋天採收。也有在開花前採收的，如：佩蘭、青蒿等；也有某些葉類須在經霜後採收入藥，如：桑葉。

以上只舉其一般而言，當然並不完全如此。因為節氣的遲早，氣候的變化，地區的不同，均足以影響植物的生長，所以應以實際情況而定。

## 二、動物類藥材

關於動物類入藥問題，應根據種類的不同，採集也應有所區別，這也是保證藥材品質的重要環節。現今必須特別重視動物保護的有關法規，有些已規定不得入藥，其中以哺乳動物為多，對珍稀動物更是禁用。

大動物雖然四季皆可捕捉，但一般宜在秋冬季獵取。如：熊膽則在冬季獵取，此時膽汁充足；不過鹿茸一般在清明節後 45 ～ 60 天（五月中旬至七月上旬）之間鋸取（必須在雄鹿幼角未角化時採取），此時鹿茸只有兩岔，品質最優，過時則角化而不是茸了；驢皮以冬採者為佳，取其皮厚脂多，稱為冬板。

一般動物及蟲類多在其活動期捕捉，因此時數量多，如：地龍在六～八月捕捉。也有在剛開始活動時捕捉，如：蜈蚣，在清明前後捕捉較好。而潛藏在地下的小動物，宜在夏秋季捕捉，如：蚯蚓、蟋蟀等。

昆蟲類藥材，其孵化發育，都有一定時間。如：桑螵蛸（即螳螂卵），應在三月中採收，過時便會孵化。一般有翅的蟲類大都在早晨露水未乾時棲息於植物上，此時不易起飛，易捕捉，如：斑蝥。

其他有些為動物的副產品，則根據需要而定，如：雞內金，無一定之採集時期。

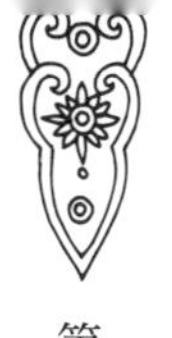



### 三、礦物類藥材

其中包括礦石、鹽、凝石、硝等，一般全年皆可採收。礦物類藥材的品質優劣，在於選礦，一般應選擇雜質少含量高的礦石供作藥用。不必考慮採集時間，但須注意加工方法。

此外，在採收藥物時還須要注意天氣變化，如陰雨時採集，往往不能及時乾燥，以致腐爛變質。在採集藥物時，應該重視保護藥源，既要考慮當前的需要，又要考慮長遠的利益。因此，還須要注意下列幾點：

1. 留根保種：有些多年生植物，地上部分可以代根用的，盡量不要連根拔；必須用根或根莖的，應該注意留種。有些雌雄異株的植物如栝樓，在挖掘天花粉時，一般應只挖取雄株的塊根。用全草的一年生植物，大量採集時應留下一些茁壯的植株，以備留種繁殖。用葉的藥物不要把全株葉子一次採光，應盡量摘取密集部分，以免影響植物的生長。
2. 充分利用：根、莖、葉、花都可入藥的多年生植物，應多考慮用地上部分和產量較多的部分。此外，可結合環境衛生大掃除、墾地填洪和伐木修枝，隨時注意將可作藥用的樹皮、根皮、全草等收集起來，認真地加以整理，以供藥用。
3. 適當種植：根據實際需要，對於本地難以採集或野生較少的品種，可以適當地進行引種繁殖，以便採用。

## 第二節 中藥的命名

中藥材來源廣泛，品種繁多，它的名稱都有一定意義。名稱的由來有多方面依據，現歸納起來，大致可分為以下幾方面：

1. 以產地命名：一般說來，藥名附以產地者很多。藥物的產地作為藥物名稱多為道地藥材。如：
   (1) 具有致嘔、截瘧作用的常山，主產於恒山，恒有常之意，故名常山。
   (2) 理氣藥甘松，主產於四川松州，又因味甘，故名甘松。
   (3) 川芎、川烏、川椒等主產於四川；黃連以川產者為佳，稱為川連、川黃連。

(4) 產於四川之貝母，稱川貝母、川貝，產於浙江的為浙貝母，因生長地區不同，在品質或性能上便有所差別。

(5) 細辛以東北產者為正品，故名北細辛。

(6) 橘皮以廣東新會產的最好，名之為新會皮、廣陳皮。

(7) 蘇合香原產於古蘇合國（伊朗）等。

(8) 懷牛膝、遼細辛、巴豆、蜀椒、潞黨參、化橘紅等，都是在藥名前冠以產地名。

2. 按生長環境（特性）命名：有些藥物是根據它生長的特性而命名的。如：

(1) 袪痰止咳藥沙參，宜生長於沙地，而功能如參，故名沙參。

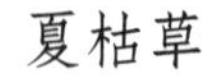

夏枯草

(2) 利水滲濕藥車前草，多生長於道旁牛馬車迹之處，故名。

(3) 澤瀉因生長於水澤地旁，又有利水泄熱之功，故名澤瀉。

(4) 夏枯草，該草到夏至花葉即自行枯萎，故名。

(5) 冬蟲夏草，是麥角菌科植物的寄生菌，它寄生在蝙蝠蛾科昆蟲蝙蝠蛾幼蟲的菌座，因此冬天似蟲，夏天似草，因此而得名。

(6) 半夏的塊莖，成熟於仲夏。

(7) 桑寄生寄生於桑樹。

(8) 忍冬、冬青、麥冬皆經冬不凋等。

3. 以形態命名：根據形態相似而命名。如：

(1) 利水藥木通，因莖有細孔，頭尾相通而得名。

(2) 熄風止痙藥鈎藤，因其枝條有刺，狀如彎曲的鈎，故名。

(3) 清熱燥濕藥白頭翁，其果實、根莖處密生白茸，狀如白頭老翁而名之。

(4) 烏頭，形似烏鴉之頭。

(5) 乳香，因樹脂垂滴如乳頭。

(6) 貝母，形似聚貝子。

(7) 冰片為龍腦樹脂的結晶體，白瑩如冰，成薄片狀。

(8) 馬兜鈴，葉脫時果尚垂，狀如馬項之鈴。

(9) 牛膝、木蝴蝶、狗脊，均為取其形象相似。牛膝，其莖節膨大似牛之

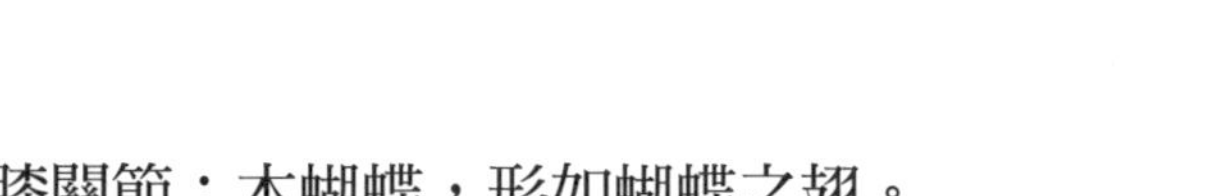

膝關節；木蝴蝶，形如蝴蝶之翅。

4. 以顏色命名：根據藥物顏色而命名。如：

(1) 清熱藥黃連，其色黃，根莖連珠而生，故名黃連。

(2) 紫草，原植物的花紫、根紫，可以染色為紫，故名紫草。

(3) 天花粉，根可作粉、潔白如雪，故名之。

(4) 金銀花，花初開者，蕊瓣俱色白如銀，經數日變為黃色如金，新舊花相參，黃白相映，如銀如金，故名金銀花。

(5) 藥材顏色紅者多冠以紅、赤、丹、朱，如：紅花、丹參、朱砂等。

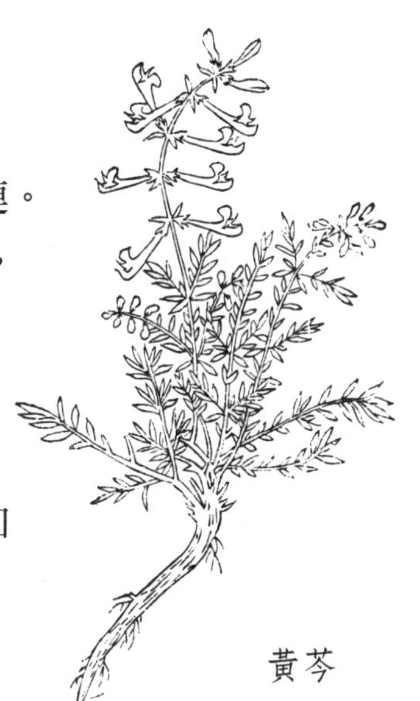

黃芩

(6) 色黃者冠以黃、金，如：黃芩、黃耆、金蕎麥。

(7) 色白者冠以白、銀，如：白朮、白芍、白芷、白及、銀耳。

(8) 黑色者有玄參。

(9) 青黛色藍青。

(10) 赭石色如豬肺色等。

5. 以氣味命名：以藥物的味命名。有的藥，因有特殊的氣味，故就根據其氣味的特點而命名。如：

(1) 按藥物的香氣命名，如：沉香、木香、丁香、茴香、麝香之香等。

(2) 甘草之甘、味甘甜，苦參之苦、味苦，細辛之辛、味辛，辣蓼味辛辣，淡竹葉其味輕而淡薄等。

(3) 魚腥草有特殊的魚腥味。

(4) 酸棗仁有酸味。

(5) 五味子因其皮肉酸、甘，核味辛、苦、鹹，五味俱全而得名。

6. 以人名故事（人名傳說，人物傳說，紀念人名）命名：某些藥因故事傳說或以發現人的名字命名。如：

(1) 使君子，相傳古時有醫生名郭使君者，善用該藥治療小兒蟲積等疾患出出名，後人稱此藥為使君子。

(2) 何首烏，相傳為何姓老人，見植物藤夜間自行纏繞，挖掘其根食之，不僅身強力健，且紅顏烏髮（白髮轉黑），將藥傳至子、孫，何姓祖孫三代常服此藥，得高壽多子，皆至百餘歲而仍頭髮鬍鬚烏黑，故將該藥稱為何首烏。即以功效為人名，又以人名為藥名。

(3) 劉寄奴，據《本草綱目》稱宋代劉寄奴者，在公元 420 ～ 423 年，南朝宋武帝劉裕，夢見童子搗藥給蛇敷傷，醒後即遣人採集此藥，果然其效顯著，遂取名叫劉寄奴（為劉裕的乳名）。或謂：遇一大蛇射之，後知蛇係神替身，用此藥草治癒，為紀念而命名。

(4) 杜仲、徐長卿等，都是以最先發現這一藥物的人名而命名的。

7. 以藥用部位命名：以入藥部位命名的最為廣泛，因為大多數藥物，都是僅取用植物或動物的一部分。

(1) 在植物方面，如：

a. 以根或根莖入藥而命名的葛根、板藍根、白茅根、山豆根、蘆根等。

b. 以莖枝入藥而命名的桂枝、桑枝等。

c. 以葉入藥而命名的大青葉、桑葉、蘇葉、荷葉等。

d. 以植物的花入藥而命名的紅花、菊花、芫花、金銀花、密蒙花、玫瑰花等。

e. 以根或果的皮入藥而命名的橘皮、丹皮、地骨皮等。

f. 以果實或種子入藥而命名的枳實、杏仁、紫蘇子、五味子、牽牛子、車前子、砂仁、薏苡仁、桃仁等。

(2) 在動物方面，如：虎骨、鹿茸、犀角、獺肝，牛黃、蟬衣，鱉甲等。

8. 以功效命名：有些藥是根據其主要性能來命名。如：

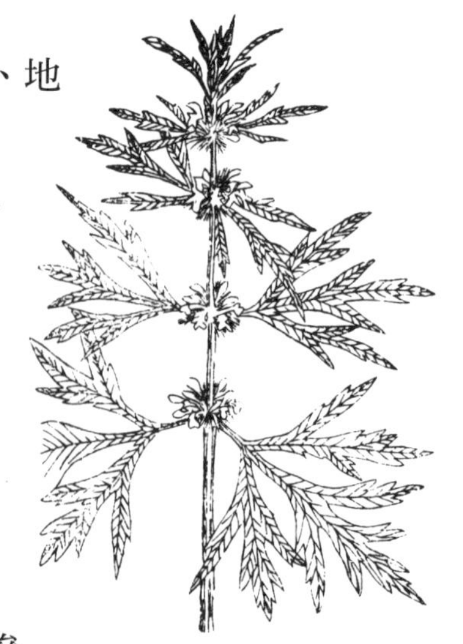

益母草

(1) 遠志能強志，益智仁有利於益智，澤瀉能滲濕利水，升麻其藥性上升。

(2) 肉蓯蓉其功補而不峻，有從容和緩之意。

(3) 防風為治諸風（如：風寒、風熱）要藥。

(4) 益母草主治婦女疾病。

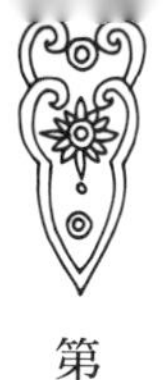



(5) 決明子功能明目。

(6) 續斷（又名六汗）能續筋骨等。

9. 進口藥材命名：其意義都是用以表明這些藥，當初並非國產。

古時稱外國為胡、番、安等等，故凡進口的藥物均冠以胡、番、安等字樣。如：胡荽、胡椒、胡黃連、番紅花、番木鱉、番瀉葉、安石榴等。

10. 以譯音或諧音命名：國外輸入的某些藥物，即以譯音為名。如：

(1) 訶黎勒、曼陀羅、畢澄茄、金雞納等。

(2) 山漆（諧音三七）

11. 藥材經加工後形成特有體質而命名：

(1) 驢皮膠、鹿角膠等加工製成的膠類等。

(2) 六神麯、沉香麯等因加工後而形如麯。

(3) 炙甘草、槐花炭、熟軍（酒熟大黃）等是因炮製加工後改變形狀、性能而得名的。

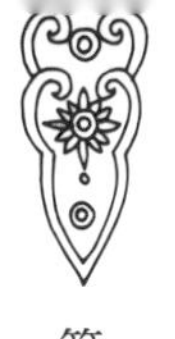



# 第十章 中藥的性能

中藥的性能，簡稱藥性，主要是指中藥所各自具有的性質及由性質所產生的功能。包括四氣五味、升降浮沉（作用趨向）、歸經（作用部位）、補瀉、有毒無毒等內容。

研究藥物的性能，即為研究藥物的藥理作用。人體在生理功能正常之下，陰陽是互相制約、平衡和協調。如：陰或陽的一方偏衰，勢必導致另一方的相對亢盛；陰或陽的一方偏勝，勢必導致另一方的虛衰，使陰陽失去了正常的互相制約關係，出現了偏勝或偏衰，而發生疾病。

藥物治病的基本作用是袪除病邪，消除病因，恢復臟腑功能的協調，糾正陰陽偏盛偏衰的病理現象，使之在最短時間能恢復到正常狀態。藥物之所以能達到治病的目的，是因為各種藥物都各自具有其特性和作用，也可說藥物的偏性。以藥物的偏性，可調整機體內部糾正疾病的陰陽的偏盛或偏衰的病理現象。

## 第一節 性味（四氣五味）

### 一、四氣

性有寒、涼、溫、熱四種不同的藥性。一般也稱為四氣。它是根據藥物作用於機體所發生的反應而得之結論。溫、熱和寒、涼是屬於兩類不同的性質，是對立的兩種藥性；溫、熱屬陽，寒、涼屬陰。熱和溫之間、寒和涼之間，則分別具有共性，只是程度上的不同，也就是說藥性相同，但在程度上有差別。

除上述四性（氣）外，還有一種平性的藥物，這類藥物作用較緩和，溫熱或寒涼之偏勝之氣不很顯著，沒有副作用，即性質和平，故稱之為平性。但所謂平性，並非絕對，實質上，仍有微溫、微寒之偏，仍未越出四性範圍，所以在實際上，雖有寒、熱、溫、涼、平，而一般仍稱四性或四氣，而不稱〝五性（氣）〞。

藥物四氣的不同，其治療疾病的種類也不同。《神農本草經》中說：「療寒以熱藥，療熱以寒藥」。說明溫熱藥可以減輕和消除寒證，反之可以減輕或消除熱證的藥物，其性屬寒涼。

藥性的寒、熱、溫、涼，是藥物作用於人體發生的反應歸納出來的，凡能減輕或治療熱證的藥物，均屬於寒性或涼性；凡能減輕或治療寒證的藥物，均屬於熱性或溫性。例如：若表現為形寒肢冷、面色蒼白、口不渴喜熱飲、關節冷痛、感受風寒、怕冷發熱、流清涕、小便清長、大便稀溏、脈微弱、舌苔白、全身功能衰退、能量新陳代謝降低，甚而心臟衰竭等，這是寒的症狀，這時必須用溫熱藥，如用：附子、肉桂、乾薑、吳茱萸、紫蘇、生薑等溫裏祛寒藥，煎了湯飲服後，可以使病患發一些汗，就能消除上列症狀。如果，病人表現面紅目赤、身熱口渴、煩燥譫語、發狂、精神亢奮、胸腹灼熱、痰黃粘稠、小便黃短，大便秘結或瀉而氣臭、腹痛拒按、舌質紅、舌苔發黃、脈洪數、瘰瘡、熱瘰、局部紅腫疼痛，或有發熱等，這就是熱的症狀，這時，就必須用寒涼藥，如：石膏、知母，黃芩、黃連、金銀花、菊花等來治療，可以得到治癒。

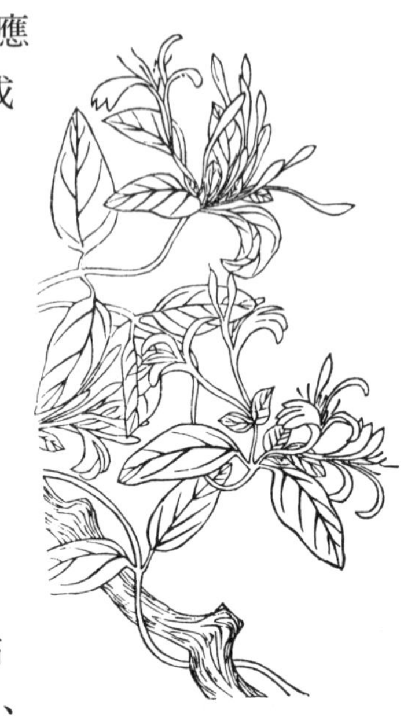

金銀花

對於由細菌、病毒、寄生蟲等病原引起的急性感染，中醫辨證一般屬熱，需以寒涼藥為主的方劑治療。如：清熱藥中的金銀花、連翹、黃連、黃芩、黃柏、大黃、青蒿、魚腥草、地錦草等，辛涼解表藥中的牛蒡子、菊花、柴胡等，清熱通淋藥中的木通、車前草、萹蓄等，此三類寒涼藥中前所列之藥物均具有一定的抗感染作用。惡性腫瘤的臨床表現，如：局部腫、痛、潰爛、惡臭和發熱等也是屬於熱（毒），目前已證明部分寒涼藥具有抗腫瘤作用，如：山豆根、山慈姑、大黃、白花蛇舌草、喜樹、青黛等。

## 二、五味

《內經》：「辛散、酸收、甘緩、苦堅、鹹軟」，後世醫家，加以補充為「辛能散、能行，甘能補、能和，苦能燥、能瀉，酸能收、能濇，鹹能軟、能下。」

五種滋味各有其作用功效特點，其具體的內容，如下：

### （一）辛

凡辛味具有散、行的功能。即有發散、行氣或潤養等作用。散，指發散，可

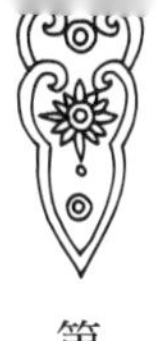



開腠發汗，解表散邪。一般發汗的解表藥物與行氣的藥物，大多數有辛味。如：麻黃、生薑、薄荷、紫蘇、荊芥等多具有辛散作用。行，指有行氣、行血作用。可助氣血運行，疏通鬱滯，消腫止痛。如：陳皮、木香、香附、豆蔻、砂仁等，味辛行氣滯而解除疼痛，又紅花及某些滋補藥，如：菟絲子，味辛行血，萊菔子味辛消食積，全蠍味辛散結。

香附

（二）甘

甘味具有補、和的功能。即有補益（補養、滋補）、和中、緩急（緩和拘急疼痛）、潤燥等作用。補，可補益陰陽氣血之虛。如：人參、黨參、黃耆味甘補氣，鹿茸味甘補陽，當歸補血，熟地味甘補陰、補血，麥冬之養陰。和，可緩和拘急疼痛，調和藥性，緩解毒性。如：白芍味甘可緩四肢拘攣疼痛；大棗味甘調和諸藥；甘草、飴糖的味甘可緩急，和中，調和藥性，解多種藥物、食物及毒物的中毒。很多消導藥為味甘，如：雞內金味甘、麥芽味甘，山楂味酸甘、萊菔子味甘平、神麴亦為味甘。甘味藥大多質潤而善於潤燥。

一般滋補性的藥物及調和藥性的藥物，大多數有甘味。

（三）酸

酸味具有斂、澀的功能。即有收斂、固澀等作用。斂，可斂氣、斂汗；澀，可固澀止陰的排泄，具體表現在平喘、止汗、止血、止瀉、止帶、固精、縮尿等作用。如：山茱萸、五味子、金櫻子等能澀精斂汗，治遺精、白帶、經多、虛汗等。訶子、石榴皮、五倍子等能澀腸止瀉，治久痢脫肛；烏梅止咳止瀉等。

一般帶有酸味的藥物，大都具有止汗、止渴等作用。

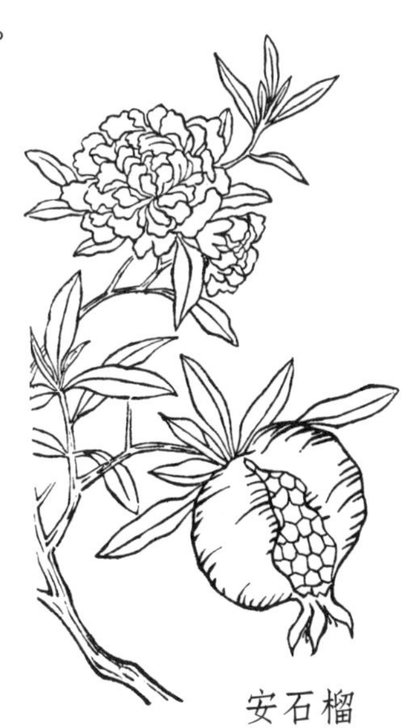

安石榴

（四）苦

苦味具有燥、泄的功能。即有瀉火、燥濕、通泄、下降等作用。泄的含義有三：一指通泄，如：大黃瀉實熱而通便，適用於熱結便秘；有指降泄（下降）的，如：杏仁，適用於肺氣上逆的喘咳；有指清泄，如：梔子，適用於熱盛心煩。至於燥，可祛濕，故用於濕證。

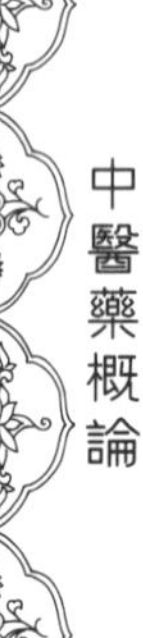



濕證有寒濕和濕熱的不同，如：蒼朮（燥濕健脾）為溫性的苦味藥，可用於寒濕證，而黃連（燥濕瀉火）則為寒性的苦味藥，適用於濕熱證。泄，有通泄、降泄、清泄等作用，如：大黃適用於熱結便秘，此為通泄作用；桃仁味苦通經，木通味苦利尿，王不留行味苦通乳等均屬通泄作用。如：杏仁適用於肺氣上逆的喘咳及葶藶子味苦平喘作用，半夏味苦有止嘔作用則屬降泄作用。又如：梔子為寒性苦味藥，適用於熱盛心煩等證，此為清泄作用。另外，還有〝苦能堅陰〞之說，如：黃柏、知母用於腎陰虛虧而相火亢盛的痿證，即為泄火存陰（堅陰）的意義。

一般具有清熱、燥濕、瀉下和降逆作用的藥物，大多數有苦味。

（五）鹹

鹹味具有軟堅、散結、潤下、瀉下等功能。多用以治療瘰癧、痰核、痞塊和熱結便秘等證。如：昆布、海藻、海浮石等味鹹可治痰核、瘰癧、癭瘤；鱉甲味鹹可消癥瘕；芒硝味鹹可瀉下通便；瓦楞子軟堅散結等。

一般能消散結塊的藥物和一部分瀉下通便的藥物，帶有鹹味。

在五味以外，還有淡味、澀味，它們的意義和作用是這樣的：

（六）淡

就是淡而無味，有滲濕、利尿作用。多用以治療水腫、小便不利等證。如：茯苓、豬苓、通草、滑石之類，均味淡可滲濕利尿。

一般能夠利水滲濕、通利小便的藥物，大多數是淡味。

（七）澀

有收斂止汗、固精、止瀉及止血等作用。和酸味藥的作用相似。多用以治療虛汗、泄瀉、尿頻、滑精、出血等證，如：龍骨、牡蠣澀精，赤石脂澀腸止瀉。

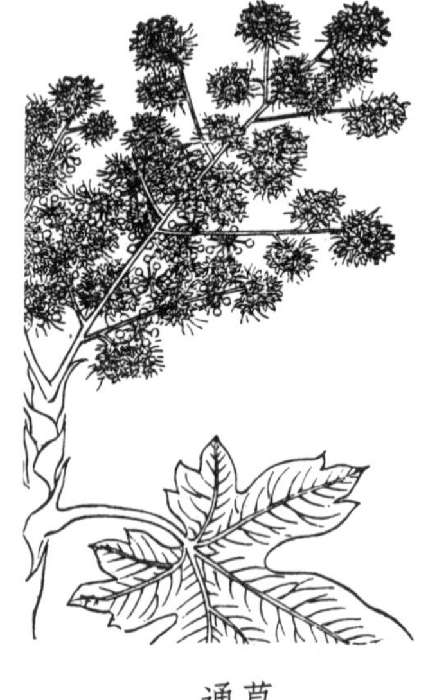

通草

## 第二節　升降浮沉

升降浮沉，就是指藥物進入人體後作用的四種趨向，這也是藥物性能的標誌之一。

疾病的病機和證候，常常表現出向上（如：嘔吐、喘咳），向下（如：泄利、

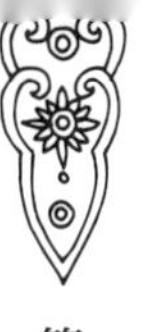



脫肛），向外（如：自汗、盜汗），向內（如：表證不解而入裏）的趨向，就需要藥物有與這些症狀相反的作用，用以改善和消除上述病理現象，有這種作用的藥物就可以認為有與病勢相反的作用趨向。這種藥物的性能有利於調整機體的功能，有助於驅除病邪。

它們的意義如下：

## 一、升

就是上升、升提的意思，有升陽、涌吐、開竅的功能，即藥物作用是上行的趨勢，能用於治病機向下、下陷的病證。能治病勢下陷的藥物，都有升的作用。

## 二、降

就是下降、降逆的意思，有降逆（即使氣行而不滯、氣順而不逆，咳喘胸悶的症狀可解除）、滲濕、瀉下等功能，即藥物作用是下行的趨勢，適用於病機向上、上逆的病證。能治病勢上逆的藥物，都有降的作用。

## 三、浮

就是輕浮、上行、發散的意思，有發表、祛風散寒的功能，即藥物作用是向外的趨勢，能作用於病證在表的病證（如：感冒、溫病初起）。能治病位在表的藥物，都有浮的作用。

## 四、沉

就是重沉、下行、泄利的意思，有收斂、清熱的功能，即藥物作用是向裏導邪下泄的趨勢，能用於表證不解而入裏的病證。能治病位在裏的藥物，都有沉的作用。

但不是所有藥物都有升降浮沉的特性，有少數藥物，升降浮沈的性能不明顯或存在著二向性，如：補陰藥、養血藥就無明顯的升降浮沉性能。也有些藥物在

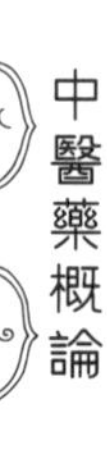



升降浮沉方面具雙向作用，如：麻黃既能發汗，又能平喘、利水、發汗為向外，即屬浮，平喘、利水則為向下，即屬降、沉；川芎既「上行頭目」，又「下行血海」。牛蒡子既能向外發散在表的風熱邪氣，又能向下通利大便秘結。具雙向性的藥物，可以通過炮製或配伍等方法，使其表現為僅有升浮之性或沉降之性。

藥物質地的輕重，是升降浮沈的另一依據，凡花、葉及體質輕鬆的藥物，如：辛夷、荷葉、桔梗、升麻等，大多能夠升浮；子、實或質地重濁的藥物，如：蘇子、枳實、磁石、熟地等，大多能夠沈降。但此情況，並不是絕對的，還必須從各種藥物的功效特點來考慮，如：諸花皆升，旋覆花獨降。又如：蘇子辛溫，沈香辛微溫，從性味來說，應是升浮，但因質重，故作用為沈降；胡荽子用種子應是沈降，但因藥性辛溫，所以作用為升浮。

此外，藥物的升降浮沉性能，亦會隨炮製或配伍而改變。如：藥物經酒炒則性升，薑汁炒能散，酸炒能收斂，鹽炒能下行。又如：複方配伍中某些有升浮作用的藥物和具沉降作用的藥物共用，會受到一定的制約，視藥物用量和藥物多數的作用趨向等有關。例如：淡豆豉與蔥白配伍組成蔥豉湯，能走表發散，但和梔子配伍組成梔子豉湯則沉而清裏。一般情況下，沉降藥和許多升浮藥配伍時，可抑制其沉降；反之，升浮藥在大部份沉降藥並用時，則抑制升浮作用，隨之沈降。此說明了應把藥物的升降浮沈靈活地運用實際中去。複方中藥物的升降浮沉作用，還和藥物所處主、輔位置、劑量大小有關。主藥、大劑量時易於發揮其原有的升降性能；輔藥、小劑量時則其原有升降性能易被抑制。

桔梗

在藥性方面來說，凡味屬辛甘、性屬溫熱的藥物，大都為升浮藥；味屬苦、酸、鹹，性屬寒涼的藥物，大都為沉降藥，因此有“酸鹹無升、辛甘無降、寒無浮散、熱無沉降”的說法。

在藥物質地方面來說，凡花、葉以及質輕的藥物，大都為升浮藥；種子、果實、礦石以及質重的藥物，大都為沉降藥。

但是，上述情況又並不是絕對的，還必須從各種藥物的功效特點來考慮，例如：諸花皆升，旋覆花獨降。在性味和質地方面，藥物的升降浮沉也是如此，如：

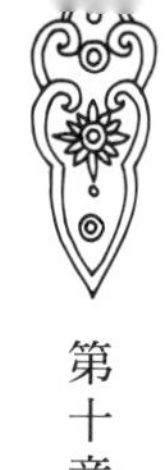



蘇子辛溫、沉香辛微溫，從性味來說應是升浮，但因為質重，所以作用為沉降；胡荽子藥用種子應是沉降，但因為藥性辛溫，所以作用為升浮等等。此外，通過藥物的炮製，也能使升降浮沉有所轉化，如：酒炒則升、薑製則散、醋炒則斂、鹽製則下行……。

## 第三節 歸經

歸經主要是指藥物在機體內的作用部位，也包含有藥物作用趨向的意義。

決定藥物歸何經，必須與臟腑辨證聯繫在一起，離開了臟腑辨證就無法決定歸經。如：水腫兼有納差、疲乏、懶言、便溏、舌淡等症狀，是脾陽不足、氣不化水所致，宜白朮、茯苓、乾薑、黃耆等治之，此些藥即歸入脾經；水腫而兼有形寒肢冷、腰酸軟，遺精、舌淡胖等症狀，屬腎陽不足，不能溫化水濕所致者，宜附子、肉桂等治之，此些藥即歸腎經；水腫由外邪引起，有惡寒、發熱、咳嗽等症狀，屬肺氣不宣、不能通調水道、下輸膀胱所致，宜用桑白皮、麻黃、葶藶子等治之，此些藥即歸肺經；桔梗、杏仁、款冬花能治喘咳，而歸肺經；天麻、全蠍、羚羊角等能治療手足抽搐等肝經病變，就歸肝經；朱砂能安神，歸心經；柴胡、青蒿能治寒熱脇痛、口苦而歸入膽經。由此可見，中藥作用有一定的選擇性，亦即歸經是從臨床實踐中歸納出來的，它與臟象、經絡學說有密切關係。

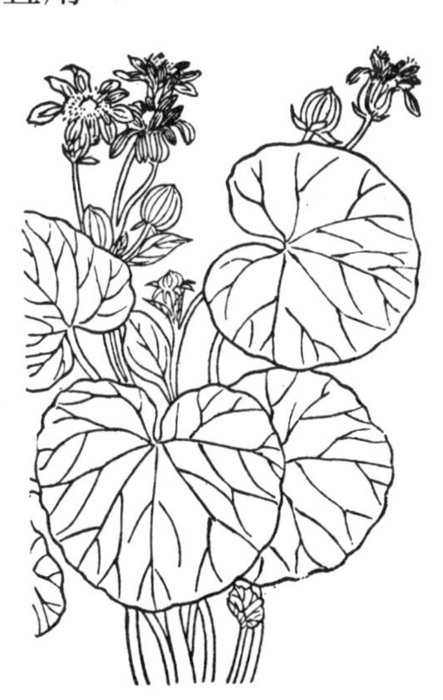

款冬花

一種藥物可以歸一經一臟、腑，也可歸數經數臟、腑，有的藥物記載可歸十二經，如：附子、川芎、威靈仙等。一般歸數經數臟的，其中都有主、有次，即有主要作用的經絡、臟腑。

歸經一般只適用於可以用臟腑或經絡來解釋的病證，其它則不能較適當地表示。像收斂生肌，蝕瘡去腐之類的藥物，如：砒石、鉛丹、血竭等，這類藥物所治之病證實與肺（主皮毛）、脾（主肌肉）的生理、病理無關，所以自古以來均不去追究它們在這方面的歸經。有些藥物，如：解毒藥、驅蟲、殺蟲藥，它們主要直接作用於「毒」或「蟲」，並非作用於臟腑經絡，歸經不足以表示其作用部

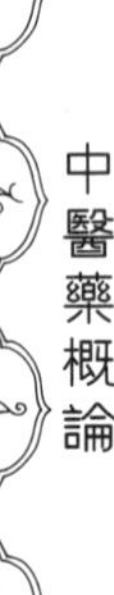


位。此外，現代不斷發現藥物有多種新功能，如：升壓、抗休克、免疫、抗腫瘤等，其作用部位一般很難用歸經來表示。

## 第四節 有毒與無毒

毒的本身是一個相對的概念。將藥物治病與毒聯繫起來，將藥物的偏性視為毒。所以，《神農本草經》把藥物分為上中下三品，就是根據藥性無毒有毒來分類的。書中指出「上藥一百二十種為君，主養命以應天，無毒，多服、久服不傷人」。「中藥一百二十種為臣，主養性以應人，無毒、有毒，斟酌其宜」。「下藥一百二十五種為佐使，主治病以應地，多毒，不可久服」。《神農本草經》中所言藥物有毒無毒，乃是泛指藥性的強弱、剛柔和急緩。大凡藥性剛強、作用峻急者謂之有毒；藥性柔弱、作用緩和者謂之無毒。

隨著醫藥研究的進步和發展，逐漸發現，有些藥物雖然可以治病，但若應用不當，也可能傷害人體，出現中毒等不良反應。為了用藥的安全，遂於本草具體藥物條目下註明有毒或無毒，大毒或小毒等字樣。藥典中規定的「大毒」、「有毒」中藥，均係指毒性大而容易引起嚴重中毒甚至死亡的法定藥品，如：草烏、斑蝥、馬錢子、輕粉等。

有毒藥物根據其毒力強弱，古代本草中大致作了分級。一般分為大毒、有毒、小毒三級。有毒藥物所具備的毒力大小，可以從藥物的有效量和中毒量兩者的比較中確定。大凡安全閾低的毒力大。但所有這些大、小之分，也都是相對的。因為對於藥物本身來講，毒性與劑量密切相關。所謂無毒藥物，不等於一點毒性都沒有，劑量過大，達到一定程度，毒性可能就顯示出來，甚至出現死亡等嚴重情況。記載有毒的藥物，若控制使用劑量，嚴格炮製或進行合理配伍，即使像烏頭、附子被視為大毒的藥物，也並不一定出現毒性反應。傷寒論、金匱要略記載含烏頭、附子的方劑較多，這些方劑一直為後世臨床所採用。

現代藥物毒性的完整概念應當包括急性毒性、亞急性和慢性毒性、特殊毒性（致突變、致畸胎、致癌、墮胎、成癮等）幾個力面。但古代本草文獻中所記載或涉及的毒性大多係急性毒性、墮胎等，這類毒性對人體的損害是顯而易見的。亞急性和慢性毒性記載較少。

大體上中藥的毒性較小，藥性平和，但也並非全無毒性，有些藥物毒性甚至

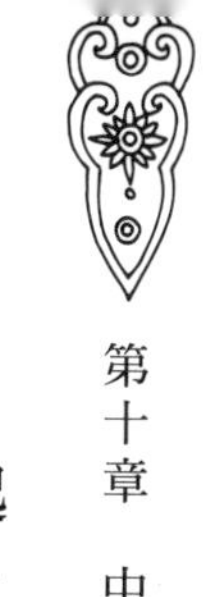



很大，係為毒劇中藥。對這類毒劇中藥必須加強管理，防止因管理上混亂而引起中毒事件的發生。此外，必須嚴格劑量，重視遵古炮製和使用時必要的配伍，以減少毒性，保證用藥安全。

# 第十一章 中藥的劑量和用法

中藥的劑量，一般根據藥物的性能、劑型的不同、給藥途徑、證候及症狀的輕重、藥物配伍及病人體質的強弱狀況等多種因素決定。用藥劑量要從療效和保證安全出發，不能片面考慮，應和醫師作充分溝通，經過整體考量後，再決定用量。

## 第一節 劑量的概念及計量單位

劑量按用量多少分為常用量、中毒量及致死量。「常用量」多有幅度，在規定幅度都是通常應用的治療量；低於常用量的最小量就使藥物發揮不了藥效，此稱無效量；高於常用量的最大量，就可達「中毒量」，超過中毒最大量即可致死，稱為「致死量」。

用量就是中藥在臨床上應用時的分量。中藥的計量單位，一般包括重量（如：斤、兩、錢、分、銖等）、度量（如：尺、寸等）、容量（如：斗、升、合、毫升、若干湯匙等）及數量（如：幾只、幾片）等多種計量方法，用來量取不同的藥物，它們都是常寫於醫生處方上希望藥房配付的藥量。此外，還有可與上述計量方法換算的「刀圭」、「方寸匕」、「撮」、「枚」……等較粗略的計量方法。經過古今度量衡制的變遷，後世多以重量為中藥的固體藥物的計量方法。明清以來，普遍採用 16 進位制，即 1 斤＝ 16 兩＝ 160 錢。現在已將中藥材的計量採用國際通用的公制，即 1 公斤＝ 1000 克。為了處方和配方，特別是古方配用需要進行換算時的方便，臺灣地區以下述近似值進行換算：

一斤＝ 16 兩＝ 600 克

一兩＝ 37.5 克

一錢＝ 3.75 克

一分＝ 0.375 克

一釐＝ 0.0375 克

一毫＝ 0.00375 克

中藥處方時的劑量，一般都是指每味藥的成人一日量（內服）。在方劑中的

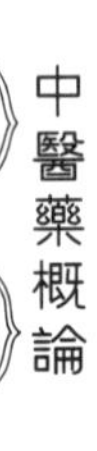



藥與藥間的比較分量，為相對劑量。一般非毒性藥物，單味藥應用時量可稍大，而在複方中的用量可略小。

## 第二節 用藥劑量大小的因素

中藥的用量，直接影響它的療效。如果應該用大劑量來治療的，反而用小量藥物，可能因藥量太小，效力不夠，不能及早痊癒，以致貽誤病情；或者應該用小劑量來治療的，反而用大量藥物，可能因藥過量，以致克伐人體的正氣，都將對疾病的治療帶來不利的後果。此外，一張通過配伍組成的處方，如果將其中某些藥物的用量變更以後，它的功效和適應範圍也就隨著有所不同。由於這些原因，所以對待中藥的用量，應該有嚴謹而細緻的態度。一般說來，在確定用藥劑量的時候，應考慮多種因素，大致有以下幾方面：

### 一、病證輕重與藥量的關係

一般病情輕者，用量不宜過大，以免病輕藥重，藥力太過，反損耗正氣；病情較重者，劑量可酌予增加，以免病重藥輕，藥力不足，往往又延誤病情；病勢緩的慢性病，無論是虛證還是實證，用量均不必大；病勢急者，即使虛證（如：虛而欲脫）也需大劑量急救。有些藥物對不同病證需用不同劑量，如：益母草，用於調經活血可用 9 ～ 15 克，利水消腫則須 60 克；紅花和丹參，小劑量用於補血、養血，中劑量則用於活血，大劑量用於破血；一般清熱解毒劑，輕者清熱，重劑解毒等。

### 二、藥物的性能、質地與劑量的關係

在使用一般藥物的時候，對質地較輕或容易煎出的藥物，如：花、葉等之類，用量不宜過大；質地重沉或不易煎出的藥物用量可大些，如：礦物、貝殼之類，用量應較大。性味濃厚、作用較強的藥用量小些，性味淡薄，作用緩和的藥用量可大些。新鮮的藥物因含有水分，用量可較大些，乾燥的應較少些。過於苦寒的藥物，多用會損傷腸胃，故劑量不宜過大，也不宜久服。藥性平和無毒的藥物，

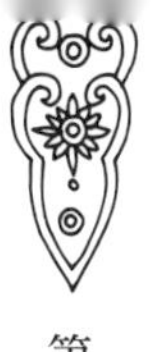



用量稍多。一般來說，凡有毒性、作用峻烈的藥物，用量宜小，且在開始用藥時用較小劑量，視症情變化，再考慮逐漸增加，以免損傷正氣和出現中毒症狀；一旦病勢已減，應逐漸減少或立即停止服用，以防中毒或產生副作用。

## 三、劑型、配伍與劑量的關係

劑型不同，用量也有差別，在一般情況下，同樣的藥物，入湯劑用量比丸、散劑用量要大一些；單味藥用量宜大、複方用量宜小，這些事項都應加以注意。在方劑中的主藥用量可大些，其他輔佐使藥用量可小些。

## 四、病人的年齡、性別、體質與劑量的關係

患者體質強弱的不同，對藥物的耐受程度也有差異，藥量當然也要隨之而變。一般成人和體質較強實的病人，用量可適當大些；老年與兒童及體弱患者的用藥量，當少於壯年；婦女的用藥量輕於男子。老年人往往氣血漸衰、對藥物的耐受力較弱，用量應低於一般成人用量；小兒氣血未充，臟腑功能不如成人，劑量宜小，一般五歲以下的幼兒用藥量不應超過成人量的四分之一，五、六歲以上可稍增加些，但最多不宜超過成人用量的二分之一；婦女有其生理特點，用藥量也應有所區別。對老年人及體質虛弱的病人用補藥時，劑量可大些，但開始時劑量可小些，逐漸增大，以免藥力過猛而虛不受補，反致萎頓；若屬峻補滋膩之藥，用量更不宜大。

但這只是一般情況，在運用時，仍應與病情和體質狀況，互相參考，以作為用藥量之依據。最保險的做法，當然是向醫生請教後，與年齡、體質及性別適當的藥物量調配後再服用。

除了峻烈藥、毒性藥的劑量特殊規定外，一般常用中藥內服劑量為 5 ～ 10 克，部分常用中藥常用量較大的可 15 ～ 30 克。用量的大小，主要根據醫生的辨證論治決定方藥及用量。

現在臨床處方一般用量大致如下：

1. 一般藥物：乾燥的一錢至三錢（如：麻黃、荊芥、知母等），新鮮的藥物一兩至二兩（如：鮮茅根、鮮生地等）。

2. 質地較輕的藥物：三分至五分（如：燈芯草等），或一錢至一錢五分（如：白殘花（薔薇花）、薄荷葉等）。
3. 質地較重的藥物：三錢至五錢（如：熟地、何首烏等），或一兩至二兩（如：石膏等）。
4. 有毒藥物：毒性較小的用五釐至一分（如：雄黃），毒性較大的用一毫至二毫（如:砒霜）等。
5. 其他用量:一支（如:蘆根）、一條（如:蜈蚣、壁虎）、三只至五只（如：蔥白、南瓜蒂）、三片至五片（如：生薑）、一角（即四分之一張，如：荷葉）、一札（如：燈芯草）、數滴（如：生薑汁）、十至二十毫升（如：竹瀝）等等。

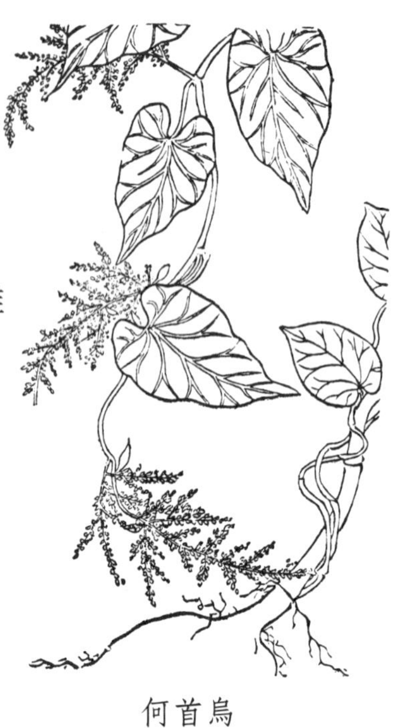
何首烏

## 第三節 中藥的用法

服用法，就是中藥的內服和外用方法。

### 一、內服法

內服法，有湯、丸、散、膏、露、酒等，適應範圍較廣（這也可適用於基本的濃縮藥劑上）。一般湯劑宜於溫服；發散風寒的藥物最好熱服；寒性病證宜熱服，熱性病證宜冷服；丸、散等固體製劑，除有特別規定外，一般均用溫開水吞服。

由於內服法的“湯”劑，在臨床應用上最為廣泛，而且它的服用法對於藥物的功效、病情的需要都有著重要的關係，所以這一節著重介紹“湯”劑的服用法。

“湯”劑的服用法，又可分為煎藥法和服藥法，前者是在將藥物煎煮成湯藥的過程中應該注意的事項，後者是在服藥時必須注意的方面。

（一）內服之煎藥法

中藥治療疾病，需經加工製成一定劑型以供應用。常用的劑型有湯劑、散劑、丸劑、膏劑、酒劑、丹劑、錠劑、片劑、沖服劑及針劑等。其中，最廣泛使用的

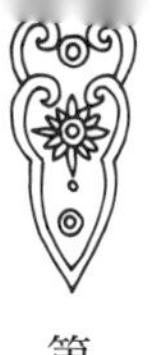



是湯劑。湯劑是將處方中的藥物，加水煎煮後，去渣取汁而成。歷代醫家對湯劑的煎法十分重視，積累了豐富的經驗。煎藥是否得法，可直接影響到療效。所以前代醫家有言：“煎藥之法，最宜深講，藥之效不效，全在乎此。”因此，為了提高療效，必須選擇好適當的煎藥法。此處簡介一些常用的煎藥用具、用水、火候及方法，以供選擇。

1.煎藥用具的選擇

煎藥所用的容器，傳統上多用有蓋的耐熱的土瓶最為合適，有些中藥藥局目前仍有販售煎藥用的耐用容器，建議大家可使用那種容器。土瓶的容量約 1.5 公升以上的大小較合適，如果太小的話，藥汁會溢出來。若是要用其他容器代替時，陶瓷砂鍋、平口瓶、或鍍上珐瑯的彩色鍋、耐熱玻璃製的容器或不鏽鋼的鍋子或水壺；沒有破損，法瑯質沒有剝落的彩色鍋；或是市面上有售賣的煎藥器最合適，即以瓦罐、砂鍋為宜。忌用鐵、銅、鋁製的容器，以免在煎藥過程中會和中藥成分起作用，產生理化反應，使藥物在性質和藥效上發生變化，所以請不要使用。例如：《雷公炮炙論》中，載乾地黃“勿令犯銅、鐵器，令人腎消。”又，載知母、香附、桑白皮、木瓜、仙茅等均“勿犯鐵”。所以煎藥器具，最好是陶瓷砂鍋，不用銅、鐵、鋁製品。如無煎藥用的特製砂鍋，用電子瓦罉也可。

2.煎藥用水的選擇

煎藥用水之水質，以清澈之泉水為上，清淨而無雜質的河水、自來水亦可。若用井水，則宜選擇水質較好的。鹽鹼地區的井水不宜作煎藥用水。

煎藥用水量，隨所用的藥物質地的輕鬆、重實及藥物的性能而改變。質地輕鬆的植物莖葉，其吸水性大，用水量一般宜較大，以水過藥面為基本水量，可酌情增減。質地較重的根、莖、礦物、貝殼類藥物，如只是水過藥面，則水量太少。在一般處方的劑量下，每劑藥可用兩碗半至三碗水（約 750 ～ 900 毫升）煎煮。如遇先煎藥物，則水量宜適當添加。

入煎以前，最好將容器內的藥材，先用冷水淹過藥面一至二分為宜，可能有些藥隨水浮起時，稍為攪拌使其沉下，一般頭煎藥先浸泡半小時後再加熱煎煮。

煎藥用水，頭煎（第一次煎煮）宜用冷水。先以冷水浸泡藥物 15 ～ 30 分鐘後煎煮。二煎（第二次煎煮）可用沸水，水量可適當減少，一般取 600 毫升左右。詳述如下：

將一日份的藥放入土瓶中，倒入三杯水（約 540 毫升）。如果一開始就加

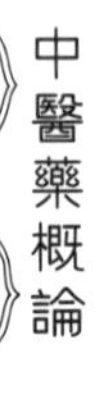



入熱水會使藥效變差，所以一定要用冷水（另外，在加熱之前先用水浸泡二十到三十分鐘，可使藥材更容易出味）。

準備好之後，就用中火加熱，約沸騰四、五分鐘後，將瓦斯轉至小火，直到瓶中的藥材翻滾。藥湯煮沸時，若是用較小的容器，蓋子就會跳動，所以蓋子事先要掀開一點。

用小火煮三十分鐘（葛根湯等較易揮發的約煮二十分鐘）就關掉瓦斯，且立刻將藥湯倒在其他的容器內，用濾網將藥渣除去。煮好的湯藥，由於蒸發的緣故應該變成 360 毫升左右。若煮得太濃時，可以加一些熱水，但若要煮出來的藥湯只有一點點，則必須重新煮一遍。

每次煎煮一日份的藥。如果將好幾天的藥合在一起煮，不但沉澱的程度嚴重，也難以下嚥，恐有腐敗之虞。尚且，煮過二次的藥便幾乎沒有功效，只能當成茶來飲用。

3. 煎藥火候及時間選擇

煎藥的火候，一般有武火（即大火、猛火）急煎、文火（慢火）久煎、先武後文等區別。宜武火還是宜文火，需根據藥物的藥性及質地進行選擇。一般來說，煎藥的火候宜先武後文，即剛開始可以先用武火把水煮沸後，馬上再改用中火或小火、文火煎熬，以免藥汁溢出或過快熬乾。

煎藥時，不宜頻頻打開鍋蓋，以減少揮發油成分損失。

但，最好需要根據藥物性質而定。含有揮發油成分高的，如：發汗解表藥、感冒藥、消炎藥、芳香化濕藥、行氣藥、消導藥、氣味芳香、質地輕虛容易揮發的花葉類藥物等，一般不宜用久煎，須武火急煎，煎煮時間不宜長，煮一、二沸，一般是煎沸 20 分鐘左右就可服用，否則煎煮過久，可能因為有效成分損失，致喪失藥效。

又如：滋補藥或滋膩質重，不易出汁的根或根莖一類藥物，如：當歸、熟地等，一般宜先武後文煎煮時間宜較長，一般是煮沸半小時以上，使藥效成分溶出更完全，否則沒有煮透，浪費藥材。

有毒藥物則多需煎沸 1 小時以上。

含礦石類、貝殼類等藥物的處方，多需先用武火，煎煮時間宜較長，一般是將上述藥物煮沸 20 ～ 30 分鐘後再放入其他藥物並添加適量冷水後先武後文煎熬。

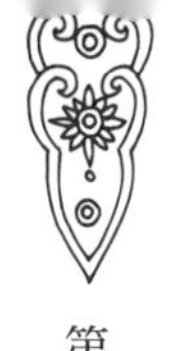



其他藥物一般宜先武後文煎沸半小時左右。

至於爐火，傳統上以木炭火、桑柴火煎藥。現代用煤炭火、煤氣火、電爐、瓦斯等煎煮，各種爐火均可，總體上以安全、可有效控制火勢大小為原則，隨其所宜而選擇之。

至於，須煎煮多久呢？煎煮時間的長短，還可以用煎取的藥液量來決定，一般藥物處方（劑量大、煎後分多次服用或代茶頻服者例外）煎取的藥汁為 250 ～ 300 毫升。

若您服用的是感冒、發表散寒的藥物，煎煮的時間則不宜太長，因為其有效成分會因為時間的加熱而破壞了，大概煎一回以 20 ～ 30 分為佳：一般的藥材，則以 30 ～ 40 分為度；而補養藥劑或平常的藥膳、食補則時間可以長一些。

## 煎藥時間參考表

| 用水量（碗） | 三碗水 | 四碗水 | 五碗水 | 六碗水 | 七碗水 | 八碗水 |
|---|---|---|---|---|---|---|
| 煎藥時間 | 40 分鐘 | 50 分鐘 | 65 分鐘 | 80 分鐘 | 100 分鐘 | 120 分鐘 |

藥物作湯劑，一般可煎煮 2 ～ 3 次，每煎煮 1 次，取其濾液 1 次，將 2 ～ 3 次濾液混合後分 2 ～ 3 次服用。

4. 煎藥方法的選擇

由於藥材的質地、藥性、作用的不同，有些藥物在煎熬時，須再做一些特別的處理，應加注意。煎藥方法可分為以下幾種，如：先煎、後下、包煎、另燉或另煎、沖服、烊化、剝開、壓碎等。

(1) 同煎：質地、藥性、作用相近的藥物，可以同時煎煮，稱為同煎。一般藥物均可採用此法進行煎煮。

(2) 先煎：故名思義，此類藥材是不易出汁的，須先行煎煮。如：礦石類藥、貝殼類藥或其他質地堅硬難以煎煮出味的藥物，一般應將藥物打碎或切碎後，加水先行煎煮，用武火加熱至沸，煎 15 ～ 30 分鐘後，再放入其他藥物及適當添加水量後，一同再行煎煮。通常這類藥物會用過濾袋、或小布袋裝起來，避免和其他藥物混在一起，常用中藥，如：生牡蠣、生石膏、生龍骨、生（煅）礞石、代赭石、煅自然銅、水牛角、穿山甲、珍珠母、石決明、龜板、鱉甲、石斛等。處方時要註明“先煎”或“先入”。灶心土宜先煎取澄清液、質地輕鬆用量大的糯稻根、白茅根、蘆根等亦可先煎取藥汁代水煎其他藥物。有毒藥物亦宜先煎以減少毒性，如：附子、川烏、生半夏、生南星等。

(3) 後下：氣味芳香的藥物，其主要功力在於其香氣（揮發油），如：一般解表藥物，含有多量的揮發性成分，入藥時煎煮時間不宜太長，以免香氣走失，喪失藥效，應在其他藥物即將煎好時才下藥。所以，另外包裝，待其他藥材熬煮到要起鍋前 10 分鐘，再放入此類藥材。先撥開鍋內的藥物，然後將後下藥放在近鍋底處，覆蓋上其他藥渣再煎煮 5 分鐘左右，倒出藥汁服用。或取煎好的藥物的濾出液煎煮後下藥 5 分鐘左右即成。常用中藥，如：輕薄的花葉類（如：薄荷葉、紫蘇葉、藿香葉、佩蘭葉、杏仁、砂仁、蔻仁、鈎藤、菊花、薄荷、豆蔻、白豆蔻、青蒿、新鮮魚腥草、官桂、木香等，可在其它藥物沸騰 10 ～ 15 分鐘後再放進鍋，煎 5 ～ 10 分鐘即可。處方時要註明“後下”或“後入”。大黃、鈎藤等，雖非芳香藥，但久煎也可降低其功力，故也宜後下煎煮 5 ～ 10 分鐘即可。

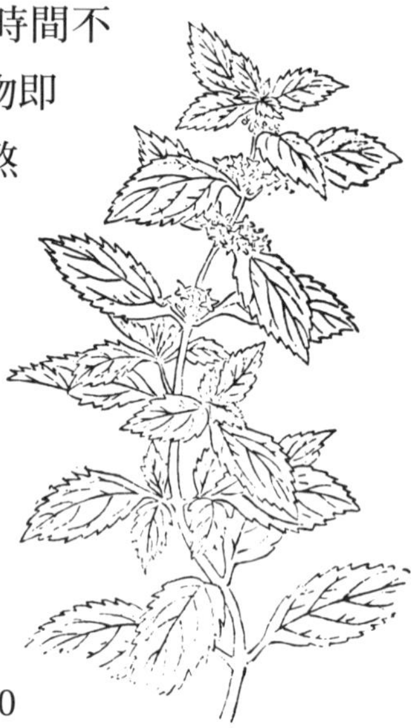

薄荷

(4) 包煎：為了防止某些藥物煎後藥液混濁及減少其對消化道、咽部的刺激。凡含有黏性的藥物，加熱後易於混成糊狀、難於過濾；或帶有細毛狀的藥物，煎後藥汁中的細毛，不易除去，會刺激咽喉；或有些粉末或小粒的種子類藥物，會燒焦或使藥汁混濁等，這類藥物應裝入薄布或紗布袋，紮緊，方可放入鍋內與其它藥物同煎煮。如：赤石脂、車前子、葶藶子、旋覆花、滑石粉、辛夷花、六一散、益元散、黛蛤散、青黛等。

(5) 另煎或另燉（炖）或另烊（一ㄤ ˊ）：有些貴重的藥物，為了更好地保存其有效成分，減少同煎時被其他藥物所吸收，應須另行燉或煎煮取汁，然後併入其它煎好的藥液內服用。貴重而易於出味的藥材，如：人參、西洋參、鹿茸等，宜另燉服。其方法是將藥材切為薄片，放入加蓋的小杯或小

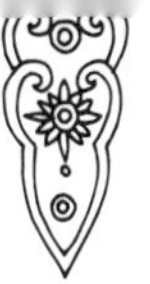



盅內，隔水燉 2～3 小時後服用。若貴重而難以出味的藥材，如：羚羊角、犀角、象牙絲、阿膠等，可切成薄片另外煎煮 1 小時以上，取汁直接內服或加到其他藥汁中服用。人參用於急救，也常用較大劑量另煎服。

(6) 沖服（不煎）：製為散劑、丹劑、小丸劑或自然汁的藥物，有些芳香或貴重藥物，用量少，如若與其他藥物一起煎煮時，似乎有些可惜，故我們都以研成細粉的方式來給藥，不需煎煮，當藥煎好之後，只需用溫開水或冷開水，用藥汁配合這些藥粉一起沖服。這些藥物大致有，如：羚羊角、芒硝、天麻、珍珠粉、田七粉、肉桂末、沉香末、琥珀末、朱砂末、生藕汁、竹瀝、生薑汁、飴糖、蜜糖等，只需用開水沖服。紫雪丹、六神丸、牛黃、麝香、蘇合香、冰片等，則宜用溫開水或冷開水沖服。

(7) 焗（ㄐㄩˊ）服泡服：某些用量較少、容易出味不宜久煎的藥物，可將藥物的薄片放在杯（碗）內，加入沸水後加蓋焗（泡）10 分鐘左右，取汁服用，如：肉桂、番瀉葉、番紅花等。

(8) 溶化烊化：一些膠類藥物、臘丸，黏性甚大，或黏性大易於溶解的藥物，不宜與其他藥物同煎，由於它們遇熱後，很快就溶化了，宜先單獨加少量水或黃酒加溫溶化後加到其他藥汁中同服，如果和其他藥一起煮時，則會黏鍋煮焦，或黏附在其他藥材上，而浪費了，且影響療效，所以，可將其放入鍋內，加水適量，加熱熔化，或將藥與水置容器內，隔水熔化，熔化後再併入其它藥物共煎的藥液內同服。或把須烊化的藥物投入煎煮好的藥汁中，利用藥汁的熱度，使其完全溶化在藥汁中。如：阿膠、龜板膠、鱉甲膠、鹿角膠、雞血藤膠、虎骨膠等，均宜烊化服。此外，有的藥物，如：芒硝、玄明粉等，則可直接加到其他藥的藥之中微煮溶解後服用。

雞血藤

(9) 剝開：由於紅棗、黑棗的外皮較厚，其成分不易煎熬出，所以，在煎煮之前，須先把它剝開。

(10) 壓碎：如：桃仁、豆蔻、茯苓等，通常，我們會先行搗碎後再給藥，但茯苓因它是片狀的，所以在煎煮前，加以捏碎即可。

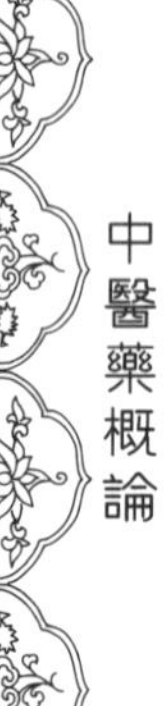


（二）內服之服藥法

中藥的服用法，有一定的要求，主要根據藥物的功用和病情的需要而進行選擇，而其服藥法的重要性，又可歸納為以下幾項：

1. 一般注意事項

服藥之後宜靜臥片刻，如為發散劑，更須覆蓋溫暖，而當遍體流汗後，切忌吹風。服藥後不宜煩神，若精神不定，會影響藥效。性急的患者，往往在服用一帖藥用後，未經觀察，又服另一帖藥，這樣也會影響藥效，亦為大忌。所以，在服某一處方後，如又要另服一處方時，兩處方間一定要隔一段時間，使前後兩方不會發生頡頏或隔拒的副作用。

2. 服藥時間選擇

必須根據病情的需要和藥物性能，遵照醫師指定時間來服用。

一般情況下，無論飯前或飯後服藥，均應與膳食有一定間隔時間，一般是在飯前或飯後半小時至 1 小時，以利於吸收迅速、完全。

由於中藥幾乎不會給胃腸帶來負擔，所以在兩餐之間或空腹時服用亦無妨。例如說早上起床（或早上十點左右）、下午三點左右、就寢前（或晚上十點左右）這三個時間，每次服用一天份湯藥的三分之一。如果空腹喝藥會感到不舒服，則在飯後一小時後服用也是可以的。

治療慢性病或調整體質的藥，如果忘了服用，等想到時再服用也沒關係，在飯後服用也沒關係。此外，喝藥時分兩次喝也可以。在公司工作無法按時三次服藥的人，則須分成早、晚二次服用，亦即無論如何必須在二十四小時內喝完一日的藥量。

需飯前（約半小時至一小時）服藥的有：一般補益、強壯、養生抗衰老方劑、治療腸道疾病、肝腎病變、驅蟲藥、及攻下藥。

因飯前胃中比較空虛，藥能以較高的濃度快速進入小腸，以利於被吸收迅速、完全，藥效充份發揮功效。

需飯後（進食後、間隔三十分鐘至一個小時）服藥的有：治療上焦病變、祛風勝濕藥、峻猛有毒之藥物、健胃助消化藥、對胃腸有刺激性或治療頭部五官疾病（眼科病）的藥物。

原因有二：一是防止藥物本身所含的強烈藥性刺激胃腸道黏膜；二乃利用胃腸道裏的食物阻滯藥劑迅速下行，又有向上游溢經氣的引藥上行效果，延長有效

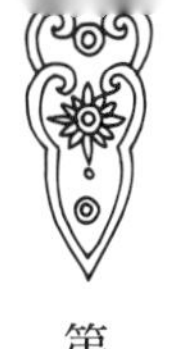



成分被吸收的時間，以發揮最大療效。

特別時間：治瘧藥，宜在瘧疾發作前二小時服用，以達到截瘧的效果。安神藥，宜在臨睡前服用，以利於其藥效的更好發揮。急性（重）病者用藥則不拘泥規定時間，即刻及時服用，維持服用次數遵醫囑。

像感冒這種急性病，一天的服藥次數不限三次。但是外行人的判斷是不準的，一定要和中醫師討論過後再服用。

驅蟲藥、瀉下藥一般在空腹時服用；其他藥物一般都在飯後服用。

至於有些藥一日須服數次者，當視病情而隔以適當時間，如：慢性病患者服用丸、散、膏、酒者的用藥，應定時服用。

另外，根據病情，有的可以一天數服，有的可以煎湯代茶，不拘時服，個別方劑有特殊服法，如：雞鳴散在天明前空腹冷服，效果較好。

預防性藥物則須在發病之前若干時間服用，方可收效。

3. 服藥冷服或熱服的問題

一般來說，藥液大多應該在溫而不涼的時候飲服，即溫服。但隨治療的需要，也有冷服或熱服之別。對於寒性病症用熱藥，宜熱服；對於熱性病症則需要冷服；但有時寒熱錯雜，相互格拒，可出現服藥反吐的情況。如：真熱假寒的病症，用寒性藥物而宜於溫服；真寒假熱的病症，用溫熱藥而宜於冷服。所以這些，都必須根據病情而靈活處理。另外在病熱嚴重時的特殊服用法，則需向醫師請教。

一般服用湯劑應溫服（約攝氏四十度），但是放涼了再喝也無妨。特別是有些對胃腸刺激較大的藥物，如:苦寒藥（黃連、大黃、黃芩）、辛溫藥（羌活、獨活、細辛等）、栝樓仁、乳香等，如果冷服更容易引發噁心、嘔吐等不良反應。另溫服，對胃氣及小腸吸收有效成分均有所助益。

發汗解表藥宜溫服，服藥後注意保暖、覆被以助發汗：宜微汗出即可，不宜使之大汗淋漓（如：桂枝湯溫服後，還要吃熱稀粥以助藥力）。但清熱劑宜冷服。

另外，感冒發冷時，還是服用溫熱的湯藥比較有效。若是罹患了急性胃炎，則冷的湯藥較適合，溫的湯藥反而可能產生反效果。通常，若沒有特別的指示，便可依自己喜好的溫度來服用。

4. 服藥次數

因方劑在人體內被完全排清，所需時間約三至六個小時左右，而當藥劑在血液中的有效濃度已無作用時，就需再補充新的藥劑，使有效成份能平均分佈於體

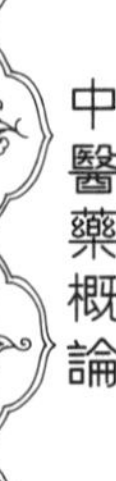



內。而科學藥粉一天 3 ～ 4 次，依證狀而分飯前或飯後服。

《湯液本草》：「藥氣與食氣不欲相逢，食氣消則服藥，藥氣消則進食。」說明藥物與食物不宜同時服用。因此，一般中藥方劑皆選在兩餐之間服食，如須服用三次，可在臨睡前再加服一次。

一劑中藥，通常在一天內分三次服，病緩一天可分兩次服，上午一次、下午一次，或下午一次、臨睡前一次，在吃飯後 2 小時左右服用較好。

但也有認為病在上焦的適宜於飯後服，病在下焦的適宜於飯前服。

對於重病、急症，一天之內可連服 2、3 劑不拘時，或每隔四小時左右服藥一次，或一劑二次煎煮量頓服（一口氣全部喝完），用足量藥物，使藥物在血液內保持一定濃度，藥力持續，以迅速控制病情。至於慢性疾病可兩日服完一劑，或隔天服一劑。

但是應用藥性峻猛的方劑時，例如：辛溫發汗峻劑（大青龍湯、麻黃湯）及瀉下重劑（三承氣湯）等，通常得注意病人的個體差異，以得汗或瀉下為度，適可而止，不必待所配取之藥全部用完，否則可能會造成汗瀉過度、損傷元氣。因此，一帖藥（含科學中藥）到底要分幾次服用才恰當，必須根據病人的病情，及所處方劑藥效強弱而定。最安全的方法是遵守醫生的指示。

5. 服用劑量問題

湯劑一般每天一劑；病情嚴重的，如：急性病發高熱等，可以考慮每天服二劑；至於慢性疾病，也可一劑分二天服用，或隔一天服一劑。

一般年輕力壯、病勢較輕的病人，其胃氣尚強，因此，一般說來，每帖中藥須分兩次煎煮，有些滋補藥也可以煎三次，共煎得藥液 200 ～ 250 ～ 300 毫升（約吃飯飯碗一碗半左右的量）服用。

若是老弱體衰、久病及幼童，由於胃氣較虛弱，藥汁宜少，每帖合煎液量應控制在 100 ～ 150 毫升左右。

一帖藥作頭煎和尾煎，因為頭一煎藥汁濃度會較濃稠，第二煎則較淡較薄，所以，可以分頭煎、二煎分服，也可將二回的藥汁混合，使濃度平均，再分二至三次或四次服用，在飯前（後）半小時溫服，建議您把它們混合均勻後再服用。留待下餐喝的藥汁要放入冰箱保存，飲用前再加溫。

6. 嘔吐時的服藥法：服用中藥後導致噁心、嘔吐時

嘔吐病人服藥最難，故應採用適當方法使之服下。一般服藥前，可先服少許

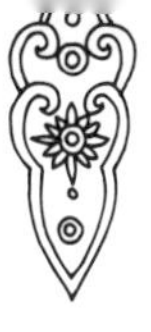


生薑汁，或在藥汁中添加一、二匙生薑汁，混合後，稍冷再分次服用，這是利用生薑汁止嘔的作用，效果頗佳；或藥液可少量多次頻頻服用的方法，就較不會吐，必要時甚至可以改變劑型服用。

7. 湯藥的效果（不包括濃縮藥片）

「煎藥」這個動作以及其伴隨而來的氣味都扮演著不可忽略的角色。再者，在中醫中即使同病名、同症狀，但由於發病因子或個人體質、發病程度的不同，下藥也可能完全不同。因此，針對每個人的病情所開的處方，即使都是煎煮的藥劑，乍看之下雖很相似，但請勿輕易轉讓給他人服用。

以上，就是中藥的煎煮法及服用法，實際操作之後會發現意外的簡單。也有人會擔心藥的味道，但幾乎所有的人馬上就能習慣，而且有些藥劑別人覺得難以下嚥，自己卻覺得很美味呢！

## 二、外用法

外用的，一般用於外科、傷科、針灸科、以及眼耳口腔等疾病，應用方法多，如：灸法、敷藥法、洗浴法、吹喉法、點眼法、溫燙法、坐藥法等。

中藥外用製劑主要有膏、散等固體製劑，現也已有液體製劑，如：滴眼劑。外用製劑主要是通過皮膚、黏膜吸收發揮療效。

用法較簡單，一般根據疾病需要滴眼、塞鼻、填肛門、吹喉、塗抹局部皮膚等。

用藥塗敷患處時，要注意塗敷面積不要過大，以免對健康皮膚引起不良反應。有毒外用藥，不能塗布太多，不宜持續使用，以免產生毒副反應。

中醫自古就有內病外治法，此為中醫特色，現已越來越受到重視，配合這種治療方法，新劑型膜劑正在興起，相信今後定將會有新劑型之發展。

# 第四節 貯存法

關於藥汁的保存，儘可能放在陰涼處為佳。盛夏室內溫度上升時，放入冰箱比較安全。

最後，談到藥物的貯存。多日份的中藥材，尚未用到的藥材，一般說來，不

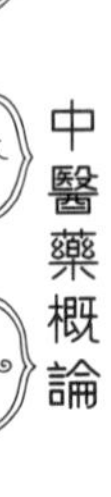


論是飲片或濃縮的粉劑，應包妥後，都以放置在陰涼，不受潮的地方為佳。如果您存放的時間較長時，則須放在密閉容器、或罐中、或塑膠袋、或防水的袋子裏密封起來，放在冰箱裏冷藏，以避免長蟲、發霉或變質。但是要注意的是，舉凡藥物，都不宜存放一段很長的時間，放太久的藥材，應該要棄置，不要服用了。

## 第五節 用藥常識

### 單元一：了解自己體質的寒熱差異

在日常飲食上要注意自己的體質，及當時的季節氣候等因素，再搭配體質寒熱屬性的食物，才能獲致身體自然平衡，儲備最佳體能狀態，例如西瓜是一種屬於寒涼性質的水果，體內正好有火的人，吃了馬上會覺得身體清涼舒服起來，小便顏色變淡、尿量增多、心情平靜下來；同樣有火的人，只要吃了蔥、薑、辣椒等溫熱性的食物，馬上會感覺興奮、睡不著覺、口渴口乾、甚至牙齦紅腫、牙齒動搖等，「火氣」更為嚴重。

個人體質上的寒熱差異，以下稍加介紹以方便讀者的自我瞭解。

寒冷體質臨床表現為面色蒼白、手足冷、不愛說話、精神萎靡、容易出汗、大便稀、小便清白、唇色淡、口淡無味、舌質淡、甚苔白潤、虛弱等。這類體質的人飲食上以選擇偏溫熱者為宜。

溫熱體質 實熱 高熱、煩燥不安、口渴、臉色比較紅、小便量比較少、顏色比較深、大便容易秘結等。

虛熱低熱、手足心熱、煩燥、尤其黃昏的時候特別明顯，唇紅口乾甚、質嫩紅或絳乾無苔，大便燥結、小便黃少、脈細數等。通常是因慢性疾病末期、身體消耗太多元氣、體液不足，自主神經系統機能不平衡而造成交感神經相對興奮或更年期、慢性病的徵兆，就是一般所說的「虛火」。溫熱體質的人就不適合服用溫熱性質的飲食，反而吃一些寒涼滋潤的食物對他們特別有幫助。

以孕婦為例，懷孕當時因為有胎兒的負擔，所以體質通常偏熱；而產後因為生產時的消耗及身體恢復期的需要，因此體質又會偏寒。還有一些小朋友，容易夜尿，常因體質偏寒，這個時後父母就不要再給他吃太多寒涼性質的瓜果或蔬菜，如：西瓜、香瓜、冬瓜、白菜、莧菜等，反而該給他多吃龍眼、南瓜、糯米粥會

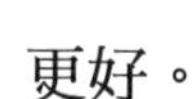
更好。

以下我們將常見食物依其寒熱屬性加以分類：

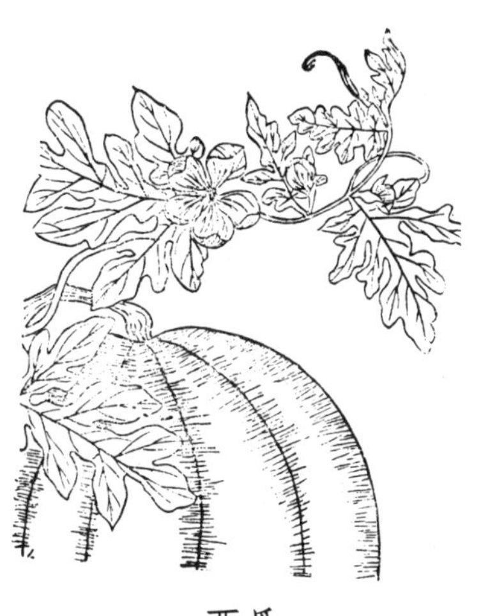
西瓜

1. 水果類：

(1) 寒涼性：西瓜、楊桃、香蕉、奇異果、香瓜、柿子、柚子、李子、枇杷、梨子、草莓、葡萄柚、桑椹、蕃茄。

(2) 平和性：梅、鳳梨、芒果、葡萄、椰子、蘋果、檸檬、甘蔗、釋迦、加州李、菠蘿蜜、無花果、木瓜、棗子、柳橙。

(3) 溫熱性：龍眼、杏仁、桃子、荔枝、櫻桃、橄欖、金棗、蕃石榴、榴槤。

2. 蔬菜類：

(1) 寒涼性：蘆薈、蘿蔔、蓮藕、筊白筍、海帶、紫菜、苦瓜、竹筍、豆腐、絲瓜、萵苣、菠菜、白菜、冬瓜、莧菜、茄子、芥菜、芹菜、芥藍菜、黃瓜、空心菜、紅鳳菜、油菜、包心白菜、荸薺、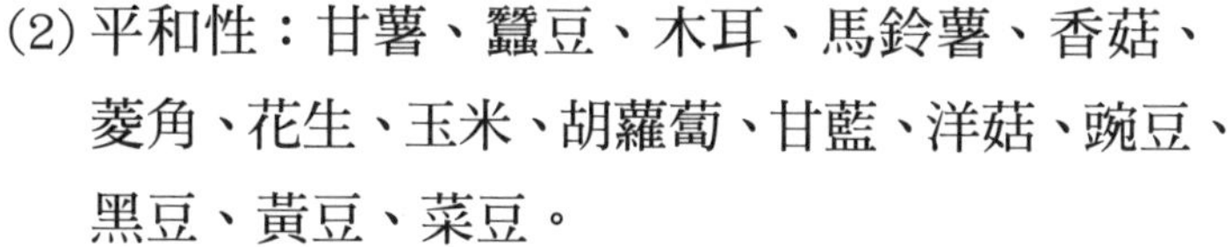豆薯、甘薯菜、金針菜、黃豆芽、瓠子、枸杞葉、落葵、綠豆、薏苡仁、麵筋、麥粉。

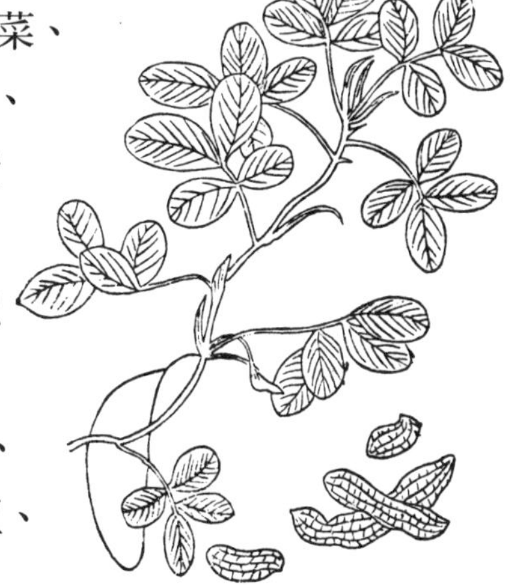
花生

(2) 平和性：甘薯、蠶豆、木耳、馬鈴薯、香菇、菱角、花生、玉米、胡蘿蔔、甘藍、洋菇、豌豆、黑豆、黃豆、菜豆。

(3) 溫熱性：南瓜、蔥、韭菜、生薑、洋蔥、糯米、茼篙、芫荽、茴香、九層塔、大蒜、辣椒、胡椒、芥末。

3. 中藥類（可供藥食兩用者）：

(1) 寒涼性：菊花、決明子、薄荷、仙草、西洋參、人參鬚、青草茶、苦茶、菊花茶、洛神花茶。

(2) 平和性：靈芝、蜂蜜、山藥、蓮子、白木耳、芝麻、枸杞子、百合、四神湯、清補涼湯。

(3) 溫熱性：山楂、酒、醋、栗子、核桃、當歸、人參、黃耆、四物湯、十全大補湯。

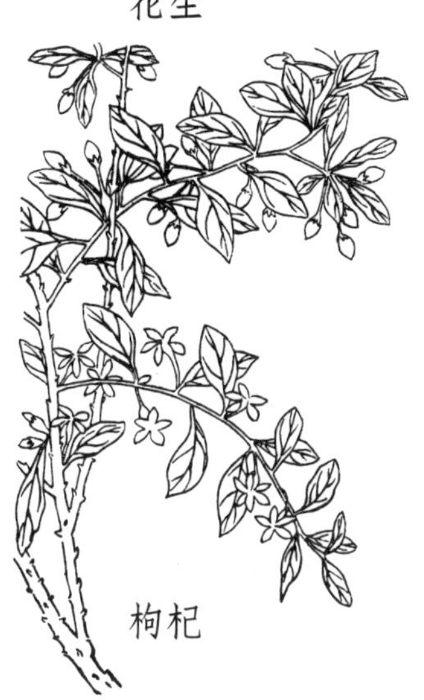
枸杞

## 單元二：生理時鐘表

身體都有生理時鐘，不同時間就有不同工作，應該配合生理時鐘，才能有健康身體哦！

| 時段 | 時期 | 工作 |
|---|---|---|
| 午夜 12:00~01:00 | 淺眠期 | 多夢而敏感，身體不適者易在此時痛醒 |
| 凌晨 01:00~02:00 | 排毒期 | 此時肝臟為排除毒素而活動旺盛，應讓身體進入睡眠狀態，讓肝臟德以完成代謝廢物 |
| 凌晨 03:00~04:00 | 休眠期 | 重症病人最易發病的時刻，常有患病者在此時死亡，熬夜最好勿超過這個時間 |
| 上午 09:00~11:00 | 精華期 | 此時為注意力及記憶力最好，且工作與學習的最佳時段 |
| 中午 12:00~01:00 | 午休期 | 最好靜坐或閉目休息一下再進餐，正午不可飲酒，易醉又傷肝哦！ |
| 下午 02:00~03:00 | 高峰期 | 是分析力和創造力得以發揮淋漓盡致的極致時段！ |
| 下午 04:00~05:00 | 低潮期 | 體力耗弱的階段，最好補充水果來解饞，避免因肌餓而貪食致肥胖 |
| 下午 05:00~06:00 | 鬆散期 | 此時血糖略增，嗅覺與味覺最敏感，不妨準備晚膳來提振精神 |
| 晚上 07:00~08:00 | 暫憩期 | 最好能在飯後三十分鐘去散個步，放鬆一下，紓解一日的疲倦困頓 |
| 晚上 08:00~10:00 | 夜休期 | 此為晚上活動的巔峰時段，建議您善用此時進行商議，進修等需要思考周密的活動 |
| 晚上 11:00~12:00 | 夜眠期 | 經過鎮日忙碌，此時應該放鬆心情進入夢鄉，千萬別讓身體過度負荷，那可得不償失 |

## 單元三：作自己健康的主人

神造人時給人體許多巧妙的安排，從身體的很多方面，我們都可以觀察出自己健康的狀況。只是很多時候我們都忽略了，現在讓我們一起來看看，有哪些是你從來不知道的。

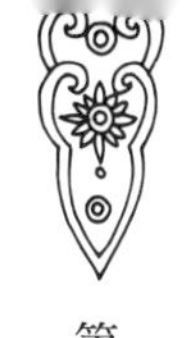



1. 冒痘痘位置與健康訊息：

(1) 額頭：代表心火旺、血液循環有問題，可能是過於勞心傷神。這類的人脾氣較不好，應養成早睡早起的遺慣，睡眠充足，並多喝水。

(2) 鼻子：如果長在鼻樑，代表脊椎骨可能出現問題，如果是長在鼻頭處，可能是胃火大、消化系統異常；若在人中處，就可能跟卵巢機能或生殖系統有關係。

(3) 下巴：表示腎功能受損或內分泌系統失調。女生容易在下巴周圍長痘痘的可能是月事不順所引起的。

(4) 左邊臉頰：可能是肝功能失衡，如肝臟的分泌、解毒或造血等功能出狀況。

(5) 右邊臉頰：可能是肺部功能失常。

2. 檢視指甲健康：

(1) 指甲過白：慣性貧血或肝、腎有問題。

(2) 白斑：缺乏鋅，可由海產類、菠菜、菇類、五穀類、葵瓜子等攝取補充。

(3) 容易破裂：缺乏鐵質，可由深綠色葉菜類、魚類、豆類、五穀類等補充。

(4) 指甲過黃：缺乏維他命 E，也可能是淋巴系統、呼吸系統有問題。維他命 E 可由深綠色蔬菜、水果中攝取。

(5) 凹凸不平：若還有出現一條條的條紋，可能是肝不好。

3. 唇色看健康：

(1) 唇色蒼白：若指甲、眼瞼也蒼白，可能有貧血。

(2) 唇色青紫：若非因為氣溫過於寒冷，有可能是有貧血、心臟方面問題。

(3) 唇色淡黃：若臉色、眼白一樣呈黃色，可能是肝功能不好。

(4) 唇色紅紫：若非發燒或一氧化碳中毒，就可能有心臟病、肺病、心臟衰弱等問題。

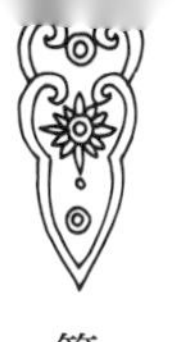

# 第十二章 中藥的炮製和貯藏

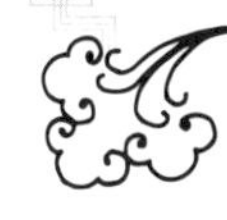

中藥炮製是為了使藥材適應醫療和製成各種劑型的需要，對藥材及飲片作各種不同的加工處理。關於藥材炮製早在戰國時代即有記載，其與療效關係也早受人重視。明代陳嘉謨在《本草蒙筌》中指出：「酒製升提；薑製發散；入鹽走腎而軟堅；用醋注肝而住痛；童便製除劣性而下降；米泔製去燥性而和中；乳製潤枯生血；蜜製甘緩益元；陳壁土製竊真氣驟補中焦；麥麩皮製抑酷性勿傷上膈；烏頭湯、甘草湯漬曝，並解毒致令和平；羊酥油、豬脂油塗燒，咸滲骨容易脆斷；去瓤（ㄖㄤˊ）者免脹，抽心者除煩。」

## 第一節 炮製的目的

大致可歸納為以下八點：

### 一、安全有效

消除或減少藥物的毒性、烈性和副作用：有些藥物雖有較好療效，但因其有毒性或副作用，使用時不能保證安全，通過炮製來降低那些藥物的毒性、刺激性或減少、消除副作用，以達到安全有效的目的。例如：斑蝥能破癥散結、攻毒蝕瘡，並有抗腫瘤作用等，但有較強毒性，經米炒後就可降低其毒性。常山可抗瘧，但有較強的致吐作用，經酒炙後就可消除致吐的副作用。生半夏、生南星有毒，用生薑、明礬炮製，可解除毒性。巴豆有劇毒，去油用霜，可減少毒性；續隨子亦宜去油用霜。又柏子仁亦需去油用霜，以減少不良反應。烏頭及附子毒性甚大，用甘草、黑豆煮共煎，毒性大大降低。芍藥對胃有刺激性且會增加肝解毒負擔，經炒後，刺激性減小。

### 二、改變或緩和藥物的性能

每個藥都有其氣和味。氣味偏盛的藥物，臨床上往往有一定副作用。如：太寒傷陽，太熱傷陰，過酸傷齒損筋，過苦傷胃耗液，過甘助滿，過辛損津耗氣，過鹹易助痰濕等。為了適應患者病情和體質不同的需要，須以炮製來改變或緩和藥性。

利用高溫處理（如：炒、蒸、製炭、煅、煨……等），使藥物某些成分起變化，或破壞、或散失，適當地減低或改變其原有性能，以達治療目的。如：炒製杜仲後，杜仲膠受破壞，有效成分易煎出，實驗證明，炒杜仲對麻醉貓的降壓作用較生品大一倍。又如：生白朮含揮發油 1.4%，刺激脾胃，經灶心土炒，失去水分，分解成鹼性氧化物，可中和胃酸，且灶心土能吸附白朮中的揮發油，減少刺激，達到健脾止瀉、燥濕化痰的作用。山楂經炒焦後，有機酸被破壞約 68％，酸性降低，刺激性減小，消食作用加強，此即其生用導而兼攻下，炒焦後導而不攻兼有收斂吸附作用，治腸炎、止血等。又如：性味苦寒的黃連，經性味辛溫的生薑製後，可緩和其苦寒之性，減少了黃連苦寒傷胃的副作用。如：地黃生用性寒涼血，蒸製成熟地則微溫滋陰而補血；何首烏生用潤暢通便、解瘡毒，製熟能補肝腎、益精血。

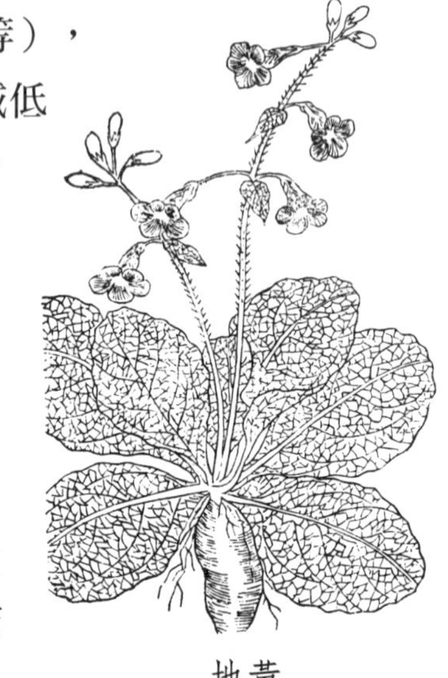
地黃

目前已經過藥理實驗證實，具止血功能之大部分中藥經炒炭後，其凝血時間縮短。但側柏炭、小薊炭等促凝血作用反較生品略差。

煅製是將藥材置耐火的容器內或直接置爐火上以 300 ～ 700℃高溫進行燒煅的一種炮製方法。常用於礦石和貝殼類不易碎裂之藥物，如：牡蠣、爐甘石。中藥經煅後，質脆易於粉碎，使有效成分易煎出。且有些成分會起變化，如：爐甘石生品主成分為碳酸鋅，而具收斂、抗菌作用的氧化鋅含量很少，經煅後氧化鋅含量大大增加，故爐甘石可外用於收濕斂瘡。

## 三、促進藥物的溶解性

以適當溶媒來處理（如：酒製或醋製），使其有效成分容易溶出，迅速發揮藥效。中藥所含生物鹼大多難溶於水，而易溶於有機溶劑，如：醋炒延胡索，即醋酸與延胡索中游離的生物鹼作用形成醋酸鹽，增強其在水中的溶解度，提高了

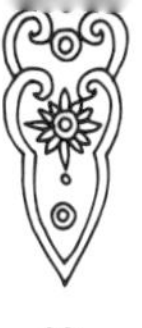



鎮痛效用，醋炒延胡索煎劑總生物鹼含量比生品煎劑高出近一倍。酒炒的主要目的也在於增加有效成分的溶出量，而提高療效，如：當歸辛溫有補血活血調經止痛、潤燥潤腸的功效，根含揮發油為抑制子宮的主要成分，興奮子宮則為水和醇溶性的非揮發物質，經酒製後揮發油減少，溶解度增大，活血通絡作用增強，促進藥物在血液中的濃度和血液循環加速，從而達到酒製升提的作用。

又中藥經切片、碾碎、煅淬等任一方法，也有助於有效成分的煎出。

## 四、便於製劑

藥物經過加工處理後，成為片、段、絲、塊等飲片，這樣便於分劑量配方和製劑。尤其是礦物、貝類、化石類藥物，質地堅硬，難於粉碎，有效成分也難於煎出。經過煅、煅淬、砸、搗等方法處理後即有利於配方、製劑和煎煮。如：將植物類藥物切碎，便於煎煮；礦物類藥物火煅，便於研粉。

## 五、便於貯存

藥物經炮製加工後，使藥物外觀整潔，且較乾燥，可防止藥物的霉爛變質。另外，藥物經加熱處理可殺滅某些存於藥物中的蟲卵（如：桑螵蛸）和破壞某些影響藥物有效成分分解或其他不利於藥物長期貯存的因素（如：破壞某些含苷類藥物中的酶）， 有利於藥物長期貯存及防止有效成分的減損。

某些中藥有效成分為苷類，如:強心苷（蟾酥、萬年青）、皂苷（柴胡、桔梗）、黃酮苷（黃芩、槐花、陳皮）、氰苷（杏仁、桃仁）等，此苷類為由糖和非糖物質（苷元）組成，其藥理作用主要在苷元，但糖基能保護苷元在胃內不被水解、氧化而破壞，故必須以苷分子的形態存在才能發揮藥理作用，但該類藥物大多共存有分解苷的酶，如：不經炮製，有些苷類在酶的作用下將分解為苷元和糖而失去藥理作用。炮製即可破壞這些酶，而保有作用。

如：白芥子有效成分為白芥子苷（Sinigrine），其在人體可緩慢分解而產生白芥子油，增強唾液和胃液分泌，而起健脾助消化的作用，小劑量能反射地增加氣管分泌而具祛痰作用。但白芥子苷能為其共存的芥子酶水解成白芥子油而揮發掉，致療效降低，故須炒製破壞其酶。

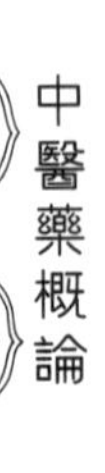



黃芩炮製的目的亦在於破壞與其有效成分（黃芩苷）同時存在的酶—黃芩酶。又杏仁炮製的目的也在於破壞苦杏仁酶，以免苦杏仁苷受分解成氫氰酸而揮發損失。

又如：某些生藥在採集後必須烘焙，使藥物充分乾燥，以便貯藏。

## 六、矯臭矯味，使藥物潔淨便於服用

藥物在採集後必須清除泥沙雜質和非藥用的部分；有些海產品與動物類的藥物具有腥臭氣味，服後往往引起噁心、嘔吐，需要漂去鹹味及腥味等。經用酒、醋、麥麩等輔料炙或燙炒後，可消除藥物的腥臭味。如：龜板、鱉甲等經沙燙醋淬後，即可使之酥脆，又可除腥去臭。

## 七、提高藥效

藥物加入一種或多種藥物共製可提高其療效。如：吳茱萸製黃連，即抑制了黃連的苦寒之性，又具有清氣分濕熱、散肝膽鬱火的作用。還加入一定輔料的方法引藥歸經或改變藥物的作用趨向達到提高療效的目的，如：大黃本為下焦藥，酒製後也能在上焦產生清降火邪的作用；柴胡、香附等經醋製後有助於引藥入肝，更好治療肝經疾患。

## 八、擴大治療範圍

某些中藥經炮製後，其功能具選擇性差異，即可使其某一作用更突出，達到調節藥物的功能。如：常山用醋製，可加強其催吐作用；用酒製則減弱其催吐作用。大黃生用瀉下力強，炒製或蒸製後瀉下力變緩和，其瀉下主要成分是蒽　苷，而抗菌主要是蒽　苷元，經酒拌或蒸熟成製大黃後，部分蒽　苷轉變為蒽　苷元，故瀉下效力緩和，而抗菌等作用增強。

# 第二節　炮製的方法

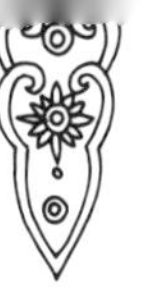



在炮製前，對藥先進行淨選（又稱修治），這可算作炮製的第一步，也可稱是炮製前的預處理。藥材的修治是通過篩、簸、挑、刷、刮等方法，除去雜質及非藥用部分；通過碾、搗、研、磨、鎊、銼、切等方法，使藥材由大變小，成段、塊、片、粉末等，以供下一步採用適宜的方法進行炮製。

炮製方法按明代繆希雍著的《炮炙大法》（根據：《雷公炮炙論》及他自己的經驗編著而成），提炮製十七法，簡介於下：

## 一、炮

炮與炒炭基本相同，但炮要求火力猛烈，操作動作要快，這樣可使藥物（一般須切成小塊）通過高熱，達到體積膨脹鬆胖。即是將藥物直接置旺火上燒製的方法，以起煙、外表顯膨脹、內部疏鬆為度。如：炮薑：乾薑即用此法加工成為炮薑炭。

## 二、爁

相當於現在的〝燀〞，即將藥物置沸水中略煮片刻後，分離種皮的方法。如：燀杏仁、燀扁豆等。

## 三、煿

是將藥物直接在火上烘乾的乾燥方法。

## 四、炙

是將藥物加熱拌炒的另一種方法。即將藥物和液體輔料拌勻、稍悶，使液體被藥材吸收一部分，然後入鍋炒至一定程度。根據所用液體輔料的不同，炙常用的分為蜜炙、酒炙、醋炙、薑汁炙、油炙等。如：

1. 蜜炙：即加煉蜜拌炒。先將鐵鍋、劃刀用清水洗淨拭乾，燒熱鐵鍋，倒入煉蜜，待蜜化烊略加清水，然後放入藥片反覆拌炒，炒至蜜汁吸盡，再噴灑少許清水炒乾，使藥物不粘手為度。例如：炙紫苑、炙兜鈴、炙黃耆、蜜炙甘草等。藥物用蜜炙，是取它潤肺、補中及矯味的作用。

2. 砂炙：用鐵砂與藥物拌炒稱為砂炙。先將鐵砂炒熱呈青色，倒入藥物拌炒，至鬆胖為度，取出，篩去鐵砂。例如山甲片、龜板、鱉甲等經過砂炙後變成鬆脆，易於煎取藥汁，或研粉製丸。

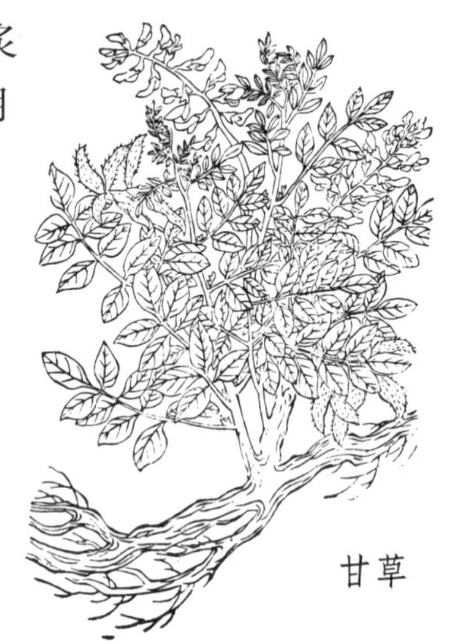
甘草

## 五、煨

煨的主要作用在於緩和藥性和減少副作用。常用的簡易煨法是將藥物用草紙包裹二、三層，放在清水中浸濕，或用麵粉團或濕紙包裹，埋於無煙火灰中或置於文火旁烘烤，至草紙焦黑內熟取出；有些果仁可連殼於鍋內燙炒，使其外表焦黑，冷後剝去外殼即成。如：煨豆蔻、煨甘遂、煨生薑等就是用此法。

## 六、炒

炒是炮製加工中常用的一種加熱法，是將藥物置於鍋內，加熱、用鐵劃不斷翻炒，炒至表面呈黃色或鼓起而內部無變化，保持固有的藥物氣味而又增香氣為度；也有根據炒至外表呈焦黃色或炒成炭。有些藥材還要加入其它輔料同炒，或先以某些液體拌潤後再炒，如：酒、醋、鹽水、米泔水、麥麩、土、米、砂等等。炒的方法如下：

1. 清炒：不加輔料，用文火將藥物炒至微焦發出焦香氣味為度。
2. 麩炒：將藥物（飲片）加蜜炙麩皮同炒，拌炒至片子呈微黃色為度。

以上兩種炒法，主要目的是緩和藥性。

加其他輔料拌炒，按用藥的不同要求有酒炒、醋炒、薑汁炒等等，如：醋炒柴胡、酒炒黃芩等。

3. 炒炭：係用較旺火力，將藥勿炒至外焦似炭、內裡老黃色（或棕褐色）而又不灰化，俗稱為“炒炭存性”，大多為增加收澀作用。

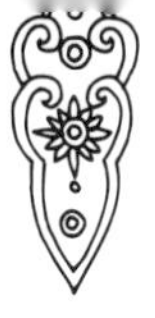



## 七、煅

煅或燜煅的作用，主要是將藥物通過烈火直接或間接以火燒紅，使藥物由質地堅硬變為酥（鬆）脆，易於涼後碾（粉）碎，充分發揮藥效。

1. 直接火煅：適用於礦石和貝殼類不易碎裂的藥物如：磁石、牡蠣等。將藥物放在鐵絲篩網上，置於無煙的烈火中煅燒，煅的程度視藥物性質不同而定。礦石類藥物必須煅至紅色為度；貝殼類藥物則煅至微紅冷卻後呈灰白色。如：煅石膏、煅赭石、煅牡蠣等。
2. 燜煅（間接煅燒）：少數體輕質鬆的藥物如陳棕（棕櫚）、人髮等則適用燜煅法。即將藥物放在鐵鍋內，另用較小鐵鍋覆上，用鹽泥固封鍋邊，小鐵鍋上壓一重物，不便漏氣（密閉），置火上燒（以文火烘煅）至滴水於小鐵鍋上立即沸騰，或以白紙貼於小鍋上，當紙烤焦為止，待冷卻後取出。

## 八、煉

將藥物置一定容器內，用小火長時間熬製，使其失去水分，如:煉密、煉丹等。

## 九、制

制約的意思。即糾正藥物的偏性，兩種性味不同的藥物合製，以此來糾正或制約另一種藥物偏性。如:大黃，性寒味苦，氣厚方大，有損傷胃氣的副作用，如:經與甘辛大熱的酒共製，即可緩和大黃的苦寒之性，減少其損傷胃氣的副作用。

## 十、度

是指量物之大小長短。即把藥物加工成一定長度或厚度的片、段、絲、塊等不同規格的方法。

## 十一、飛（水飛）

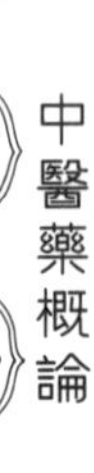


是研粉方法之一，適用於礦石和貝殼類不易溶解於水的藥物，如：水飛朱砂、水飛滑石等，目的是使藥物粉碎得更加細膩，便於內服和外用。

在水飛前先將藥物打成粗末，然後放在研缽內和水同研，使之成為細粉混懸液，放置、沉澱，傾去上層清水，然後再將沉於下部的粗末繼續研磨，這樣反覆操作，研至將細粉放在舌上嘗之無渣為度，取出沉澱使其乾燥，即是極細粉末，供配方使用。水飛並可防止粉末在研磨時飛揚，以減少損耗。

## 十二、伏

即水浸之意。將藥材放在坑內或池子、缸等處，用水浸泡，加蓋悶潤，使水分徐徐滲透入藥材，使之軟化。有的藥材須較長時間侵泡者，隔一定時間應更換新鮮水。

## 十三、鎊

削的意思。是將堅硬的動物角類藥材及植物桿莖類藥材，刨成極溥片的方法。如：鎊羚角、鎊蘇木等。

## 十四、榝

側手擊的意思，是打碎藥物的方法。礦物藥、種子類藥材多用打碎法。

## 十五、晒

即晒的意思，是在陽光下乾燥藥物的方法。

## 十六、曝

暴晒之意。即在較強的陽光下乾燥藥物的方法。

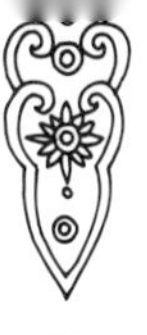



## 十七、露

依靠夜間的露水滋潤藥物的一種方法。露和晒往往是交叉進行的，所謂「日晒夜露」， 可使陰陽相濟，藥性平和，曾有仙露半夏之說。這種方法在古時的解釋帶有迷信色彩。

上述炮製十七法，至今仍大多採用。此外，常用的炮製方法還有：

## 一、蒸

利用水蒸氣蒸製藥物稱為蒸。將藥物置於罐或籠中，或先將藥物用輔料拌勻、悶透後再置於罐中，加蓋，蒸約 8 ～ 48 小時，蒸一次或數次。如：蒸熟地、蒸首烏等。它與煮不同之點是須隔水加熱。

蒸的作用，主要能使藥物改變其原有性能，如：生大黃有瀉下之功，經蒸製成為熟大黃，在臨床上主要用它清化濕熱、活血祛瘀的作用。另外，還有矯味作用，如：女貞子、五味子經過蒸製能減少其酸味。

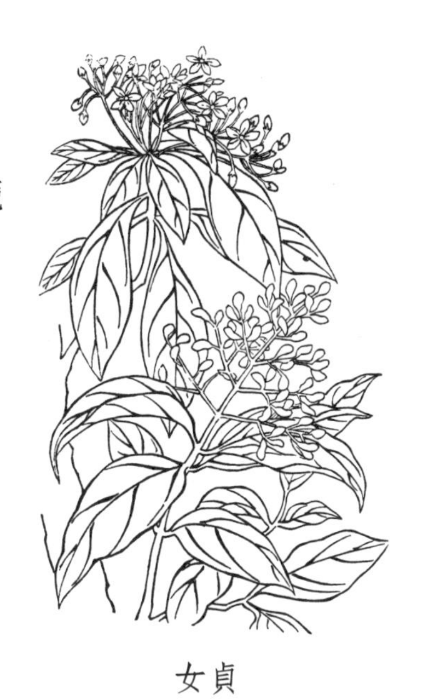

女貞

## 二、煮

是將經過整理及洗淨的原藥，放在鍋內用清水，或與其他輔助藥料同煮至熟透。如：附子、川烏與豆腐同煮可減少毒性。

## 三、淬

將藥物加熱煆燒紅透後，趁熱迅速投入冷水、或醋或酒或鹽水或其他藥物所煎的濃汁中，使之充分吸收入內，並使藥物酥脆，這種方法叫做淬。如：淬磁石、靈磁石、代赭石用醋淬，製甘石用藥汁淬。淬的作用，除能使被淬的藥物酥鬆易於粉碎外，還因藥汁的吸收會改變其性能。

另外，還有一些特定的炮製方法，如：製首烏、法半夏、巴豆霜、膽南星等等：

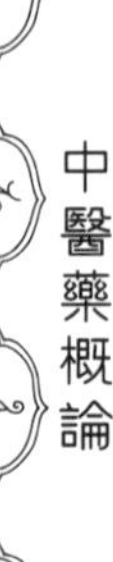



## 一、洗

是將原藥放在清水中，經過洗滌去淨藥物表面的泥沙雜質，從而達到潔淨衛生的目的。應注意浸洗的時間不要過長，以防止有效成分溶於水中。

## 二、漂

將有腥氣（如：龜板、鱉甲、烏賊骨）或有鹹味（如：昆布、海藻）或有毒性（如：烏頭、附子）的藥物，可利用多量清水反覆浸漂，經常換水，則能漂去這些氣味或減少毒性。

## 三、泡

就是用藥物汁水浸泡以減低原藥的烈性或刺激性，如：用甘草水泡遠志、吳茱萸。

## 四、漬

就是在藥物上噴灑少量清水，讓水分漸漸滲透而使藥物柔軟，便於切片。某些藥物浸泡後藥性易於走失的，宜用此法。

吳茱萸

## 五、烘與焙

烘與焙同樣是用微火加熱使之乾燥的方法。

# 第三節 中藥貯藏

中藥種類繁多，規格複雜，所含成分及其物性各不相同，在儲存過程中，中藥的合理貯藏，對保證品質，具有深厚之意義。如：貯藏不妥當，藥材可能發生蟲蛀、霉爛、變色及走油……等現象，導致藥材容易變質，發生了成分變化，進

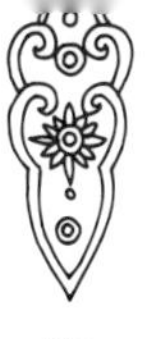



而影響藥理作用與療效，造成損失。因此，中藥的保存和貯藏，對維護中藥品質，保證藥品療效，防止蟲、霉變質，最大限度降低損耗，都具有重要意義。

藥材在貯藏前必先乾燥，如：晾、晒、烘或石灰乾燥……等，使藥材含水量減到最低。凡污染蟲卵或帶有蛀蟲的藥材，可用化學藥品、或 60℃的溫度烘若干時間、或沸水浸泡片刻再晒乾、或用蒸氣約 80℃下處理 10 ～ 20 分鐘、或－5℃以下貯藏等方法處理。一般藥物在 15℃以下，最好在 5 ～ 10℃，相對濕度在 60% 以下，害蟲較不易生長。俗云：「蛀藥不蛀性（心），霉藥不治病」，此意即藥材長霉後療效會大大降低，一般空氣相對濕度不超過 70%，溫度 15℃以內，就不易發霉。

藥物在採集以後，都應採取一定的加工處理，以便貯藏。如：係植物類藥品，採集後應先除去泥土雜質和非藥用部分，洗淨切斷，除鮮用外，都應根據藥物的性質，及時放在日光下曬乾，或陰乾，或烘乾，分別保藏。有些含水分較多的藥物，如：馬齒莧等，可在洗淨後切斷，多曬幾天，才能曬乾。植物的果實或種子，如：五味子、女貞子、萊菔子、葶藶子、白芥子等須放在密封的甕內；植物的莖葉或根部沒有芳香性的，如：益母草、木賊草、夏枯草、大青葉、板藍根、首烏藤等可放在乾燥陰涼處或貯於木箱內；芳香性藥物及花類，如：菊花、金銀花、月季花等，須放在石灰甕內，以防受潮霉爛變質。種子類藥物要防蟲鼠。

月季花

動物藥及臟器組織，如：蘄蛇、烏梢蛇、蜈蚣、地鱉蟲、胎盤等，在烘乾後，應放在貯有石灰的缸中，以保持乾燥；並放在冷暗乾燥的地方，以防蟲蛀或腐爛。礦物藥，如：石膏、滑石、靈磁石等可放在木箱內；但其中，如：芒硝、硼砂等須放在甕內蓋緊，以防受潮。

貯藏藥物的庫房須經常保持清潔乾燥和防蟲、鼠的侵蝕；藥物仍須勤加翻曬，對某些易生蟲蛀或容易受潮發油的藥物，如：前胡、羌活、獨活、甘遂、當歸等，必須經常檢查，以防霉蛀變質。含脂肪油的藥材，如：杏仁、桃仁、柏子仁，郁李仁、火麻仁等應避免貯藏年限過久或用火烘，以防藥材外表呈現油質走出（即走油）。下列針對特殊藥材的保管，加以說明：

1. 貴重藥材：如：人參、西洋參、三七、犀角、牛黃、沈香、冬蟲夏草等均宜用特製玻璃瓶、瓷瓶等密閉保存，最好放於冰箱中冷藏。

2. 含揮發油的芳香性藥材：如：沈香、肉桂、砂二、蔻仁、當歸、丁香、薄荷、香薷、白芷、川芎等應放在瓷缸或特別罐中密閉，放陰涼處貯存，避免日光照射。

3. 膠類藥材：如：阿膠、鹿角膠、龜板膠等，經驗上用油紙包好後，埋入穀糠中密閉保存，待夏至時取出轉移至石灰乾燥器中，乾燥後再埋入穀糠中，如此可使膠類不發生遇潮軟化和遇冷脆碎。

4. 劇毒藥物：如：輕粉、藤黃、斑蝥、川烏、馬錢子等應裝入瓶中密閉、避光、加鎖，另行貯藏保管，防止發生事故。

## 一、中藥在貯藏中常見的變異現象

1. 蟲蛀：指中藥因生蟲而被蛀蝕的現象。被蛀蝕的中藥有的成空洞，有的甚至被蛀空而成粉末或空殼。
2. 發霉：指中藥的表面或內部寄生了黴菌，嚴重的能使中藥完全霉爛變質。
3. 泛油：又叫走油，指乾燥的中藥表面發軟、發黏、呈現油狀物質，同時顏色變深，並發生油膩味。
4. 變色：指中藥的色澤起了變化，如：由深變淺，由淺變深或由鮮變暗等。
5. 氣味散失：指中藥應有的氣味變得淡薄或者消失。
6. 枯朽：指中藥乾枯失潤或腐朽潮爛的現象。
7. 風化：指結晶體的中藥與乾燥空氣接觸，逐漸變成粉末的現象。
8. 腐爛：指動植物類中藥材，特別是鮮活藥材更容易受細菌感染而腐爛發臭。

## 二、自然因素對中藥貯存的影響

中藥在儲存過程中常常受溫度、濕度、空氣、日光等直接或間接的影響，使它產生各種變化。

（一）溫度

中藥對溫度一般都有一定的適應範圍，溫度過高過低都會使中藥發生變化。當溫度在 35℃以上時，一般含脂肪多的，由於受熱油質分離，中藥發生變化容易

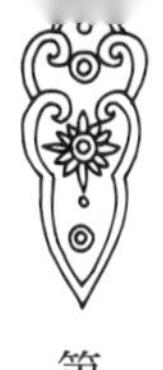



引起泛油。含揮發油多的，易使揮發物質的活動加強而使芳香氣味散失。

中藥本身的溫度高低，除受季節氣候變化外，還與貯存地環境……通風情況，日光照射以及包裝物的隔絕程度等因素有關。另外，植物類藥材本身在受潮和受熱後，隨著它的組織細胞呼吸加強，釋放熱量，如：紅花、甘松、薤白等藥材，由於潮濕及堆積過緊過厚，容易引起變質。

（二）濕度

中藥材都含有一定量的水份，水份過多過少都會影響中藥質量。水份過多，含澱粉、蛋白質、醣類多的藥材受熱後容易分解，細菌繁殖而發霉變質。含鹽多的容易潮解，出現泛潮流水現象。中藥含水量過少，不僅失去它應有重量、色澤，還會出現風化以及碎裂、乾枯等現象。中藥含水量一般為 10 ～ 15%，中藥本身能否保持正常的含水量和空氣的濕度有密切關係。空氣中的相對濕度在 60%時，中藥絕對含水量沒有大的變化，但是在空氣相對濕度越過 70%時，絕大部分中藥都能逐漸吸收空氣中的水份，而使本身水份增加，怕潮易霉的中藥，受潮後由於適合霉菌的孳生，就容易發生霉爛變質。空氣相對濕度在 60%以下時，中藥材中的水份逐漸減少，使某些藥材乾裂發脆，使某些礦物藥，如：膽礬、秋石等結晶體會失去結晶水而風化。

（三）空氣

空氣中的氧氣容易與中藥的某些成分發生化學變化，而影響中藥質量。如：丹皮、大黃、黃精，長期與空氣接觸，顏色變深；薄荷、蘇葉等中藥長期與空氣接觸，不僅顏色變化，氣味也散失。所以，長期露天存放的中藥變異要快得多。

（四）光照

日光的紫外線能破壞某些中藥的色素、葉綠素，因而使它變色。所以一般紅色或綠色的藥材，在日光下不宜久晒，否則顏色變淡。日光還具有大量的熱能，能使中藥的溫度增高而發生變異。蜂蜜、膏製劑的發酵發泡，某些中藥的氣味散失以及泛油、粘連、溶化、乾枯、藥酒的混濁等都和日光溫度等有直接關係。但是日光中的紫外線和熱能，又能殺滅霉菌及使中藥的過多水份蒸發，產生防止發霉和散潮的作用。

## 三、中藥的貯存方法

（一）易生蟲的藥材貯藏方法

首先要選擇乾燥通風的庫房，室內溫度不應過高，最高不得超過 35℃，相對濕度不超過 60%，庫房內不宜陽光直射。築底墊木應墊高到 40 厘米以上，在墊木上最好舖上木板，蘆蓆或油毛毯等隔潮，使藥材保持乾燥。並可採用以下方法，以防生蟲：

1. 密封法

藥材置適當容器內嚴密封閉，使其與外界的光線、有害氣體以及害蟲等隔絕，少受或不受自然因素的影響，就有可能保持其原有的品質，避免發生蟲蛀、霉變等損失。密封時，必須在氣溫較低，空氣相對濕度不大時進行，一般以霉季前為宜。密封容器可用缸、罈、罐、箱、桶等。適宜採用密封的中藥大多是含脂肪油及芳香性藥材和種子等。如：玫瑰花、杏仁、桃仁、白芥子、萊菔子、全蠍、土鱉蟲等。

桃

2. 石灰貯藏法

將石灰放入木箱或缸內及其它容器內，石灰佔容器五分之二，用薄木板間隔，把藥物包好放在隔板上，將容器口封嚴，此法適用於帶粉性易生蟲藥材或種子類。如：黨參、薏苡仁、款冬花等。

3. 對抗法

如：澤瀉與丹皮同貯藏在一起，澤瀉就不易生蟲，牡丹皮也不會變色。蘄蛇與花椒同貯存在一起，蘄蛇不易生蟲。再如：三七與樟腦，土鱉蟲與大蒜頭，當歸、栝蔞內放酒等，都不易生蟲。對於易生蟲但又不宜過度乾燥的藥材。可用酒精防蟲蛀貯藏，即將藥材放入缸內或罈內，另用一小瓶酒精放入底部，酒精瓶口用紗布蒙紮使其能逐漸揮發，然後密封。適用於紅棗、紫河車、黃精、枸杞子等。

（二）易泛油、發霉藥材的貯藏

易泛油、發霉藥材的貯藏，貯存易泛油、發霉藥材，要選擇陰涼乾燥通風的庫房，陳貨比新貨更容易泛油。所以，在保管過程中必須本著先進先出，易壞先出的原則，防止藥品存放過久。一些防止藥材生蟲的方法，也同樣可防止發霉和泛油的作用。採取通風、吸潮來降低庫內溫濕度和藥材本身的水份，採用晾晒或烘烤的方法以除去藥材的多餘水份，並殺滅黴菌。但烘烤要區別不同品種，如：

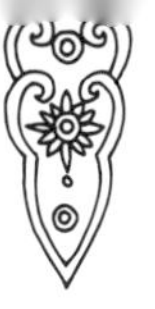



枸杞子、柏子仁等只能通風不能烘烤。此外，經常翻動、鬆包、晾晒等方法，也能防止藥材受熱泛油。

（三）易變色及散失氣味藥材的貯藏

1. 藥材應放在乾燥陰涼處，還要嚴格控制庫房內溫濕度，一般以溫度不超過 30 ℃，相對濕度保持在 60%為宜。應防止陽光直接照射，以免引起變色及氣味散失。
2. 不應與易吸潮，含水量較大及易生蟲的藥材堆放在一起，以防止其受潮和感染蟲害。也不要與有特殊氣味的藥材混放在一起，以免串味而影響藥材的質量。

近年，中藥防蟲防霉還採用一種新方法，即氣調法。就是將藥材在密封的條件下，通過降低氧含量，提高二氧化碳含量，使蟲害窒息不能生存的貯存方法。此法對含糖類、脂肪、蛋白質較多的鹿茸、海馬、狗腎等藥材的貯藏效果較佳。採用氣調法，當密封容器內氧氣及二氧化碳含量分別在 8%以下和 45%以上時，封存一星期即可把害蟲殺死。防止蟲卵孵化及霉菌的生長，可每隔半個月對密封容器內的氣體成分進行一定含量測定。這一階段維持氧氣和二氧化碳的含量分別在 10%以下和 22%以上時，就可以達到安全貯存的目的。

# 第十三章 中藥的鑑定與應用

## 第一節 中藥的鑑定

中藥鑑定是研究和鑑定中藥品種及其質量的應用學科。其主要任務和目的，是選用現代科學知識和方法鑑別中藥的真偽和品質的優劣，以保證中藥的確實療效。

### 一、來源鑑定

應用植物、動物、礦物的形態學和分類學知識，對中藥原植物、動物、礦物檢品仔細觀察鑑別，確定其正確的學名。植物藥和動物藥鑑定的步驟，通常為先觀察形態特徵，探索其科屬，而後查閱有關文獻資料，核對已確定學名的標本，必要時還可進行調查採訪。礦物藥鑑定的步驟，首先根據礦物的性質，觀察檢查外形、顏色、質地、氣味以及其硬度、條痕、結晶習性、透明度、比重等，然後查閱有關文獻和核對標本。對有劇毒的及外形無明顯特徵或呈粉末狀的檢品，可使用理化方法及顯微鏡協助鑑定。

### 二、性狀鑑定

古代傳統的經驗鑑別方法，是用眼看、手摸、鼻嗅、口嚐、水試、火試等方法來鑑別中藥材的外觀性狀，具有簡便、易行、迅速的特點，迄今仍是一種重要而又常用的鑑定方法。通常以中藥檢品的外形特徵、大小長短、表面特點、顏色、質地、折斷面現象以及氣味等進行直觀識別，確定其品種真偽和質量優劣。有些中藥檢品在水中或火燒時能產生各種特殊變化的，可用水試或火試法鑑別。如：紅花用水泡後，水變金黃

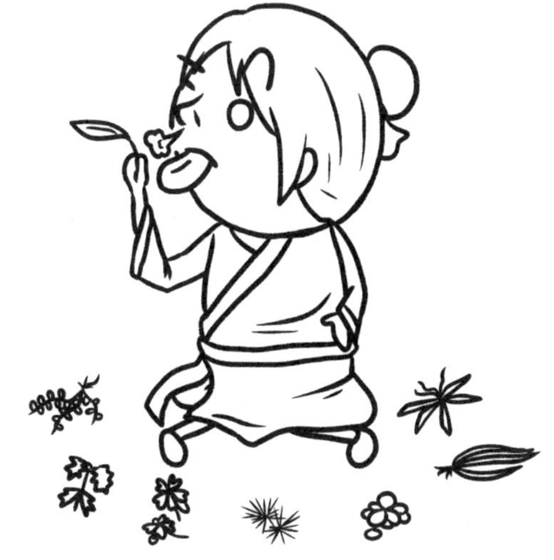

色，而花不褪色；血竭火烤熔化後，色鮮紅如血而透明，並無殘渣；麝香用火燃燒時有輕微爆鳴聲，並起油點如珠，似燒毛發而無臭氣，灰呈白色。性狀鑑別除觀察中藥材檢品外，也須查閱有關文獻及核對標本，使鑑定準確無誤。

## 三、顯微鑑定

利用顯微鏡、電子顯微鏡和掃描電子顯微鏡觀察中藥檢品內部組織構造、細胞形狀及內含物的特徵，以資鑑定中藥的真偽優劣。通常在下列情況時需用顯微觀察：

1. 中藥材的外形鑑別特徵不明顯。
2. 中藥材外形相似而內部組織構造不同。
3. 中藥材破碎不易辨識區分時。
4. 粉末狀中藥材及中成藥製劑，因外表形態大部消失，肉眼不易辨識等。

但顯微鑑定亦常配合來源、性狀及理化鑑定等方法來確定其真偽優劣。完整中藥材的顯微鑑定，首先要製成組織切片，大多數做成橫切片，必要時亦做縱切片。觀察用的玻片標本，常用水、乙醇、甘油、水合氯醛溶液等液體試劑裝置。確定細胞壁及細胞內含物的性質，可用化學試劑進行顯微化學反應，如：石細胞、纖維和導管的木化反應、澱粉的碘液反應、油滴的蘇丹Ⅲ反應等。尤以電子顯微鏡和掃描電子顯微鏡對中藥的鑑定，其放大範圍廣，分辨率高，圖像真實明顯，觀察中藥的微觀特徵清晰準確，效果較高。

## 四、理化鑑定

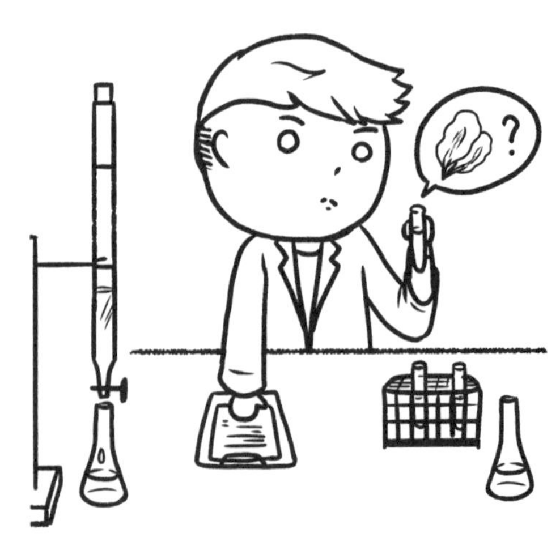

用化學方法或物理儀器分析檢查中藥材內某一成分的有無及含量的多少，或利用中藥材內存在某種成分的特殊反應來鑑定中藥的真偽和品質優劣。常用的方法有下列幾種：

1. 化學定性分析：利用中藥材含有的化

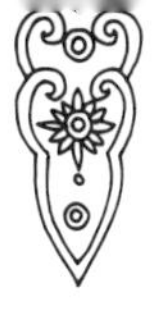



學成分，與某些化學試劑作用發生特殊的氣味、顏色、結晶、沉澱等反應，作為鑑別中藥真偽的特徵。

2. 化學定量分析：是測定中藥材內有效成分約含量是否合乎藥用規定的標準，又是確定質量優劣的主要標誌。如：生物鹼含量測定、揮發油含量測定、鞣質含量測定等。

3. 物理常數：測定中藥的比重、硬度、旋光度、折光率、黏稠度、沸點、熔點、凝固點等，對於油脂類、樹脂類、揮發油以及液體中藥的真偽和純度的鑑定有重要的意義。

4. 螢光分析法：利用中藥材內含有的某些成分在常光或紫外光下能產生螢光的性質進行鑑定。如：秦皮的水溶液在常光下有淡藍色螢光；黃連中含有小蘗鹼，在紫外光下能顯出金黃色螢光等。使用螢光顯微鏡，不但可以用來鑑別中藥的真偽和品質，並可觀察各種細胞的不同化學性質可能發生不同的螢光，以及依據其顏色與強度區別出各種成分。

5. 層析法（色層分析法）：中藥鑑定常用紙層析法或薄層層析法，將中藥液或製劑標準品在完全一致的條件下進行比較試驗，可以準確地鑑別中藥的真偽或品質優劣。

近幾年來應用氣相層析分析技術，色譜分離的效率和靈敏度高，適應分離面廣，操作簡便，已較多的應用在鑑別中藥的真偽和品質。

6. 氣相層析法：多用於揮發性的藥材，分離效能高，速度快，用量少。但因需加熱使物體氣化，所以必須是不發生分解的混合物進行分離與分析的層析技術。

7. 液相層析法：分離效能高，速度快，用量少，因不需加熱，在常溫下即可進行的混合物分離與分析的層析技術，為目前各層面所廣用。

8. 比色分析法：是利用有色物質或無色物質與試劑產生顏色的深淺，進行比較而測定其含量的方法。目前已廣用光電比色計進行比色。

9. 分光光度法：是利用物質溶液對於不同波長的光線吸收能力不同的性質，採用分光光度計進行中藥的定性鑑別和定量測定。紫外分光光度法具有靈敏、簡便、準確，既可作定性分析，又可作含量測定等優點，也已廣泛應用于中藥的鑑定。

10. 分子鑑定：是利用現今的核酸技術對生物中細胞核或非核區的 DNA 或

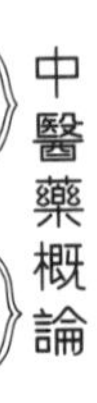


RNA 進行長度分析，序列比較，從而區分生物的不同種屬。

11. 此外，尚有灰分的測定、水分的測定、浸出物的含量測定、揮發油測定等，也都是鑑定中藥純度和品質是否符合藥典標準的科學方法。

# 第二節 中藥的應用

中藥常給人一種「要長期服用才有效」的感覺，但事實上，中藥的藥效並不會特別慢，只是因為現在大家常用中藥做調養身體的食補之用，而多利用西藥中的「特效藥」（如：功效迅速的退燒劑、止痛劑等），所以才會有中藥藥效較慢的感覺。但是請仔細想想，西藥中慢性病用藥、抗癌用藥、自律神經調節劑、維他命等藥劑的藥效，也都不是立即見效的。

甚至有些嚴重又複雜的疾病，連病因都不為人所知；或是知其病因，但是並未研發出對症的良藥，因此，無法期待有治癒這些病的特效藥。實際上，這一類的疾病，不論是中藥或是西藥，都不會有「特效藥」的，只有慢慢吃藥醫治的可能。

有時別人告訴你的中藥藥方，或許只是他個人的「祖傳秘方」罷了。這些「民間偏方」對小病痛或許管用，但若是嚴重的疾病仍照用不疑，似乎就有些不智了。事實上，中醫師在開藥方時，是要考慮到病患體質、病症、生活環境等全面性的情況。所以一種「方子」，不一定能治癒不同人的同種病症，所以「偏方」可能對他人有用，對自己卻完全無效，或是藥效變得很慢。

不論中藥、西藥，任何藥物都有其一定的療程，要照處方按時服用，才會顯現藥效。若是對中藥心存懷疑，而不按時服用，或是病急亂投醫，隨便亂用「偏方」， 這樣又如何能發揮藥效呢？當然，這樣更不能反過來怪罪中藥的藥性緩慢！

所以患者應選擇最適於自己，或是自己最能信任的藥品服用，要先對自己的醫生及藥品有信心，才有戰勝病魔，早日痊癒的希望！

## 一、藥效與體質

西醫與中醫最大的差別，就在中醫是「因症施藥」；而西醫卻是「因病施藥」。

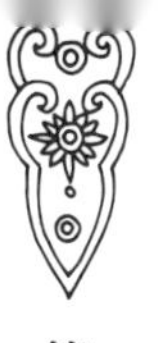



西醫即使會因病情的輕重不同而給予不同的治療，也不會因患者的體質不同而改變治療法與治療藥物。但中醫主要是依照「症狀」來進行治療，因此即使乍看之下是毫不相關的疾病，但若症狀相同，其治療法或治療藥物都是相同的。至於中醫所謂的症狀，則包括了目前出現的症狀、發病的主要原因、還有個人的體質等問題。

中醫能對體質做正確的判斷，是使中藥得以發揮功效最重要的一點。而急性病只要從症狀即可決定患者大致的病情；但若是慢性病，則對體質所作的判斷就會直接影響藥效。不過同理，中醫若只靠體質的強弱來決定用藥，而忽視了病名、其他症狀、體格等因素，一樣會做出錯誤的用藥選擇，並會造成治療上的困難。

## 二、中藥的矛盾功效

中藥中，同一種藥常常具有治療兩種完全相反症狀的功效，像是同時能治高血壓及低血壓，或既可治下痢也可治便秘。這種在西醫中不會發生的矛盾功效，常讓人難以理解，但中藥處方對於相反的症狀確可以發揮兩方面不同的功效，茲舉「八味地黃丸」一例，來說明這種矛盾的功效。

八味地黃丸的成藥在市面上販售時，其功效記載為：「容易疲倦、四肢容易發冷、尿量減少或多尿、口渴、下肢痛、腰痛、痲痺、老人視線模糊、發癢、排尿困難、頻尿、浮腫。」

首先，我們先來看其功效中「尿量減少或多尿、排尿困難、頻尿」這些矛盾的詞句。其實這些症狀可統稱為「排尿異常」，而八味地黃丸中的地黃、山茱萸和山藥等成分，是補「腎」的藥物，有防止老化，改善腎、膀胱機能的功效。而附子可促進新陳代謝、保持體溫，也有強心的作用。茯苓、澤瀉則有利尿的作用，但這個利尿作用不像西藥的利尿劑那樣無選擇性，其藥性溫和，會視身體的情形穩定運作。在此例中，中藥處方中各個成分的作用與患者體質相輔相成，提高了中藥藥劑的功效。

如此一來，在處方中幾種成分互相協助，再因為能配合患者的體質、病症而能提高藥效；同時有些中藥本身就含有功效相反的成分，所以會表現出兩種極端的效果，使得中藥的功效在乍看之下會令人覺得矛盾。例如：人參中含有使中樞神經興奮的成分，也含有安定神經的成分，但是在臨床實驗中，人參會依照服用者的症狀發揮其適當的功效，所以不需要擔心吃錯藥。

就算只服用一顆化學純度高的西藥，也有可能在體內產生各種作用與副作用，那麼成分複雜的各種中藥材，再組合成同一帖「處方」的功效會不夠專一，自然也是理所當然的。

## 三、藥材功效的認定

在一般人的眼中，藥物的功效似乎是絕對權威或是經過科學方式認定。實際上，市面上所販售的中藥，其功效是由以下七種方法來決定的。

1. 由古代流傳至今的醫藥書籍中所載明者，像是「本草綱目」、「金匱要略」、「傷寒雜病論」……等經過二、三千年的使用及人體實驗過的醫藥專書。至今仍有許多處方的功效是參考這些書籍，並經白話及現代口語化整理而成的。試舉二例如下：
   (1) 當歸芍藥散：適用於體力較差者出現下列症狀時：發冷、貧血、容易疲勞、時常下腹部疼痛、頭重、目眩、肩痠、耳鳴、心跳加快、月經不順、月經異常、經痛、更年期疾病、產前產後或流產時的病症（貧血、疲勞倦怠、目眩、浮腫）、腰痛、下半身發冷、凍傷、浮腫、雀斑等症狀。
   (2) 大柴胡湯：適用於體格健壯較有體力者出現下列症狀時：胃炎、習慣性便秘、高血壓引起肩膀痠痛、頭痛、肥胖。
2. 雖為常常被利用的處方，在醫藥書籍中也有所解釋，但是在一般中藥處方功效的分析中，並沒有寫出適用的體質，只記載病名與症狀。
   (1) 桂枝加朮附湯：關節痛、神經痛。
   (2) 麻杏薏甘湯：關節痛、神經痛、肌肉痛。
   (3) 薏苡仁湯：關節痛、肌肉痛。
3. 有部分的中醫師使用此處方，但一般的中藥書上就沒有詳列其功效，只簡單地寫出適用的病名。
   (1) 杏蘇散：咳嗽、有痰。
   (2) 參蘇散：感冒、咳嗽。
4. 原本只針對某一個症狀所開的藥劑。

(1) 治跌打一方：跌打損傷造成的紅腫、疼痛。

(2) 立效散：拔牙後的疼痛、牙齒痛。

5. 中藥製造商將有名的二、三種中藥處方經混合調整後，針對某些特定的症狀有功效者，申請後經認可的藥劑。

(1) 小青龍湯合葛根湯加川芎辛夷加減製成的藥劑。用於蓄膿症、副鼻腔炎、鼻炎、鼻塞，由於鼻病而引起頭痛、疲倦感。

(2) 乙字湯合補中益氣湯合桂枝茯苓丸加減製成的藥劑。用於緩和下列疾病：疣、裂痔、痔瘡出血。

6. 內容明瞭清晰的中藥處方，從以前就被視為「家庭藥」使用者。

(1) 六神丸：心跳加快、呼吸困難、精神亢奮。它是由牛黃、珍珠、麝香、雄黃、冰片、蟾酥 6 味中藥組成，因其功能神效而神速，故得名。具有清熱解毒、消腫止痛之功效。

(2) 實母散：血管疾病、發冷、手腳痲痺、月經不順、白帶、歇斯底里、浮腫、經痛、肩膀痠痛、頭痛、頭昏眼花。【製造商不同，處方內容與功效也不同，主要成分有當歸（トウキ）、川芎（センキュウ）、川骨（センコツ）、木香（モッコウ）、桂皮（ケイヒ）、檳榔子（ビンロウジ）、白朮（ビャクジュツ）、黃芩（オウゴン）、公丁香（チョウジ）、黃連（オウレン）、甘草（カンゾウ）等】

川骨即「日本萍蓬草」，為睡蓮科植物。其地下莖能滋養、強壯、補虛、健胃、止血、調經、活血，治病後體虛、消化不良、神經衰弱、膀胱炎、腎盂炎、乳房腫痛、月經不調、產褥出血等。

7. 以「祖傳秘方」的身分流傳於世，或製造商自己的處方，大致上其功效符合其適用症狀，經申請後被認定的藥物。

## 四、重視症狀甚於病名

中醫在病名與症狀二者中較重視「症狀」，一般必先辨別症狀之後再施予治療，在中醫學中稱之「辨證施治」或「辨證論治」。

但這並不表示在中醫裏不需要病症名稱，或是中醫裏沒有病名，在中醫裏更有許多獨特的疾病名稱，例如：黃疸、胃脘痛、石淋、瘰癧、口疳（口舌生瘡）、

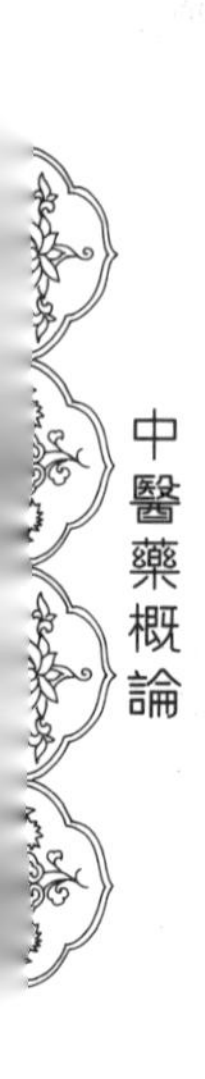


腸癰、乾癬、癭瘤、乳岩、鼻瘜肉……等等，向現代醫學借用的病名反而很少。

有針對單一的症狀或疾病名稱選擇中藥處方，也有針對其症狀製成的處方或藥劑。由此可知，選擇中藥處方的主要方式，仍是依照基本的「症狀」來判斷。「症狀」是中醫從獨特的觀點所見到的病的型態，它是直接連結中藥與中藥處方功效的記號。

所謂「症狀」，就是反應自覺性症狀、他覺症狀、體質的特徵、病因、發病的場所，且包含了治療方法、處方、中藥等疾病的基本型態。而且中醫的診斷是花了長久時間歸納疾病的基本形態後，再決定它和那一個疾病形態最相似，也可謂之為「認識病形」。

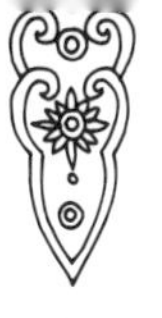

# 第十四章 中藥的分類

中藥的來源廣闊，種類繁多，為了便於學習、應用和整理研究，將眾多的藥物，按照一定的系統，進行恰當的歸納分類，是一項非常必要和學術性較強的工作。不同的分類方法，各有不同的特點，採用何種分類方法為宜，取決於不同的目的和要求。

中藥的分類大致可區分為傳統分類方法與現代分類方法。傳統分類方法約有上中下三品分類、君臣佐使配伍原則分類、四氣五味屬性分類等；而現代分類方法約有依藥物功能分類、藥用部位分類、有效成分分類、自然屬性和親緣關係分類等。

## 第一節 傳統分類方法

### 一、上中下三品分類法

中藥分類的方法，隨著醫藥學的發展而不斷改進。最早的中藥學專著《神農本草經》把 365 種藥物，劃分為上、中、下三品。列入上品藥的標準是：〝無毒，多服久服不傷人〞，可以〝輕身益氣，不老延年〞；列入中品藥的標準是：或無毒，或有毒，用於〝遏病，補虛羸〞；列入下品藥的標準是：〝多毒，不可久服〞，專用於〝除寒熱邪氣，破積聚，愈疾〞。這是最早按藥物功能分類的方法。梁代陶弘景所撰《本草經集注》，在《神農本草經》基礎上增藥一倍，將藥物分為玉石、草木、蟲獸、果、菜、米食等類。每一類再分為上、中、下三品。這種方法雖然也比較簡單，但較三品分類是一大進步，為後世本草按藥物自然屬性分類奠定了基礎。此後唐代的《新修本草》，宋代的《開寶本草》、《嘉祐本草》、《經史證類備急本草》(簡稱《證類本草》)，乃至明代的《本草品匯精要》等，在將近千年的歷史中，所有主要本草，基本上都是沿用陶氏的分類方法。到了李時珍編著《本草綱目》時，分類方法有了重大的發展。他把藥物分為水、火、土、金石、草、穀、菜、果、木、服器、蟲、鱗、介、禽、獸、人等 16 部，再把各部藥物分成 62 類。如：金石部分為金類、玉類、石類、鹵石類；草部分為山草、

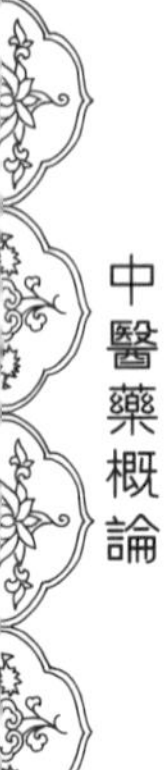


芳草、濕草、毒草、蔓草、水草、石草、苔類、雜草；禽部分為水禽、原禽、林禽、山禽等等。李氏的分類方法，不僅更趨細緻，而且歸類安排，也更為科學。以草部藥物為例，主要是按植物的生長環境和形態特徵等進行分類的，其中有不少藥物的排列和現代植物分類學的歸類排列，基本相似。

### 二、君臣佐使配伍原則分類

本分類是依《內經》提出的中醫藥處方原則，是從眾多方劑的用藥方法、主次配伍關係等因素中總結出來的，帶有普遍處方的指南意義。詳見本書第八章。

### 三、四氣五味屬性分類

中藥是對藥物成分的性質與特點，進行統括的分類，同時表達出藥物的藥效作用方式，其作用目標等詳見本書第十章。

## 第二節 現代分類方法

### 一、依功能作用分類

中藥以「功效」分類，有如以“證”結合中藥的功效分類的中藥臨床應用分類或以西藥藥理分類的思維。如:解表藥、清熱藥、瀉下藥、化濕利尿藥、袪風藥、溫裏袪寒藥、理氣藥、理血藥、補養藥、固澀藥、安神藥、芳香開竅藥、熄風鎮痙藥、化痰止咳藥、消導藥、驅蟲藥、外用藥、催吐藥等。

（一）解表藥

當有外邪侵犯人體，因而出現表證時，用來發散表邪、解除表證的藥物就稱為解表藥。解表藥多具有辛散輕揚的特性，辛能發散。解表藥一般都具有疏肌解表、促使發汗的作用。

解表藥主要可分為兩類：

1. 辛溫解表（發散風寒）藥

性味多為辛溫，發汗作用較強，故以發散風寒為其主要作用。適用於外感風

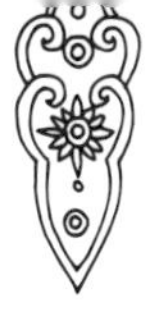


寒所致的惡寒重、發熱輕、有汗或無汗、鼻塞或流清涕、頭痛、身痛、舌苔薄白、口不渴、脈浮緊或浮緩等寒象比較突出的風寒表症（即表寒證）。對於咳嗽氣喘、腳氣水腫及風濕痛等初起具有上述表症的，也可應用。

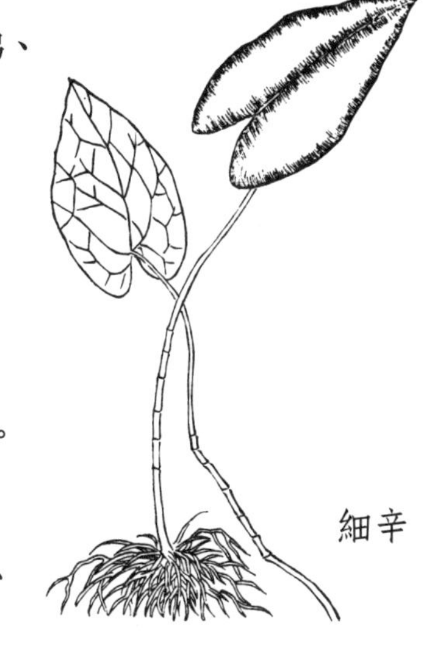
細辛

藥物如麻黃、防風、荊芥、桂枝、細辛、羌活、白芷、蔥白、生薑、辛夷、紫蘇、香薷、藁本、芫荽等。

2. 辛涼解表（發散風熱）藥

性味多為辛涼，發散作用亦較辛溫解表藥緩和，以發散風熱為其主要作用。適用於外感風熱初起所致的發熱重、微惡風寒、頭痛目赤，而以咽乾、口渴、有汗或無汗、咽喉腫痛、扁桃腺炎、痰稠黃、大便秘結、小便黃短、舌苔薄白而乾或薄黃、舌紅、脈浮數等熱象比較突出的風熱表症（即表熱證）。

至於風熱所致的咳嗽與痲疹不透，或瘡瘍初起具有表症者，也可選用藥物性味辛涼、能發汗力弱但有退熱作用，可治療表證。

藥物如牛蒡子、柴胡、升麻、葛根、薄荷、菊花、桑葉、蟬蛻、木賊、浮萍、淡豆豉、蔓荊子等。

（二）清熱藥

凡以清解裏熱為主要作用的藥物，稱為清熱藥。由於清熱藥藥性都屬寒涼，具有解熱、降火、解毒、消炎、抗菌、燥溼、涼血、解暑、清虛熱等作用。

適用於熱性病和其它雜病，以及膿瘍症出現熱證等。主要可分為七類：

1. 清熱瀉火藥：能清解氣分實熱，清熱作用較強，對氣分實熱症，有瀉火泄熱的作用。故適用於治療下列幾種熱證：

(1) 溫熱病熱入氣分，症見高熱神昏、譫語、煩渴引飲、汗多、脈洪實有力、舌紅、苔黃或燥。

(2) 火熱目赤等裏熱熾盛的症候，症見煩燥失眠，口瘡。

(3) 肝膽火旺，症見劇烈頭痛、口苦目赤、脇痛、口乾、口苦、耳鳴、易怒。

(4) 胃火上逆，症見口苦、口渴、口臭、嘔吐、牙齦腫、出血。

(5) 腎火亢盛，症見夢遺，腰酸。

(6) 風火、風熱等引起的眼病等。

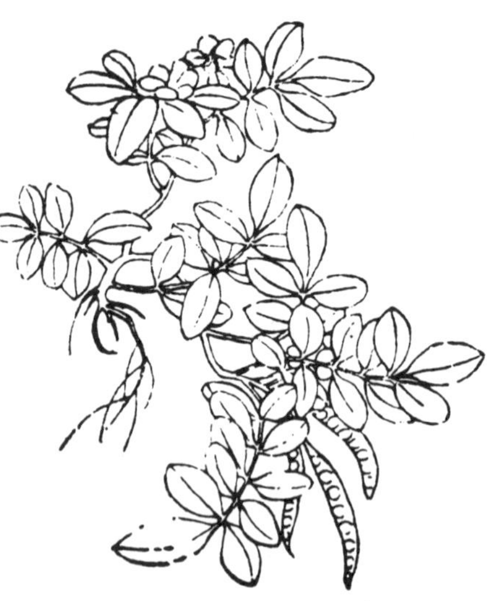
決明

藥物如：知母、梔子、石膏、天花粉、淡竹葉、蘆根、夏枯草、穀精草、決明子、熊膽、蓮子心、密蒙花、夜明砂、青葙子等。

2. 清肝明目藥：有清肝火而明目、退目翳的功效，適用於肝火亢盛、目赤腫痛、目生翳膜等症、其中有些藥物尚可用於肝陽上擾的症候。

藥物如：桑葉、菊花、決明子、穀精草、密蒙花、夜明砂等。

3. 清熱涼血藥：能入血分，清血分和營分實熱，對血分實熱有涼血清熱的作用。通過解熱等作用，清熱而涼血（即減輕炎症充血，降低體溫，從而降低血管通透性，此外，也包括：降低血壓、減低血流速度、促進血液凝固等作用），達到止血目的。

清熱涼血藥也用於治溫熱病邪入營分，而引起的熱甚心煩、夜熱早涼、舌絳而乾、脈數、神昏、高熱、譫語、煩燥兼有出血或發斑疹等證候，甚至神昏譫語等實熱證。

藥物如：生地、玄參、牡丹皮、紫草、白薇、犀角、牛黃等。

4. 清熱燥濕藥：藥物的性味大多寒涼，偏於苦燥，苦能燥濕，寒能清熱，主要有清熱化濕、抗菌、解熱、消炎的作用，適用於濕熱內蘊或濕邪化熱的症候，如：心煩口苦、小便短赤、澀痛、下痢泄瀉、濕熱痢疾、濕熱黃疸、耳腫疼痛流膿以及由濕熱所致的小便不利、尿澀、尿痛、黃疸、瘡癤癰腫、關節腫痛、滴蟲性陰道炎、膿性白帶、頑固的皮膚真菌、濕疹等病症。

藥物如：黃芩、黃連、黃柏、秦皮、龍膽草、苦參等。

5. 清熱解毒藥：凡功能清熱邪、解熱毒，即有消炎、抗感染、抗菌作用，有入氣分、血分的，適用於治療各種熱毒病症的藥物。

熱毒病症主要是指丹毒、疔瘡、斑疹、熱痢、癰腫、瘡毒、瘟疫、喉痺、痄腮（腮腺炎）、痢疾、咽喉腫痛及毒痢，乳癰、腸癰、肺癰等各種感染性疾病（熱毒）等，由於火熱癰盛、鬱結成毒的病症。其中部分又可用於各種毒蛇咬傷。

清熱解毒藥具有不同程度的消炎、利尿和抗感染作用，主要用來治療上述疾病。在應用時必須作適當的選擇與配伍。若熱毒在氣分，而火熱熾盛者，應配伍

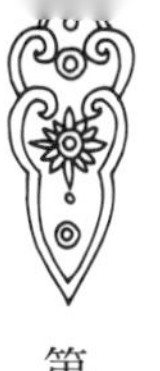



清熱瀉火藥；若熱毒在血分，可與清熱涼血藥配合應用；挾濕者，可與燥濕藥配合應用。此外，痢疾裏急後重，宜配行氣藥；瘡癰屬虛者，宜配補益藥等等。

藥物如：金銀花、連翹、大青葉、板藍根、射干、蒲公英、紫花地丁、青黛、白頭翁、白蘚皮、貫眾、敗醬草、白蘞等。

6. 清熱解暑藥：主要用於清解暑熱（即中暑）、暑濕。

暑熱常見於夏季，表現有發熱、出汗、煩渴、小便短赤、舌紅苔黃而乾，脈洪數等症狀。本類藥物由於具有利尿散熱、止渴生津等作用，故能治療暑熱證。因暑病常夾濕邪，故常配化濕藥，又暑熱易傷津耗氣，故再配益氣生津藥。

藥物如：西瓜皮、荷葉、綠豆、白扁豆等。

7. 清虛熱藥：性多寒涼，具有涼血清虛熱、退骨蒸的功效，能清陰虛而致的發熱，適用於久熱傷陰或陰虛發熱、溫熱病後期、熱灼陰液早涼，以及久病陰傷而致的夜熱骨蒸潮熱、低熱不退等。症見午後潮熱、五心煩熱、虛勞骨蒸、肌肉消瘦、面赤唇紅、盜汗、低熱不退，舌紅、脈細數等。

藥物如：地骨皮、青蒿、白薇等。

（三）瀉下藥

瀉下藥可通利大便，排除積滯、水飲及其他有害物質，有的並能清泄實熱，主要適用於便秘、積滯、水飲及實熱內結之證。瀉下藥主要分為三類：

1. 攻下藥：有瀉下作用的藥物，以通導大便，消除積滯，蕩滌實熱。攻下藥，大多性味苦寒，有較強的瀉下攻積作用，善治積滯、便秘諸證，並能清熱瀉火，對熱結便秘者尤為適宜，配熱藥也可治寒積便秘。

依藥性有寒、溫之不同，又分為寒下與溫下：

(1) 寒下藥：性味多屬苦寒，既能通便，又能瀉火（熱），適用於裏熱便秘實證，實熱壅滯、潮熱、譫語、口乾渴、大便燥結、宿食停積、腹脹滿而痛；或濕熱下痢、裏急後重；或熱盛迫血妄行造成吐血、衄血；或風火眼病；舌苔焦黃，脈滑數等。

(2) 溫下藥：性味辛溫，具祛寒通便作用，適用於寒積便秘（脾虛寒積，臍下硬結，便秘），腹冷痛，手足不溫、舌苔白滑、脈沈弦或沈遲，可用附子、乾薑和大黃同用以溫通寒結；如：陰寒痼結，腹脹水腫，體力尚可者，可用巴豆霜溫逐寒積。

藥物如：大黃、芒硝、巴豆、番瀉葉等。

2. 潤下藥：大多味甘平質潤，富含油脂，以植物的種仁或果仁居多，富含油脂，具有潤燥滑腸作用，使大便易於排出，瀉下力較緩，而不致峻瀉。適用於熱盛傷津，病後津液虧耗，年老體弱，血少津枯，或婦女胎前產後血虛所致腸燥便秘，習慣性便秘等。

藥物如：火麻仁、郁李仁等。

3. 峻下逐水藥：大多苦寒有毒，藥力峻猛，用於全身水腫，能引起劇烈腹瀉，有的兼有利尿作用，能使體內大量積水從大小便排出，以達到消除腫脹的目的。適用於臌脹、水腫、停飲、胸腹積水、痰飲結聚、喘滿壅實、胸脘痞悶、苔黃脈弦等實證且體質強壯者。本類藥物藥力既猛，又有毒性，用時須注意劑量、配伍和禁忌。

藥物如：牽牛子、大戟、芫花、甘遂、商陸、續隨子、葶藶子。

（四）化濕利尿藥

凡具有芳香化濕，利水滲濕作用的藥物，稱為化濕利尿藥。

根據藥物性味和作用的不同，分為二大類：

1. 芳香化濕藥：大多辛溫香燥，有芳香辟濁、化濕運脾的作用，功能行氣化濕，健脾助運，主要適用於中焦濕阻：溫濁內阻，脾為濕困，運化失調所致的胸腹痞滿、嘔吐泛酸、食少體倦、口甜多涎、大便稀溏，舌苔白（厚）膩等證。主治食慾不振、肢體困重。

藥物如藿香、白豆蔻、草豆蔻、草果、蒼朮、佩蘭、砂仁、厚朴等。

2. 利水滲濕藥：性味大多甘、淡、平、寒，主要具有使小便通利或攻逐（排除）體內水濕的藥物，也就是排除人體內滯留之多餘水液，經排尿量之增加而驅除，並且可使濕和熱（毒素）從小便排出，小便淋漓，澀痛症狀得以解除，藥理作用主要是利尿。所以，利水滲濕藥，大體上又可稱為「利尿藥」（但不完全等於利尿藥）。適用於水濕停蓄體內所產生的多種病症，如：小便不利、泄瀉、或水腫、痰飲、以及濕邪、濕熱所致的淋濁（淋病）、婦女白帶、關節疼痛、黃疸、瘡疹等證。

藥物如：茯苓、豬苓、木通、澤瀉、車前子、滑石、防己、薏苡仁、茵陳蒿、冬瓜仁、瞿麥、萹蓄、石韋、冬葵子、萆薢、金錢草、燈心草、赤小豆、通草等。

（五）祛風濕藥

凡具有祛除肌肉和筋骨的風濕、解除痺痛、舒筋活絡等作用的藥物。其中部

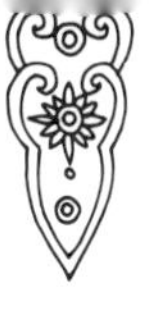



分藥物並有不同程度的補肝腎、壯筋骨的功效。適用於治療由風、寒、濕所致的痺證（其中有些也可用於治療外感表證），症見肢體疼痛、麻木不仁、關節不利、筋脈拘急等。

所謂痺證，主要症狀是關節肌肉疼痛或麻木，大致又可分為四類：

1. 行痹：風氣偏勝，又稱風痹。表現為痛無定處，呈游走性，多見於風濕性關節炎。
2. 痛痹：寒氣偏勝，又稱寒痺。表現為疼痛劇烈，痛有定處，遇寒則痛加劇，且有關節屈伸不利，多見於風濕性和類風濕性關節炎。
3. 著痺：濕氣偏勝，又稱濕痺。表現為疼痛固定，且肢體沉重，肌膚麻木，多見於類風濕性關節炎、肌肉風濕，以及變性性關節炎。

以上〝三痺〞，病程以慢性經過為主。

4. 另外，還有〝熱痺〞，發病急驟，關節紅腫熱痛，伴有全身發熱、口渴、苔黃、脈數，屬急性風濕性關節炎或慢性的急性發作。

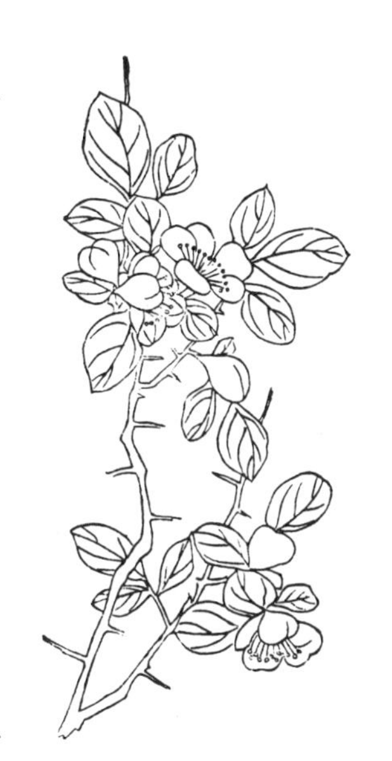

貼梗海棠（果實入藥，藥材稱木瓜）

應用祛風濕藥治療痺證時，應根據病證性質、疼痛部位、患者年齡、體質和病程等選擇適當藥物，並作必要的配伍。

藥物如：獨活、五加皮、秦艽、威靈仙、蠶砂、木瓜、臭梧桐、海桐皮、海風藤、伸筋草、桑枝、絡石藤、石南藤、虎骨、蒼耳子、豨薟草、白花蛇等。

（六）溫裏祛寒藥

凡具有溫性或熱性。能溫散裏寒、振奮陽氣，具有散寒止痛及溫運健脾之功，主要用於治療裏寒證的藥物，稱為溫裏藥、祛寒藥或溫裏祛寒藥。

所謂「裏寒」，大概包括兩方面情況：

1. 陰寒自裏而生，表現出顯著的寒象。程度稍輕的有手足冷、畏寒、面色蒼白、口不渴、喜熱飲、小便清長、大便稀溏、苔薄白、脈遲等陽虛表現，多見於患慢性病而全身功能衰弱、能量代謝降低的患者；程度嚴重的則為亡陽證，臨床表現四肢冰冷、畏寒、自汗、口鼻氣冷、大便清稀、脈沉微，多見於休克、虛脫等循環衰竭的患者。
2. 寒邪入侵臟腑，又稱「臟寒」，主要是脾胃虛寒。表現有嘔吐、呃逆、泄瀉、胸腹冷痛等胃腸功能障礙的症狀。從現代醫學觀點看，一般多屬於受寒後或飲食生冷後所引起的急性胃炎、急性胃腸炎。

溫裏藥有的是由於具有強心、反射性興奮血管運動中樞的作用，促進全身或局部的血液循環，故能回陽救逆，溫經散寒；有的溫裏祛寒藥具有健胃作用，能加強胃腸道消化吸收功能，改善能量代謝，並有抗菌等作用，故能溫中〝暖胃〞而止嘔、止瀉。

寒邪侵入人體有傷於表者，有傷於裏者。寒傷於表，宜用辛溫解表藥；寒傷於裏，宜用溫裏藥。溫裏藥具有溫經散寒、止痛、溫腎、助陽、回陽等作用。適用於：

1. 寒邪內侵，脾胃陽氣受困所致的脘腹冷痛、食慾不振、或陽氣不足之嘔吐、泄瀉痢疾等症。
2. 心腎陽虛、陰寒內盛所致的畏寒肢冷、面色蒼白、小便清長、舌淡苔白、脈象沉細；或汗出不止、四肢逆冷、下痢清穀、呼吸微弱、脈微欲絕等亡陽之症。

藥物如：附子、肉桂、乾薑、吳茱萸、丁香、小茴香、川椒、高良薑等。

（七）理氣藥

理氣藥大多辛溫芳香，善於行散或泄降，具有行氣消脹、順氣寬胸、止痛、疏肝解鬱、降逆順氣、止呃平喘等功效，即具有調脾氣，和胃氣、舒肝氣，理肺氣之不同作用。

理氣藥所以能夠行氣化滯而解除疼痛，主要是由於它們具有健胃、驅風、解痙、止嘔等作用，調整胃腸功能，使之恢復正常。適用於：

1. 脾胃氣滯，脘腹痞滿或脹痛，食慾不振。
2. 肝鬱氣滯，脇肋脹痛，乳房結塊或疝痛。
3. 胃氣上逆，噁心嘔吐，噯氣呃逆。
4. 肺氣上逆，胸悶咳喘等。

從氣滯的種類來說，大致有三種表現形式：

1. 脾胃氣滯：有脘腹脹悶、疼痛、噯氣吞酸、噁心嘔吐、腹瀉或便秘。多見於消化不良、胃腸神經官能症、慢性胃炎或潰瘍病。治療宜行氣導滯，選用有健胃、解痙、鎮痛作用的理氣藥，如：木香、陳皮、枳實、香櫞皮等。
2. 肝鬱氣滯：因肝氣過盛，疏泄差，鬱滯而發痛。由於肝主疏泄（疏泄脾胃

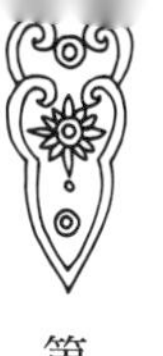


而助消化），主謀慮（與精神活動有關），當肝氣鬱滯而不能調達舒暢時，有胸悶脇痛、食慾不振，或嘔吐酸水，情緒抑鬱或煩悶不安，以及疝痛。在婦女則可影響到月經不調。以上症狀多見於慢性肝炎，也可見於胃腸神經官能症等。治療宜疏肝行氣解鬱，選用香附、枳殼、烏藥、素馨花等。

3. 肺氣壅滯：肺氣宜肅降，如果有壅滯而不能清肅下降，就會出現喘咳。治療宜降氣定喘，選用有降氣寬胸作用的藥物，如：沉香、檀香等。

藥物如：沉香、檀香、木香、降真香、陳皮、青皮、大腹皮、枳實、枳殼、香附子、川楝子、烏藥、荔枝核、薤白、柿蒂等。

（八）理血藥

凡能治療血分疾病的藥物，即能疏通血脈，消散瘀血，促進血行或制止出血的藥物。理血藥主要分為有二類：

1. 活血化瘀藥：主要用於治療〝血瘀〞。所謂血瘀，就是由於病理原因而引起的血脈瘀滯，以及由此而產生的一系列證候：

(1) 瘀痛：由於瘀血凝滯，〝不通則痛〞。常見的有小腹瘀痛（如：月經痛、盆腔炎的鬱血疼痛）、真心痛（心脈血滯而致的心絞痛、心肌梗死等）、跌打損傷和內臟出血後瘀血內停而致的疼痛、內臟器官炎症、充血性疼痛，以及其他原因引起的內臟器官或肢體較頑固的疼痛。瘀痛的特點是：局限性、深部、痛性質為悶痛和刺痛，持續時間較長，宜用活血藥袪瘀止痛。

(2) 癰瘍：包括膿腫、潰瘍、炎症性和化膿性病變，如：脫疽（血栓閉塞性脈管炎）、腸癰（急性闌尾炎）。中醫認為這些病變的發生往往與氣血凝滯有關，也要用活血袪瘀法治療。

(3) 癥瘕：即腹中腫物。堅硬不移而成塊，有徵可查的，稱為〝癥〞；腫物時聚時散，看之有形，但觸之無物，似真似假者，稱為〝瘕〞。

活血化瘀藥的作用按其強弱可分為：和血、行血、破血。「和血」即和利血液的運行，作用較平和，從調整全身功能著手，去除血脈阻滯的因素，如對熱證，涼血以瀉熱；對寒證，溫經以散寒，寒熱適當，血脈自然通行無阻，這就是和血；「行血」是使瘀血流動消散，不再停滯，其作用中等；「破血」又稱逐瘀，是攻逐停滯於體內程度較重的瘀血，作用較峻猛。

活血化瘀藥多屬味辛苦而性溫，辛能散瘀行滯，苦能泄利通降、溫可通血脈、促進血行，故本類藥物善於走散，具有疏通血脈，促進血行、消散瘀血、通經、活絡、續傷、利痺、定痛、及消腫散結等功效。主要適用於血行失暢、瘀血阻滯、血滯經閉、產後瘀阻腹痛、痛經、跌打損傷、骨折、風濕痺痛、癰瘍瘡腫、胸脇刺痛、肢體不遂、癥瘕積聚、胸痺等病證。

藥物如：川芎、丹參、乳香、沒藥、益母草、桃仁、紅花、赤芍、牛膝、鬱金、薑黃、延胡索、蟅蟲、三稜、莪朮、五靈脂、澤蘭、穿山甲、王不留行、路路通、絲瓜絡等。

2. 止血藥：主要用於咯血、吐血、衄血、尿血、便血、崩漏（子宮出血）、紫癜、鼻衄（鼻出血）及創傷出血等出血病證。根據性能、作用、功效不同可分：

(1) 涼血止血：用於血熱妄行，血色鮮紅。

(2) 收斂止血：用於出血不止，神疲乏力。

(3) 化瘀止血：用於出血兼血瘀阻者。

(4) 溫經止血：用於虛寒性出血、血色淡。

藥物如：側柏葉、茜草根、三七、蒲黃、艾葉、槐花、地榆、白茅根、藕節、大薊、小薊、仙鶴草、白及、百草霜、伏龍肝等。

（九）補養藥

凡具有補益人體氣、血、陰、陽之不足，以增強抗病能力，消除各種虛弱證候作用的藥物。補益藥依其作用的不同，主要分為四類：

1. 補氣藥：性味大多屬甘平或甘溫，增強機體的活動能力，主要用於治療氣虛證，重於補肺、益脾之氣。主治脾氣虛弱和肺氣虛弱等病症。

(1) 脾氣虛：則表現食慾不振、大便稀爛或泄瀉、腹部虛脹、腸鳴、腹痛、神倦、四肢乏力，甚至浮腫、脫肛等。

(2) 肺氣虛：則表現短氣、少氣、少氣懶言、氣息喘促易出虛汗、活動時氣喘、聲音低微、面色淡白、自汗等。

藥物如：人參、黨參、黃耆、山藥、白朮、甘草、大棗、飴糖等。

2. 補血藥：性味大多屬甘平，具有滋陰補血、養血的作用，重在補心、肝血虛。主要用於治療血虛證，主要適應證可見：面色萎黃、少華、唇爪蒼白、頭暈目眩、耳鳴、視力減退、神疲氣短、心悸、失眠、健忘、皮膚乾燥以及婦女月經不調、或月經量少、色淡、舌淡、脈細弱等，甚至經閉。

少數之補血藥為含維生素 $B_{12}$ 或 B 群等、或增加紅血球而直接達到補血作用，

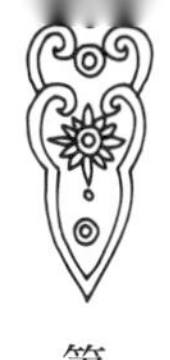



大多為補充人體之營養或改善神經系統，而起間接功能。

藥物如：當歸、熟地、白芍、何首烏、阿膠、枸杞子、桑椹、龍眼肉等。

3. 補陽藥：性味大多屬溫性，帶甘或鹹味，主要用於陽虛證。陽虛證包括：

(1)腎陽虛：主要表現是全身功能衰退。如：神倦畏寒、四肢不溫、腰膝痠軟、舌質淡白、苔白、脈沉而弱、自汗、耳鳴等。如：生殖泌尿功能受影響，則有陽萎、早泄、遺精、白帶清稀、夜尿、小便清長或頻數。如：呼吸功能受影響則有喘嗽。如：消化功能受影響，則有泄瀉。

(2)心陽虛：呈現冷汗淋漓、面色恍白、脈細欲絕或脈結代等。

(3)脾陽虛：有完穀不化、便溏、泄瀉、食慾不振。

由於腎為先天之本，故助陽藥主要用於溫補腎陽。

藥物如：鹿茸、狗脊、杜仲、鎖陽、續斷、肉蓯蓉、冬蟲夏草、巴戟天、菟絲子、海馬、海龍、蛤蚧、紫河車、骨碎補、胡蘆巴等。

4. 補陰藥：性味大多甘寒，其經過調節體液代謝，來達到能滋養陰液、清熱、生津、增液通便、潤燥等作用，主要是用來補養肺、胃、肝、腎之陰。主要症狀為：

(1)肺陰虛：程度輕者表現為肺陰不足，僅有乾咳少痰、音啞、咳血、虛熱、口渴咽乾、皮膚枯燥，或吐涎沫，或吐濁痰等，治宜生津潤肺，用沙參、麥冬、玉竹、百合等甘寒清潤之品。若症程度重者為肺痿，有潮熱、盜汗、久嗽、吐痰、盜汗、吐血、脈細數等，治宜養陰補氣，除用上述潤燥之品外，需加參、耆等益氣藥。

(2)胃陰虛：即胃的津液不足，表現為食慾減退、津少口乾舌燥、心熱煩渴等症。宜用甘寒柔潤之品清養胃陰，選用石斛、麥冬、沙參等藥。

由此可見，清養胃陰和肺陰用藥有相同之處，可以說養胃陰也就是養肺陰。

(3)肝陰虛：臨床上有兩類型表現：肝血虛或陽亢之症狀等。有些患者肝陰虛的表現與肝血虛相同，實際上往往就是由於肝血虛所致，二者都有，如：視力減退、夜盲、兩眼乾澀、頭暈、耳鳴、爪甲乾枯等表現，常見於慢性肝病，可用女貞子、旱蓮草，配合補血藥等治療。另外一些肝陰虛患者表現為肝陽上亢，有眩暈、耳鳴、口燥、咽乾、睡眠不安、舌質紅、脈細數等症狀，可見於高血壓病。

治療宜用龜板、鱉甲等藥，由於這些藥有鎮靜和滋補作用，可以調理肝陰、肝陽平衡的失調，補陰而抑陽，使肝陽上亢的症狀消失，這也就是所謂〝育陰潛陽〞或〝養陰潛陽〞。

(4)腎陰虛：是許多慢性病所共有的虛弱症候群，主要表現是：頭暈、耳鳴、腰膝痠軟、五心煩熱、午後低熱、遺精、盜汗、小便短赤、舌紅少津、脈細無力等。由於腎虛不能養肝，腎陰虛常引起肝陰虛，統稱肝腎不足。

藥物如：沙參、石斛、天門冬、麥門冬、百合、女貞子、旱蓮草、鱉甲、龜板、桑寄生、玉竹等。

（十）固澀藥

固澀藥性味大多酸、澀，有固表止汗、澀腸止瀉、固精縮尿、固崩止帶、收斂止血、斂肺止咳等作用。

藥物如：山茱萸、五味子、金櫻子、覆盆子、桑螵蛸、海螵蛸、訶子、芡實、白果、烏梅、石榴皮、黃麻根、浮小麥、赤石脂、肉豆蔻等。

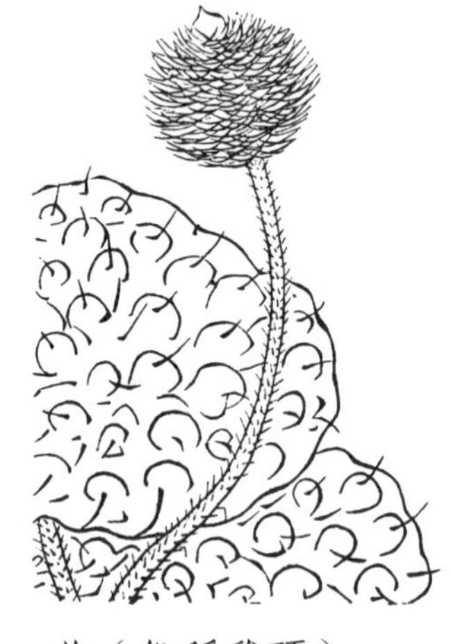

芡（俗稱雞頭）

（十一）安神藥

這類藥物具有鎮靜、催眠、抗驚厥作用。主要用於治療心神不安、煩躁失眠多夢、心悸、癲狂等證候。主要分為二類：

1. 重鎮安神藥：來源於礦石和介殼類物質。其質較重，故前人認為墜氣鎮攝，名為重鎮安神，主要是鎮心寧神、鎮肝潛陽、鎮肺斂氣、鎮胃降逆。

藥物如：朱砂、龍骨、牡蠣、珍珠、磁石、代赭石等。

2. 養心安神藥：來源於植物，主要作用亦為鎮靜，治心血虛和肝陰虛所致的驚悸、失眠，藥性較平和，副作用較少。

藥物如：酸棗仁、柏子仁、遠志、合歡皮等。

（十二）芳香開竅藥

凡以開通心竅，甦醒神志為主要功效的藥物。味辛氣香，其性偏於走竄發散，有通關、開竅、醒神、回蘇之功效，能使昏迷者神志清醒之藥物。主要適用於竅閉證，如：癲癇、中風突然昏厥，或熱病邪陷心包所引起的神志昏迷。

神志昏迷或突然昏厥有脫證、閉證之分。脫證，常見神昏冷汗，肢冷脈微欲絕，當回陽固脫，不宜用開竅藥。閉證，以口噤、握拳、脈有力為辨證依據，可

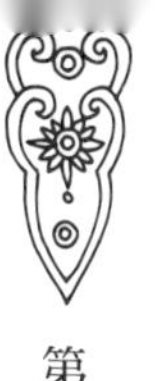



用開竅藥。

所謂閉證，其基本表現是：神志昏迷、口噤、握固、血壓基本正常或增高，無呼吸衰竭或循環衰竭的表現。又分：熱閉、寒閉之分。

1. 熱閉：多見於溫病熱入營分，如：流行性腦膜炎、乙型腦炎的極期，重症肺炎、化膿性感染等疾患的敗血症期，以及中暑、肝病、尿毒症和某些類型的腦血管意外等所致的昏迷。宜用涼開法，開竅藥須配清熱解毒藥同用。
2. 寒閉：兼有面青身冷、苔白脈遲，或驟然昏倒，或痰涎上涌，多見於中風、中毒等所致的昏迷。宜用溫開法，開竅藥須配祛寒（辛溫）行氣藥同用。

開竅藥能興奮中樞神經系統而蘇醒；鎮靜而除煩，抗驚厥而止痙，故能治療上述閉證，但往往要配合其他藥同用，才能收到良好效果。

開竅藥的有效成分多為辛香而有揮發性，故除菖蒲外，一般內服均只入丸、散劑，不入煎劑。

藥物如：麝香、蘇合香、安息香、龍腦、菖蒲等。

（十三）熄風鎮痙藥

這類藥物具有平熄肝風或潛陽鎮靜、解痙作用。

風病，是使人體致病的一種因素，與其他病邪結合而使人致病，可分為外風、內風。治療原則：外風宜疏散用解表藥；內風宜平息，用鎮痙藥。本處所講的風，是指內風而言，主要是由臟腑病變所致。常見的原因有肝腎陰虛、肝陽上亢、高熱、血虛等，造成〝肝風內動〞、〝熱極生風〞和〝血虛生風〞。

〝肝風內動〞，多由肝腎陰虛、肝陽上亢引起，證候一般表現為頭痛、頭昏、眩暈、眼花、耳鳴，其甚者則更有心煩、作嘔、心悸、肌肉震顫，多見於高血壓病和動脈硬化。治療除滋養肝腎外，宜平肝熄風，選用有降壓或鎮靜作用的藥物，如：鈎藤、天麻、白蒺藜、石決明等。

如上述病情進一步發展，則出現手足震顫、四肢抽搐，或突然昏倒、神志不清、口眼歪斜、半身不遂、語言不清等中風症狀，多見於腦血管意外。治療宜鎮痙熄風，選用有抗驚厥、降壓和通絡化痰作用的蟲類藥，如：全蠍、蜈蚣、地龍、僵蠶等。

〝熱極生風〞，是溫熱病時由高熱或感染因素而致的證候，表現為抽搐、角弓反張，多見於流行性腦膜炎、乙型腦炎、肺炎等熱盛期，以及小兒上呼吸道炎高熱。治療宜清熱熄風，選用有解熱和抗驚厥作用的藥物，如：羚羊角、僵蠶、玳瑁等。

〝血虛生風〞，是血虛不能養肝，引動內風，出現頭暈、眼花、耳鳴、四肢麻木，嚴重者甚至可出現四肢搐搦、昏倒等證狀，多見於貧血、神經官能症、病後身體虛弱等，治療應以養血為基礎，加用熄風藥，如：白蒺藜、天麻、石決明等。有些反覆發作的癲癇，也可運用養血熄風法進行治療而取效。

熄風，就是消除上述幾種風證症狀的一種治法。主要適用於肝陽上亢之頭痛、眩暈；肝風內動之抽搐、痙攣、口噤、口眼歪斜及角弓反張及肝炎上炎等病證。

藥物如：羚羊角、殭蠶、天麻、鈎藤、全蠍、蜈蚣、地龍、石決明、白蒺藜等。

（十四）化痰止咳平喘藥

凡能消除痰濁的藥物，稱化痰藥；凡能減輕或制止咳嗽和喘息的藥物，稱止咳平喘藥。兩者合一，故稱為化痰止咳平喘藥。主要可分為三類：

1. 清化熱痰藥：多屬寒性，具有祛痰、鎮咳、抗菌、消炎、鎮靜、鎮驚等作用，適用於熱痰、燥痰以及由痰火所致的瘰癧、癭瘤，由痰熱所致的驚癇等病證。

藥物如：貝母、前胡、竹茹、竹瀝、天竺黃、栝樓仁、天花粉、昆布、海藻、胖大海、海蛤殼等。

2. 溫化寒痰藥：多屬溫性，主要適用於治療寒痰、濕痰病證。作用一般比較強烈，要注意炮製方法和掌握用量。熱痰、燥痰者不宜用。

藥物如：半夏、天南星、白前、旋覆花、白芥子、桔梗、皂角（皂莢）、白附子等。

3. 止咳平喘藥：主要用於咳嗽、氣喘證候。它們分別具有鎮咳、祛痰、抗菌、利尿、通便等作用，通過不同的途徑而收到止咳平喘的效果。

咳喘有外感、內傷之別，外感咳喘，在使用這類藥物時，宜配伍解表宣肺藥同用，首選杏仁、款冬花；內傷咳喘，則宜配伍補養藥、清肺、溫肺、補肺、降肺氣或斂肺等藥同用，首選百部、紫菀。

藥物如：杏仁、紫蘇子、馬兜鈴、款冬花、紫菀、桑白皮、枇杷葉、百部等。

百部

（十五）消導藥

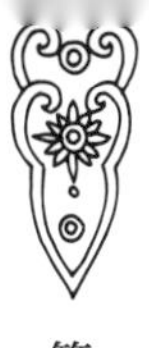



這類藥物具有消食積功效，以治療食積不化為主。大多味甘、性平溫，主要善於開胃消食，導行積滯。具有健運脾胃、消食化積、除脹和中之功效。適用於飲食過量、運化不及，或脾胃虛弱、運化無力所致的食積內停，症見脘腹脹滿、噯腐吞酸、噁心嘔吐、消化不良及大便失常等。

消導藥大多數具有促進胃液分泌、胃腸蠕動和消化食物的作用，故能開胃消滯而治消化不良。凡消化功能減退，而引起消化不良、食慾不振、飲食積滯者，均可酌情應用。

藥物如：萊菔子、山楂、麥芽、穀芽、神曲、雞內金等。

（十六）驅蟲藥

凡能驅除或殺滅腸道寄生蟲、止痛、消積的藥物，稱為驅蟲藥。中藥驅蟲藥的特點是：

1. 藥力雖不及西藥驅蟲藥強，但毒性和副作用較小。
2. 奏效雖不及西藥驅蟲藥快，但藥效尚持久。
3. 部分中藥驅蟲藥兼能健胃，作用較全面。
4. 用藥時，能兼顧患者體質和原有的其他疾病，適當配伍，體質虛弱者也可用。

驅蟲藥主要適用於治療蛔蟲、蟯蟲、鈎蟲、蜂蟲及薑片蟲等消化（腸）道寄生蟲病。寄生蟲病患者，常見繞臍腹痛，時作時止，不思飲食，或多食易飢，嗜食異物，久則面色萎黃，形體瘦等症狀。

中藥驅蟲藥中，用途較廣，能對抗多種寄生蟲的有檳榔、榧子肉、雷丸等。在選擇藥物時，驅蛔蟲，首選使君子和苦楝根皮；驅蟯蟲，首選榧子肉，其次鶴虱；驅鈎蟲，首選貫眾，其次雷丸；驅蜂蟲，首選南瓜子，其次檳榔。

藥物如：使君子、鶴虱、苦楝根皮、檳榔、鴉膽子、榧子等。

（十七）外用藥

常指以外用為主的藥物。主要應用於身體外表的局部，通過藥物與患部的直接接觸起治療作用。概括地說，具有解毒、消腫、殺蟲、止癢、收斂、止血、排膿、止痛、發泡、化腐、生肌、斂瘡、活血及收濕等作用。

由於疾病發生的部位及表徵不同，所以用藥的形式和方法很多，如：貼敷、塗擦、熏洗、吹喉、點眼等。

按照病變和藥效的不同，外用藥可分別選用單味或複方，製成粉劑、水劑或

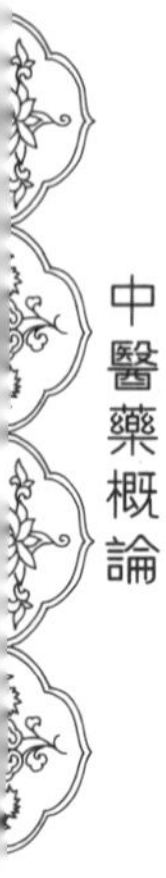


軟膏。作局部敷、塗、擦、摻，或煎水熏洗等。由於局部和整體是互相聯繫的，必要時還應採用局部與全身治療相結合的方法，除局部用藥外，給予內服藥物。另方面，對某些全身性疾病，有時也可以通過以藥物外用於體表，收到緩解症狀的效果。

外用藥多以外用為主，其中，有一些也可以供內服（例如：用於治療腫瘤）。但由於多有毒性，內服時，應注意避免過量，創面過大時，外用藥物不宜過多，以防吸收中毒。有些藥物刺激性較強，也不宜在頭面部、會陰處應用，以免發生反應。

藥物如：雄黃、輕粉、硫磺、明礬、硼砂、樟腦、蛇床子、鉛丹等。

（十八）催吐藥

長於升散、湧泄，能使病邪從口湧泄而去。如：瓜蒂、常山、膽礬、藜蘆等。

## 二、依藥用部位分類

按藥用部位分類，是便於研究藥材的外形和顯微特徵，以利對品種異同、質量優劣的比較鑑別，且因同一植物的不同入藥部位，採收、加工、貯藏等方法亦各有不同，故按藥用部位分類，也有利於對這些問題的研究和處理，保證藥材的質量。

1. 根類：

包含主根、不定根與塊根等的地下器官。

如：桔梗、人參、龍膽、芍藥、黃芩、遠志、麥門冬、前胡、當歸、黨參等。

2. 根莖類：

包含球莖、鱗莖、塊莖與根莖等的地下器官。

如：大黃、薑、黃連、半夏、川芎、薑黃、黃精、蒼朮、白朮、射干等。

3. 皮類：

係由莖或根形成層外側的一切組織而成。

如：桂皮、桑白皮、牡丹皮、厚朴、黃柏、五倍子、陳皮、石榴皮等。

4. 木類：

全由木質部組織而成。

如：木通、沉香、蘇木、檀香、樟、苦木等。

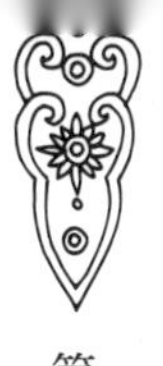



5. 葉類：

如：紫蘇、枇杷、艾葉、薄荷、番瀉葉、熊果葉、茶、大青葉、石韋、桑葉等。

6. 花類：

一般包括各個花、花序及其他花的附屬物，如：苞葉、總苞、花托、柱頭等。

如：紅花、丁香、槐花、辛夷、穀精草、菊花、款冬花、旋覆花、金銀花等。

7. 果實類：

如：大棗、枸杞子、女貞子、楮實子、吳茱萸、小茴香、枳殼、枳實、五味子、山茱萸等。

8. 種子類：

如：白扁豆、菟絲子、酸棗仁、柏子仁、蓮子、芡實、萊菔子、胖大海、白果、杏仁等。

9. 全草類：

如：肉蓯蓉、淫羊藿、鎖陽、麻黃、薄荷、萹蓄、瞿麥、廣藿香、桑寄生、益母草等。

## 三、依有效成分分類

採用這種分類法，有利於研究藥物的有效成分及其化學鑑定。

1. 含醣類，如：
   (1) 同質聚醣：竹茹等。
   (2) 異質聚醣：黃精、胖大海、昆布、海藻、豬苓、車前子、牛膝、白及等。
   (3) 果膠：大棗等。
   (4) 其他：枸杞子、楮實子 / 楮實、冬蟲夏草、栝樓根、地骨皮等。
2. 含苷類配醣體，如：
   (1) 蒽醌類：何首烏、巴戟天、瞿麥、大黃、蘆薈等。
   (2) 皂素：人參、西洋參、山藥、白扁豆、甘草、麥門冬、酸棗仁、遠志、柴胡、桔梗、皂莢（皂角，豆科植物皂莢之果實）/ 皂角刺（皂刺，前述植物之莖上棘刺）、枇杷葉、木通、（粉）萆薢、五加皮、三七、敗醬草等。
   (3) 氰類：杏仁、桃仁等。
   (4) 異硫氰酸酯：萊菔子等。

(5) 其他有機硫：蔥白等。

(6) 酚類：天麻等。

(7) 香豆素類及呋喃香豆素類：

a. 香豆素類：白芷等。

b. 類苯基乙烷類：黨參、肉蓯蓉等。

(8) 黃酮類：鎖陽、枳實、枳殼、蓮子、葛根、夏枯草、黃芩等。

(9) 固醇類：天門冬、知母、百合等。

(10) 萜類：

a. 單萜類：白芍、牡丹皮、赤芍等。

b. 三萜類：續斷等。

c. 環烯醚萜類：地黃、女貞子、續斷、山茱萸、梔子等。

d. 裂環烯醚萜類：秦艽、龍膽等。

(11) 其他：威靈仙、紅花、北板藍根、玄參等。

3. 含脂質類，如：

(1) 脂肪：淡豆豉、火麻仁等。

(2) 脂肪油：柏子仁等。

(3) 其他：蒼耳子等。

4. 含萜類，如：

(1) 單萜類：荊芥、紫蘇葉等。

(2) 倍半萜類：香附、白朮、青蒿等。

(3) 雙萜類：白果、茯苓、澤瀉、丹參等。

(4) 參萜類：黃耆、覆盆子、升麻、桑白皮、蒲公英等。

(5) 揮發油及香料：

a. 醇類：沉香、薄荷等。

b. 醛類：肉桂、陳皮等。

c. 酮類：菊花、蒼朮、薑黃等。

d. 酚類：細辛、丁香等。

e. 酚醚類：小茴香等。

f. 氧化物：辛夷等。

g. 醚類：艾葉等。

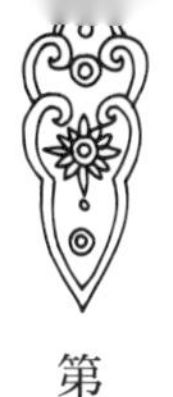



h. 萜類：金銀花等。

i. 內酯類：川芎等。

(6) 樹脂及樹脂混合物：乳香等。

(7) 油樹脂：高良薑、炮薑、生薑等。

(8) 其他：半夏、旋覆花、紫菀、廣藿香、砂仁等。

5. 含類苯基丙烷類，如：

(1) 單純類苯基丙烷：當歸、補骨脂、芡實、防風、羌活、牛蒡子、前胡、燈心草、獨活、蘇木、紫草、蛇床子等。

(2) 木質素類及新木質素類：杜仲、五味子、厚朴、連翹等。

(3) 類黃酮：淫羊藿、沙苑蒺藜、菟絲子、蔓荊子、萹蓄、桑寄生、山楂、血竭、槐花、側柏葉、射干、蘆根、淡竹葉等。

(4) 單寧類：訶子等。

6. 含生物鹼類，如：

(1) 吡啶及六氫吡啶類：檳榔等。

(2) 異喹啉類：烏藥、延胡索、黃連、黃柏等。

(3) 吲哚類：吳茱萸、鉤藤等。

(4) 固醇類：貝母等。

(5) 生物鹼胺類：麻黃、益母草等。

(6) 倍半萜類：石斛等。

(7) 雙萜類：附子等。

(8) 其他：百部、山豆根、苦參等。

7. 含其它類：

如：神麴、麥芽、穀芽等。

## 四、依自然屬性和親緣關係分類

按自然屬性和親緣關係分類，則有利於對藥物來源及其品種的鑑定。

由於同一科屬的藥物（主要是植物、動物類藥物），其形態、內部構造、化學成分及醫療作用，往往有相近之處，故通過親緣關係這一線索，也便於調查研究，從而發現和擴大新的藥源。

先把中（草）藥分為植物藥、動物藥和礦物藥。動、植物藥材再根據其原動、植物的親緣關係來分類和排列次序。

1. 動物藥，如：

(1) 昆蟲爬蟲類：蜈蚣、蛤蚧、白殭蠶、全蠍、斑蝥（ㄇㄠ ˊ）、胭脂蟲、蜜蜂等。

(2) 有蹄類：阿膠、鹿茸、牛黃等。

(3) 水生動物：龜板、水蛭、牡蠣、蛤粉、石決明、海螵蛸、蟾酥等。

(4) 化石：龍骨等。

(5) 家禽：雞內金等。

(6) 保育類動物：蛇類、穿山甲、犀牛角、海狗腎。

(7) 其它：麝香、紫河車、蛇蛻、蠶蛻、蟬蛻、五靈脂、蠶沙、夜明砂。

動物藥也可採入藥部位分類：

(1) 全身入藥：地龍等。

(2) 局部（組織或器官）入藥：熊膽、雞內金、虎骨等。

(3) 衍生物：犀角、鹿茸等。

(4) 分泌物：麝香等。

(5) 排泄物：五靈脂等。

(6) 病理產物：牛黃、白殭蠶等。

2. 礦物藥：

歷代典籍中的記載：《神農本草經》收錄 41 種礦物藥材、至《本草綱目》已載有 161 種。

(1) 天然形成的無機礦物以及岩石：石膏、滑石、代赭石、磁石、雄黃等。

(2) 史前動物的化石：琥珀、龍骨等。

(3) 天然礦物的加工品：白礬、芒硝、輕粉、朱砂、爐甘石等。

(4) 以無機化合物為主要成分的一類天然藥物：金、銀、鐵、黃鐵礦、雲母、石灰、水銀等。

3. 植物藥可依親緣關係來分類，舉例數科 (family) 如下：

(1) 多孔菌科，如：茯苓、豬苓、牛樟芝等。

(2) 禾本科，如：竹茹、麥芽、穀芽、淡竹葉、蘆根等。

(3) 莎草科，如：香附等。

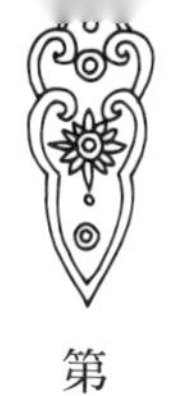



(4) 棕櫚科，如：血竭、棕根、檳榔等。

(5) 天南星科，如：半夏、天南星等。

(6) 百合科，如：蔥白、百合、麥門冬、天門冬、知母、貝母、黃精、蘆薈等。

(7) 薑科，如：高良薑、生薑、砂仁、薑黃等。

(8) 蘭科，如：白及、石斛、天麻、清明草等。

(9) 桑科，如：楮實子、桑白皮、愛玉子、火麻仁等。

(10) 蓼科，如：何首烏、萹蓄、大黃等。

(11) 莧科，如：(懷)牛膝、青葙等。

(12) 毛茛科，如：威靈仙、白芍、赤芍、牡丹皮、黃連、烏頭、附子、升麻等。

(13) 小蘗科，如：淫羊藿等。

(14) 木蘭科，如：辛夷、厚朴(ㄆㄛ ㄟ)、八角茴香、五味子等。

(15) 樟科，如：肉桂、烏藥等。

(16) 十字花科，如：萊菔子、(北)板藍根等。

(17) 薔薇科，如：蛇波、刺波、覆盆子、杏仁、桃仁、枇杷葉、山楂等。

(18) 豆科，如：黃耆、槐花、甘草、狗尾草、白扁豆、沙苑蒺藜、補骨脂、葛根、淡豆豉(ㄔ ㄩ)、皂莢/皂角刺、蘇木、山豆根、苦參等。

(19) 芸香科，如：吳茱萸、飛龍掌血、雙面刺、枳殼、陳皮、黃柏等。

(20) 橄欖科，如：乳香、橄欖根等。

(21) 鼠李科，如：紅棗、酸棗仁等。

(22) 梧桐科，如：胖大海等。

(23) 山茶科，如：茶等。

(24) 使君子科，如：使君子、訶子等。

(25) 桃金孃科，如：(公)丁香、桉葉、芭樂葉等。

(26) 五加科，如：人參、三七、西洋參、五加皮等。

(27) 繖形科，如：川芎、防風、羌活、獨活、白芷、當歸、小茴香、柴胡、前胡、蛇床子等。

(28) 杜鵑花科，如：熊果葉等。

(29) 木犀科，如：連翹、女貞子、桂花根等。

(30) 龍膽科，如：龍膽、秦艽等。

(31) 旋花科，如：牽牛子、菟絲子等。

(32) 馬鞭草科，如：蔓荊子、觀音串等。

(33) 唇形科，如：荊芥、紫蘇、薄荷、益母草、九層塔(頭)、半枝蓮、廣藿香、丹參、夏枯草、黃芩等。

(34) 茄科，如：枸杞子、地骨皮、黃水茄、燈籠草等。

(35) 玄參科，如：地黃、玄參等。

(36) 茜草科，如：巴戟天、鉤藤、梔子、茜草、雞屎藤等。

(37) 葫蘆科（瓜科），如：栝樓根、絲瓜絡等。

(38) 桔梗科，如：黨參、桔梗等。

(39) 菊科，如：白朮、蒼朮、旋覆花、蒼耳子、菊花、紅花、蒲公英、小金英、牛蒡(ㄅㄤˋ)子、紫菀(ㄨㄢˇ)、艾葉、青蒿等。

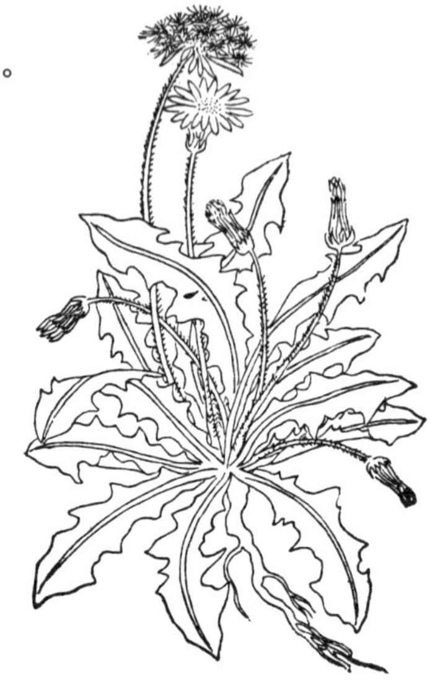

蒲公英

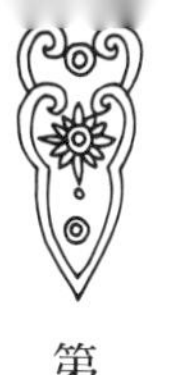

# 第十五章 中藥的真偽及優劣

2020年臺中市盛唐、九福、康然等中醫診所被查出病人用藥含重金屬超標事件，此「鉛中毒」事件不僅僅只是中醫師違法使用硃砂問題，其中更牽涉到中藥的用藥安全問題，這也使得中藥「真偽優劣」話題再次的被熱烈討論，該案多位病人被驗出血中含有高濃度的鉛，但硃砂(HgS)含汞非含鉛，為何病人服用中醫師處方的「硃砂」，卻導致鉛中毒呢？本案疑似病人服用之禁藥「硃砂」，摻雜有大量的假硃砂「鉛丹」，鉛丹用鉛、硫磺、硝石等合煉而成，主要成分為四氧化三鉛($Pb_3O_4$)；而硃砂又稱朱砂、丹砂，是由辰砂礦經炮製而得，主要化學成分為硫化汞(HgS)，硫化汞是結構穩定的二價汞鹽，腸胃吸收率也不高，但是長期累積在人體內，還是會游離成「二價汞離子」(藥學家普遍認為陽離子是礦產本草藥物的主要藥效產生者)，產生毒性，這個過程進展緩慢，可以解釋古代服食丹藥的人，為何需要數年才會發病致死。

## 第一節 鎮靜安神驗方～八寶散

歷代的八寶散配方中，並沒有含鉛的物質，但是因為配方中有「硃砂」，以往硃砂的用量極大，來源稀少價格昂貴，某些不肖的硃砂供貨藥商貪圖方便或為了節省成本，往往以「鉛丹」代替，鉛丹顏色與硃砂相近，兩者極易混淆，濫用下造成新生兒鉛中毒事件(民間習慣取硃砂去胎火，但卻誤用鉛丹惹禍)層出不窮。

八寶散是民間相傳的方劑，經常被用以治療嬰兒急慢驚風、夜啼哭鬧不安，其組成藥物在歷代醫籍中並無確切的名稱，如：牛黃圓、八寶粉、八寶散等。組成一般包括牛黃、蟬蛻、冰片、麝香、琥珀、珍珠粉、天麻、硃砂等八種，多屬於珍貴藥材。主要取其清心火或降肝熱，具鎮靜安神作用。所謂「驚風」是一種症狀，臨床出現全身性或局部性抽搐，或兼意識不清，此病名是由宋朝・錢乙《小兒藥證直訣》一書中提出，並將之分為急驚風與慢驚風。就現代醫學而言，驚風其實包括感染性（中樞神經系統與非中樞神經系統之感染，如急性發熱性抽搐、破傷風等）與非感染性（生產外傷、嬰兒手足抽搐、中毒、或其他因素）。八寶

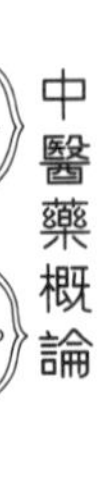


散方解：(1) 牛黃、蟬蛻能清熱；(2) 天麻具有熄風、祛痰、止痙作用；(3) 麝香可開心竅、通經絡；(4) 冰片取其香竄通竅；(5) 琥珀能鎮驚安神、通心竅；(6) 珍珠粉可鎮心平肝而安神；(7) 硃砂則扮演清熱、重鎮安神作用，但這些藥物最讓人疑慮者即是硃砂，口服多發生汞中毒，且多損神經系統與肝腎功能。

以往市面上偶有鉛中毒者，多因誤用鉛丹為硃砂或所取得硃砂礦物中品質不佳且含其他重金屬。鉛丹含重金屬『鉛』，其在動物體內有積蓄作用，尤其在腎臟、腦與肝臟，而導致急性中毒。目前衛生福利部已將硃砂列為禁藥，除硃砂外，八寶散中其他藥物並無造成中毒現象。硃砂味甘，性寒，質重，入心經，一般用量約 1 分（約 0.375 公克），但最重要的還是其炮製的專業技術（水飛研磨，去渣），才能減輕毒性與去除雜質，不過臺灣現已禁用硃砂，任何人都不應該違法使用。

但清朝《（御纂）醫宗金鑑》（吳謙主編），則以石鐘乳、硃砂、珍珠、冰片、琥珀合為「五寶散」記載。其製法用量如下：

| 組成藥材 | 用量 | 注意事項 |
|---|---|---|
| 石鐘乳 | 4 錢 | 如乳頭下垂，敲破易碎似蜻蜓翅者方真 |
| 硃砂 | 1 錢 | |
| 珍珠 | 2 錢 | 豆腐內煮半炷香時取出 |
| 冰片 | 1 錢 | |
| 琥珀 | 2 錢 | |

上述藥材，各研極細，和一處再研數百轉，瓷罐密收。用藥 2 錢，加飛羅麵 8 錢，再研和勻，每用土茯苓 1 斤，水 8 碗（相當 2 公升，通常 1 小碗約 250 c.c.），煎至 5 碗（相當 1.25 公升），濾去渣，作 5 次，每次加五寶散一分和勻。量病上下服，日用十次；如鼻子腐爛，每日土茯苓內加辛夷 3 錢煎服，引藥上行。五寶散能清熱解毒、祛腐消痰，治疳瘡。【方歌】：五寶散朱鐘乳珍，冰珀飛羅面細勻，楊梅疳瘡結毒證，土苓湯調服最神。（飛羅麵指磨麵時飛落下來混有塵土的麵）

所以，不論是民間驗方「八寶散」或《（御纂）醫宗金鑑》所載「五寶散」都應注意其含硃砂的中毒潛在危機。也應注意這些用方的使用時機，而非藥方之方名有「寶」字，在加上用藥皆為珍貴藥材，就將其當補藥濫用（也曾被誤用為孕

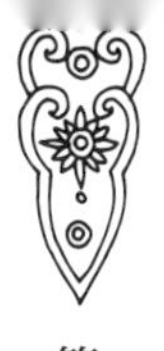



婦吃保養身體的處方）。但民眾也不用太過擔心，臺灣自民國 94 年起硃砂已不能再使用於調劑，所以，在合法管道取得以及科學中藥廠所販售的中藥是不會含有硃砂的。

## 第二節 談爭議性中藥～硃砂

硃砂於《神農本草經》被收錄於上品藥（即養生藥），但為何如今於臺灣卻成為「禁藥」呢？硃砂來自硫化物類礦物辰砂族辰砂（Cinnaba），其主要成分除硫化汞外，還含有許多微量雜質，例如硫化鎂、鐵、鎘、銅、鋅、砷等，因此硃砂於傳統入藥前必須先以磁鐵吸淨含鐵雜質，再經水飛法炮製。水飛法是利用加水反覆多次低溫研磨，避免硃砂在高溫下轉化成「汞」而毒性增加，並將毒性大的可溶性汞鹽、砷溶於水中後倒掉，製備成極細膩粉末，以供藥用。

神農本草經卷二

金山顧觀光尚之學

上品

丹砂味甘微寒主身體五藏百病養精神安魂魄益氣明目殺精魅邪惡鬼久服通神明不老能化爲汞

雲母味甘平主身皮死肌中風寒熱如在車船上除邪氣安五藏益子精明目久服輕身延年一名雲珠一名雲華一名雲英一名雲液一名雲砂一名磷石

玉泉味甘平主五藏百病柔筋強骨安魂魄長肌肉益氣久服耐寒暑不飢渴不老神仙人臨死服五斤死三年

硃砂於《神農本草經》被收錄於上品藥（依清・顧觀光重輯本）

早期衛生署（今衛生福利部之前身）自民國 94 年 5 月 1 日起全面禁止中藥房（局）調劑或販售硃砂，其因在於部分硃砂成品重金屬含量高、炮製不完全、使用劑量及方法錯誤、服用時間過久、誤用等等因素，造成重金屬中毒的危險性極高。

硃砂的使用除了其自身風險外，誤用情形更易導致重金屬中毒。其經常誤用者有三：(1) 合成的硫化汞－靈砂（HgS ＞ 99％），又稱為人工硃砂；(2) 鉛丹；(3) 紅粉。這 3 種毒性極大（靈砂易致汞中毒，後 2 者易致鉛中毒），外觀皆與硃砂相似（都是近似紅色粉末），不易由肉眼辨識，必須經由化學檢驗方能加以鑑別，一般民眾無法分辨。

### 易混淆藥材硃砂、鉛丹、紅粉之比較

| 名稱 | 硃砂 | 鉛丹 | 紅粉 |
| --- | --- | --- | --- |
| 別名 | 辰砂、丹砂、赤丹、汞沙 | 黃丹、丹粉、朱粉、鉛華 | 三仙丹、升丹、紅丹、紅升丹 |
| 主成分 | 硫化汞（HgS ＞ 96%） | 四氧化三鉛（$Pb_3O_4$） | 氧化汞（HgO ＞ 99%） |
| 外觀 | 原礦：鮮紅或暗紅色的不規則尖角塊狀物，粒度大，不均勻。炮製品：細膩粉末，粒度均勻，無亮星。 | 橙紅色或橙黃色粉末 | 橙紅色片狀或粉末結晶 |
| 來源 | 含硫化汞的天然礦石，大紅色，有金屬光澤。產於石灰岩、板岩、砂岩中。 | 用純鉛經加工製成 | 本品為水銀、硝石、白礬等原料，經昇華加工製成的粗製氧化汞結晶。 |
| 注意事項 | 本品有毒，不宜大量服用，也不宜少量久服。肝腎功能不全者禁服。 | 本品有毒，只可外用，不可內服。外用亦不宜久用。 | 本品有毒，只可外用，不可內服。外用亦不宜久用。 |

編語：紅粉的傳統製法為水銀 6 兩，硝石 3.75 兩，白礬 4.5 兩，在煉丹爐中，經結胎、上料、封口、加熱升煉、冷卻等過程的製備，而得到的紅色或黃色的昇華結晶。前者稱紅丹或紅升丹，後者稱黃升丹，由於煉製過程溫度的高低不同，導致升丹的顏色有紅、黃之分。用武火加熱時間長，溫度高，多為紅色結晶，非武火加熱溫度較低，多為黃色結晶。

關於硃砂劑量之現代研究：2004 年臺灣大學蕭水銀教授對於市售硃砂研究，發現小鼠在 10 mg/kg/day 口服硃砂 30 天以上，會產生耳毒性並造成運動平衡的失調，其中炮製不完全的硃砂約在 20 天逐漸顯現神經毒性，而炮製完全的硃砂約在 30 ～ 45 天後毒性才逐漸明顯。硫化汞的吸收及神經毒性約為劇毒甲基汞的一千分之一至五千分之一，世界衛生組織（WHO）規定成人每日可攝取甲基汞無毒性的劑量值是 0.2 mg/kg，依此與實驗結果推估成人對於水飛硃砂（或稱揮硃砂、正水揮）的安全劑量及服藥期間為 0.05 ～ 0.07 g/kg，連續使用不得超過 10 ～ 14 天。

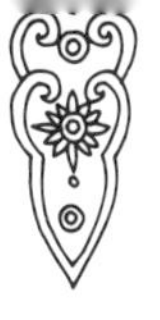



另外，2005 年版的《中國藥典》記載硃砂的每日量為 0.1 ～ 0.5 克。此藥典裡單味及成方製劑約收載 564 方，其中含有硃砂的就有 45 方，例如天王補心丹、七厘散、牛黃清心丸、安宮牛黃丸、安宮牛黃散、舒肝丸、小兒百壽丸、小兒至寶丸、小兒驚風散、小兒清熱片等，但是有些製劑其中硃砂的每日含量實際上卻高於 0.5 克，例如柏子養心丸、萬氏牛黃清心丸、抱龍丸等，所以，對於中國大陸藥品含硃砂者，日服量較高的丸劑或是小兒用藥應該謹慎使用。臺灣目前已將硃砂列為禁藥，「自 94 年 5 月 1 日起禁止中藥用硃砂製造、調劑、輸入、輸出、販賣或陳列」，切勿誤用觸法。

## 第三節　臺灣中藥材的真偽現象

臺灣使用的中藥材多數仰賴進口，因此中藥進口商承擔了中藥材進入臺灣中藥市場最初的品質把關大任，但礙於中藥材原產地貨源廣，往往稍有不慎，偽品、劣質等藥材就可能出現在您我的用藥中。藥材混淆品的誤用對於中醫臨床影響，輕者無法達成臨床預期藥效，重者對病情造成負面影響，甚至有生命的為害（如 2020 年硃砂中毒案件）。

而歸納造成市售藥材誤用混用之原因，包括：(1) 同名異物或同物異名；(2) 師徒相傳，經年習慣使用；(3) 消費習慣，無正確資訊；(4) 不識正品藥材；(5) 中藥商供應來源有誤；(6) 其它因素（如為謀利而造假）。許多易混淆藥材飲片通常可用五官及顯微鏡檢等科學化的鑑別機制，快速且準確的比對其基原，此時具備藥用植物（動物、礦物）的辨識基礎，是最重要的能力。臺灣中藥材市場在過去曾出現易混淆（偽品）藥材者，現表列數例於下：

| 易混淆藥組（正品 / 偽品） | 正品基原 | 偽品基原 |
|---|---|---|
| 一條根 / 白馬屎 | 豆科 (Leguminosae) 植物千斤拔 *Flemingia prostrata* Roxb. 的根。 | 豆科 (Leguminosae) 植物大葉千斤拔 *Flemingia macrophylla* (Willd.) O. Ktze. 的根。 |
| （公）丁香 / 母丁香 | 桃金孃科 (Myrtaceae) 植物丁香 *Eugenia caryophyllata* Thunb. 的花蕾。 | 桃金孃科 (Myrtaceae) 植物丁香 *Eugenia caryophyllata* Thunb. 的成熟果實。 |

| 易混淆藥組（正品 / 偽品） | 正品基原 | 偽品基原 |
| --- | --- | --- |
| 大青葉 / 馬藍葉 | 十字花科 (Cruciferae) 植物菘藍 *Isatis indigotica* Fort. 的葉。 | 爵床科 (Acanthaceae) 植物馬藍 *Strobilanthes cusia* (Nees) Kuntze 的莖葉。 |
| 山梔子 / 水梔子 | 茜草科 (Rubiaceae) 植物梔子 *Gardenia jasminoides* Ellis 的成熟果實。 | 茜草科 (Rubiaceae) 植物大花梔子 *Gardenia jasminoides* Ellis var. *grandiflora* Nakai 的成熟果實。 |
| 山慈菇（毛慈菇）/ 光慈菇 | 蘭科 (Orchidaceae) 植物杜鵑蘭 *Cremastra appendiculata* (D. Don) Makino 的假鱗莖（球莖）。 | 百合科 (Liliaceae) 植物老鴉瓣 *Tulipa edulis* (Miq.) Baker 的鱗莖。 |
| 山藥 / 樹薯 | 薯蕷科 (Dioscoreaceae) 植物薯蕷 *Dioscorea opposita* Thunb. 及其同屬植物的根莖。 | 大戟科 (Euphorbiaceae) 植物木薯 *Manihot esculenta* Crantz 的塊根。 |
| 三七 / 藤三七 | 五加科 (Araliaceae) 植物三七 *Panax notoginseng* (Burk.) F. H. Chen 的根。 | 落葵科 (Basellaceae) 植物藤三七 *Anredera cordifolia* (Tenore) van Steenis 的塊莖（或珠芽）。 |
| 三七 / 黃肉川七 | | 蓼科 (Polygonaceae) 植物虎杖 *Polygonum cuspidatum* Sieb. & Zucc. 的根莖。 |
| 川牛膝 / 味牛膝 | 莧科 (Amaranthaceae) 植物川牛膝 *Cyathula officinalis* Kuan 的根。 | 爵床科 (Acanthaceae) 植物腺毛馬藍 *Strobilanthes forrestii* Diels 的根及根莖。 |
| 川貝母 / 平貝母 | 百合科 (Liliaceae) 植物捲葉貝母 *Fritillaria cirrhosa* D. Don 的鱗莖。 | 百合科 (Liliaceae) 植物平貝母 *Fritillaria ussuriensis* Maxim. 的鱗莖。 |
| 丹參 / 山丹參 | 唇形科 (Labiatae) 植物丹參 *Salvia miltiorrhiza* Bge. 的根及根莖。 | 唇形科 (Labiatae) 植物白花丹參 *Salvia miltiorrhiza* f. Bunge f. *alba* C. Y. Wu & H. W. Li 的根及根莖。 |

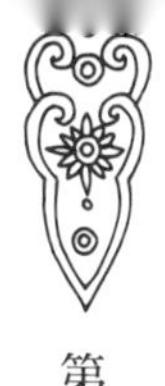



| 易混淆藥組（正品／偽品） | 正品基原 | 偽品基原 |
|---|---|---|
| 五加皮／香加皮 | 五加科（Araliaceae）植物細柱五加 *Acanthopanax gracilistylus* W. W. Smith 的根皮。 | 蘿藦科（Asclepiadaceae）植物杠柳 *Periploca sepium* Bge. 的根皮。 |
| 冇骨消／白冇骨消 | 忍冬科（Caprifoliaceae）植物冇骨消 *Sambucus chinensis* Lindl. 的莖（偶見根部入藥）。 | 唇形科（Labiatae）植物白冇骨消 *Hyptis rhomboides* Mart. & Gal. 的地上部位。 |
| 天南星／虎掌南星 | 天南星科（Araceae）植物天南星 *Arisaema erubescens* (Wall.) Schott 的塊莖。 | 天南星科（Araceae）植物虎掌 *Pinellia pedatisecta* Schott 的塊莖。 |
| 牛蒡子／水飛薊 | 菊科（Compositae）植物牛蒡 *Arctium lappa* L. 的果實。 | 菊科（Compositae）植物水飛薊 *Silybum marianum* (L.) Gaert. 的果實。 |
| 王不留行／野牡丹 | 石竹科（Caryophyllaceae）植物麥藍菜 *Vaccaria segetalis* (Neck.) Garcke 的成熟種子。 | 野牡丹科（Melastomataceae）植物野牡丹 *Melastoma candidum* D. Don 的粗莖及根。 |
| 冬葵子／苘麻子 | 錦葵科（Malvaceae）植物冬葵 *Malva verticillata* L. 的成熟種子。 | 錦葵科（Malvaceae）植物苘麻 *Abutilon theophrasti* Medic. 的成熟種子。 |
| 功勞葉（枸骨葉）／十大功勞葉 | 冬青科（Aquifoliaceae）植物枸骨 *Ilex cornuta* Lindl. ex Paxt. 的葉。 | 小蘗科（Berberidaceae）植物闊葉十大功勞 *Mahonia bealei* (Fort.) Carr. 的葉。 |
| 半夏／水半夏 | 天南星科（Araceae）植物半夏 *Pinellia ternata* (Thunb.) Breit. 的塊莖。 | 天南星科（Araceae）植物鞭檐犁頭尖 *Typhonium flagelliforme* (Lodd.) Blume 的塊莖。 |
| 白花蛇舌草／水線草 | 茜草科（Rubiaceae）植物白花蛇舌草 *Hedyotis diffusa* Willd. 的全草。 | 茜草科（Rubiaceae）植物水線草 *Hedyotis corymbosa* (L.) Lam. 的全草。 |
| 白前／白薇 | 蘿藦科（Asclepiadaceae）植物柳葉白前 *Cynanchum stauntonii* (Decne) Schltr. ex Levl. 的根及根莖。 | 蘿藦科（Asclepiadaceae）植物白薇 *Cynanchum atratum* Bge. 的根及根莖。 |

| 易混淆藥組（正品 / 偽品） | 正品基原 | 偽品基原 |
|---|---|---|
| 白英 / 尋骨風 | 茄科 (Solanaceae) 植物白英 *Solanum lyratum* Thunb. 的全草。 | 馬兜鈴科 (Aristolochiaceae) 植物綿毛馬兜鈴 *Aristolochia mollissima* Hance 的全草。 |
| 白茅根 / 白草 | 禾本科 (Gramineae) 植物白茅 *Imperata cylindrica* (L.) Beauv. var. *major* (Nees) C. E. Hubb. 的根莖。 | 禾本科 (Gramineae) 植物白草 *Pennisetum flaccidum* Griseb. 的根莖。 |
| 白頭翁 / 委陵菜 | 毛茛科 (Ranunculaceae) 植物白頭翁 *Pulsatilla chinensis* (Bge.) Regel 的根。 | 薔薇科 (Rosaceae) 植物委陵菜 *Potentilla chinensis* Ser. 的帶根全草。 |
| 白蘞 / 木鱉根 | 葡萄科 (Vitaceae) 植物白蘞 *Ampelopsis japonica* (Thunb.) Makino 的塊根。 | 葫蘆科 (Cucurbitaceae) 植物木鱉 *Momordica cochinchinensis* (Lour.) Spreng. 的塊根。 |
| 石斛 / 木斛 | 蘭科 (Orchidaceae) 植物金釵石斛 *Dendrobium nobile* Lindl. 的莖。 | 蘭科 (Orchidaceae) 植物流蘇金石斛 *Ephemerantha fimbriata* (Blume) Hunt & Summerh 的全草。 |
| 石菖蒲 / 九節菖蒲 | 天南星科 (Araceae) 植物石菖蒲 *Acorus gramineus* Soland. 的根莖。 | 毛茛科 (Ranunculaceae) 植物阿爾泰銀蓮花 *Anemone altaica* Fisch. ex C. A. Mey 的根莖。 |
| 石蓮子 / 苦石蓮 | 睡蓮科 (Nymphaeaceae) 植物蓮 *Nelumbo nucifera* Gaertn. 的老熟果實。 | 豆科 (Leguminosae) 植物喙莢雲實 *Caesalpinia minax* Hance 的成熟種子。 |
| 肉蓯蓉 / 鹽生肉蓯蓉 | 列當科 (Orobanchaceae) 植物肉蓯蓉 *Cistanche deserticola* Y. C. Ma 的帶鱗葉之肉質莖。 | 列當科 (Orobanchaceae) 植物鹽生肉蓯蓉 *Cistanche salsa* (C. A. Mey) Benth. & Hook. F. 的帶鱗葉之肉質莖。 |
| 艾葉 / 芙蓉葉 | 菊科 (Compositae) 植物艾 *Artemisia argyi* Lévl. et Vant. 的葉。 | 菊科 (Compositae) 植物蘄艾 *Crossostephium chinense* (L.) Makino 的葉。 |

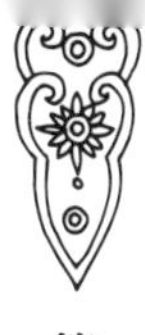



| 易混淆藥組（正品 / 偽品） | 正品基原 | 偽品基原 |
|---|---|---|
| 血竭 / 偽製血竭 | 棕櫚科（Palmae）植物麒麟竭 *Daemonorops draco* Bl. 的果實及樹幹中滲出之樹脂，經加工製成。 | 為紅色色素與松香結合而成。 |
| 何首烏 / 黃藥子 | 蓼科（Polygonaceae）植物何首烏 *Polygonum multiflorum* Thunb. 的塊根。 | 薯蕷科（Dioscoreaceae）植物黃藥 *Dioscorea bulbifera* L. 的塊莖。 |
| 何首烏 / 翼蓼 | | 蓼科（Polygonaceae）植物翼蓼 *Pteroxygonum giraldii* Dammer & Diels 的塊根。 |
| 決明子 / 望江南子 | 豆科（Leguminosae）植物小決明 *Cassia tora* L. 的成熟種子。 | 豆科（Leguminosae）植物望江南 *Cassia occidentalis* L. 的成熟種子。 |
| 沙苑蒺藜 / 黃野百合 | 豆科（Leguminosae）植物扁莖黃耆 *Astragalus complanatus* R. Br. ex Bge. 的成熟種子。 | 豆科（Leguminosae）植物黃野百合 *Crotalaria pallida* Ait. var. *obovata* (G. Don) Polhill 的成熟種子。 |
| 芒硝 / 化學芒硝 | 硫酸鹽類礦物芒硝族芒硝，經加工精製而成的結晶體。主成分為含水硫酸鈉（$Na_2SO_4 \cdot 10H_2O$）。 | 化學合成之亞硝酸鈉（$NaNO_2$）。 |
| 刺五加 / 紅毛五加皮 | 五加科（Araliaceae）植物刺五加 *Acanthopanax senticosus* (Rupr. & Maxim.) Harms 的根及根莖。 | 五加科（Araliaceae）植物紅毛五加 *Acanthopanax giraldii* Harms 的莖皮。 |
| （北）板藍根 / 南板藍根 | 十字花科（Cruciferae）植物菘藍 *Isatis indigotica* Fort. 的根。 | 爵床科（Acanthaceae）植物馬藍 *Baphicacanthus cusia* (Nees) Bremek. 的根及根莖。 |
| 玫瑰花 / 月季花 | 薔薇科（Rosaceae）植物玫瑰 *Rosa rugosa* Thunb. 的花蕾。 | 薔薇科（Rosaceae）植物月季 *Rosa chinensis* Jacq. 的花蕾。 |

| 易混淆藥組（正品 / 偽品） | 正品基原 | 偽品基原 |
|---|---|---|
| （祁州）漏蘆 / 禹州漏蘆 | 菊科 (Compositae) 植物祁州漏蘆 *Rhaponticum uniflorum* (L.) DC. 的根。 | 菊科 (Compositae) 植物禹州漏蘆 *Echinops latifolius* Tausch. 的根。 |
| 金錢草 / 廣金錢草 | 報春花科 (Primulaceae) 植物過路黃 *Lysimachia christinae* Hance 的全草。 | 豆科 (Leguminosae) 植物廣金錢草 *Desmodium styracifolium* (Osb.) Merr. 的地上部分。 |
| 阿魏 / 南洋阿魏 | 繖形科 (Umbelliferae) 植物新疆阿魏 *Ferula sinkiangensis* K. M. Shen 或阜康阿魏 *Ferula fukanensis* K. M. Shen 的樹脂。 | 繖形科 (Umbelliferae) 植物阿魏（膠阿魏草）*Ferula assafoetide* L. 的樹脂。 |
| 枳實 / 綠衣枳實 | 芸香科 (Rutaceae) 植物酸橙 *Citrus aurantium* L. 及其栽培變種的幼果。 | 芸香科 (Rutaceae) 植物橘 *Poncirus trifoliata* (L.) Raf. 的幼果。 |
| 紅景天 / 四裂紅景天 | 景天科 (Crassulaceae) 植物大花紅景天 *Rhodiola crenulata* (Hook. f. & Thoms.) H. Ohba 的根及根莖。 | 景天科 (Crassulaceae) 植物四裂紅景天 *Rhodiola quadrifida* (Pall.) Fisch. & Mey. 的根及根莖。 |
| 凌霄花 / 泡桐花 | 紫葳科 (Bignoniaceae) 植物美洲凌霄 *Campsis radicans* (L.) Seem. 的花。 | 玄參科 (Scrophulariaceae) 植物毛泡桐 *Paulownia tomentosa* (Thunb.) Steud. 的花。 |
| 夏枯草（果穗）/ 夏枯草（全草） | 唇形科 (Labiatae) 植物夏枯草 *Prunella vulgaris* L. 的果穗。 | 唇形科 (Labiatae) 植物夏枯草 *Prunella vulgaris* L. 的全草。 |
| 粉防己 / 廣防己 | 防己科 (Menispermaceae) 植物粉防己 *Stephania tetrandra* S. Moore 的根。 | 馬兜鈴科 (Aristolochiaceae) 植物廣防己 *Aristolochia fangchi* Y. C. Wu ex L. D. Chow & S. M. Hwang 的根。 |
| 馬齒莧 / 假馬齒莧 | 馬齒莧科 (Potulaceae) 植物馬齒莧 *Portulaca oleracea* L. 的地上部分。 | 玄參科 (Scrophulariaceae) 植物假馬齒莧 *Bacopa monnieri* (L.) Wettst. 的全草。 |

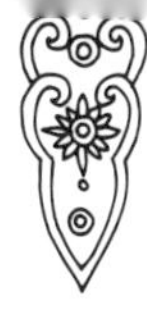



| 易混淆藥組（正品 / 偽品） | 正品基原 | 偽品基原 |
|---|---|---|
| 馬錢子 / 木鱉子 | 馬錢科 (Loganiaceae) 植物馬錢 *Strychnos nux-vomica* L. 的成熟種子。 | 葫蘆科 (Cucurbitaceae) 植物木鱉 *Momordica cochinchinensis* (Lour.) Spreng. 的成熟種子。 |
| 骨碎補 / 大碎補 | 水龍骨科 (Polypodiaceae) 植物槲蕨 *Drynaria fortunei* (Kunze) J. Sm. 的根莖。 | 水龍骨科 (Polypodiaceae) 植物崖薑蕨 *Pseudodrynaria coronans* (Wall.) Ching 的根莖。 |
| 密蒙花 / 結香花 | 馬錢科 (Loganiaceae) 植物密蒙花 *Buddleja officinalis* Maxim 的花蕾及花序。 | 瑞香科 (Thymelaeaceae) 植物結香 *Edgeworthia chrysantha* Lindl. 的花蕾及花序。 |
| 敗醬草 / 菥蓂 | 敗醬科 (Valerianaceae) 植物黃花敗醬 *Patrinia scabiosaefolia* Fisch. ex Trev. 的全草。 | 十字花科 (Cruciferae) 植物菥蓂 *Thlaspi arvense* L. 的全草。 |
| 番紅花 / 偽番紅花 | 鳶尾科 (Iridaceae) 植物番紅花 *Crocus sativus* L. 的柱頭。 | 未知來源品經染色而成，泡水後，褪色至近透明。 |
| 紫河車 / 偽紫河車 | 人科 (Hominidae) 人 *Homo sapiens* L. 的胎盤。 | 以魚鰾、魚卵加麵粉摻和做成。 |
| 絡石藤 / 穿根藤 | 夾竹桃科 (Apocynaceae) 植物絡石 *Trachelospermum jasminoides* (Lindl.) Lem. 的帶葉藤莖。 | 茜草科 (Rubiaceae) 植物匍匐九節 *Psychotria serpens* L. 的帶葉藤莖。 |
| 菟絲子 / 紫蘇子 | 旋花科 (Convolvulaceae) 植物菟絲子 *Cuscuta chinensis* Lam. 的成熟種子。 | 唇形科 (Labiatae) 植物紫蘇 *Perilla frutescens* (L.) Britt. 的成熟果實。 |
| 黃耆 / 紅耆 | 豆科 (Leguminosae) 植物膜莢黃耆 *Astragalus membranaceus* (Fisch.) Bge. 的根。 | 豆科 (Leguminosae) 植物多序岩黃耆 *Hedysarum polybotrys* Hand.-Mazz. 的根。 |
| 黑芝麻 / 亞麻子 | 胡麻科 ( Pedaliaceae) 植物胡麻 *Sesamum indicum* L. 的種子。 | 亞麻科 (Linaceae) 植物亞麻 *Linum usitatissimum* L. 的種子。 |
| 萹蓄 / 小飛揚 | 蓼科 (Polygonaceae) 植物萹蓄 *Polygonum aviculare* L. 的地上部分。 | 大戟科 (Euphorbiaceae) 植物小飛揚 *Chamaesyce thymifolia* (L.) Millsp. 的全草。 |

| 易混淆藥組（正品 / 偽品） | 正品基原 | 偽品基原 |
|---|---|---|
| 綿馬貫眾 / 本貫眾 | 鱗毛蕨科 (Dryopteridaceae) 植物粗莖鱗毛蕨 *Dryopteris crassirhizoma* Nakai 的根莖及葉柄殘基。 | 桫欏科 (Cyatheaceae) 植物筆筒樹 *Cyathea lepifera* (J. Sm. ex Hook.) Copel. 的樹梢著生葉片之樹幹。 |
| 蒲公英 / 兔兒菜 | 菊科 (Compositae) 植物蒲公英 *Taraxacum mongolicum* Hand.-Mazz. 及其同屬多種植物的全草。 | 菊科 (Compositae) 植物兔兒菜 *Ixeris chinensis* (Thunb.) Nakai 的全草。 |
| 穀精草 / 穀精珠 | 穀精草科 (Eriocaulaceae) 植物穀精草 *Eriocaulon buergerianum* Koern. 的帶花莖之頭狀花序。 | 穀精草科 (Eriocaulaceae) 植物華南穀精草 *Eriocaulon sexangulare* L. 的頭狀花序。 |
| 橘紅 / 柳丁皮 | 芸香科 (Rutaceae) 植物橘 *Citrus reticulata* Blanco 及其栽培變種的外層果皮。 | 芸香科 (Rutaceae) 植物柳橙 *Citrus sinensis* (L.) Osbeck 的果皮。 |
| 雞冠花 / 青葙花 | 莧科 (Amaranthaceae) 植物雞冠花 *Celosia cristata* L. 的花序。 | 莧科 (Amaranthaceae) 植物青葙 *Celosia argentea* L. 的花序。 |
| 藕節 / 藕 | 蓮科 (Nelumbonaceae) 植物蓮 *Nelumbo nucifera* Gaertn. 的根莖節部。 | 蓮科 (Nelumbonaceae) 植物蓮 *Nelumbo nucifera* Gaertn. 的根莖。 |
| 鐵線透骨草 / 金錢薄荷 | 毛茛科 (Ranunculaceae) 植物黃花鐵線蓮 *Clematis intricata* Bge. 的全草。 | 唇形科 (Labiatae) 植物金錢薄荷 *Glechoma hederacea* L. var. *grandis* (A. Gray) Kudo. 的全草。 |

## 第四節　中藥（材）優劣品質之把關

中藥（材）優劣品質之把關，主要在確保藥材之「安全性」、「有效性」，自從食安風暴後，民眾如何選擇安全、有效的藥材一直蔚為話題，而國內的中藥製藥大廠，因應市場上的需求改變，也陸續加入安心藥材的推廣行列，如科達、

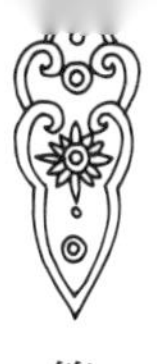



勝昌、港香蘭、莊松榮、順天堂等。臺灣地區大約有六成以上的民眾會使用中藥材，而「藥食同源」的觀念也在我們的飲食文化中處處可見，因此中藥材安全的問題也相對受到重視。國人所使用的中藥材約有 95% 來自中國，由於許多中藥材種植缺乏規範化的管理，包括可能肥料使用不當及濫用農藥等問題或者由於各地區用藥習慣不同或一藥多名常造成混用或誤用的情形，所以需透過專業的藥材真偽鑑定能力，參考各國法定中藥典為基準，透過基原鑑定、TLC 鑑別等方法，確認是正品中藥材。

## 一、國內中藥大藥廠推廣安心藥材，其標準步驟如下：

1. 先找到中國各個藥材道地產地，從種植環境評估、樣品檢驗，找到適當的產地農戶及合作社進行長期合作，以維護栽種品質，讓中藥材品質穩定供應。
2. 以先進精密設備檢測抽提物含量、精油含量及指標成分；管制中藥的安全性問題，如：二氧化硫、黃麴毒素、重金屬、農藥殘留，並杜絕不當加工。
3. 利用專業建構資訊平台，結合包裝上的智慧辨識 QR Code，只要透過各種智慧行動裝置，即可便利讀取「藥材產地」、「檢驗資訊」，開創安心中藥品質管理的新領域。QR Code 品質看得見！無論是中醫師、藥師等專業人員乃至一般民眾，都能快速的瞭解到每包「安心中藥」的品管過程與結果，也是對民眾用藥品質的承諾及保障。

要杜絕食安問題，業者自主管理才是關鍵！衛生福利部在 2016 年發布食安法第 7 條第 1 項規定「食品業者應實施自主管理，訂定食品安全監測計畫，確保食品衛生安全。」同法第 7 條第 2 項規定「食品業者應將其產品原材料、半成品或成品，自行或送交其他檢驗機關（構）、法人或團體檢驗。」以強化規範食品業者自主管理責任。

值得一提的是：國內許多知名業者也都一一推動原料溯源系統，落實自主化管理。例如國內某企業率先建立其品牌的安心標章（如 SAA），以此標章提供消費者選購產品的安心證明，看見 SAA 安心標章，代表產品經過專業科學分析與符合多項

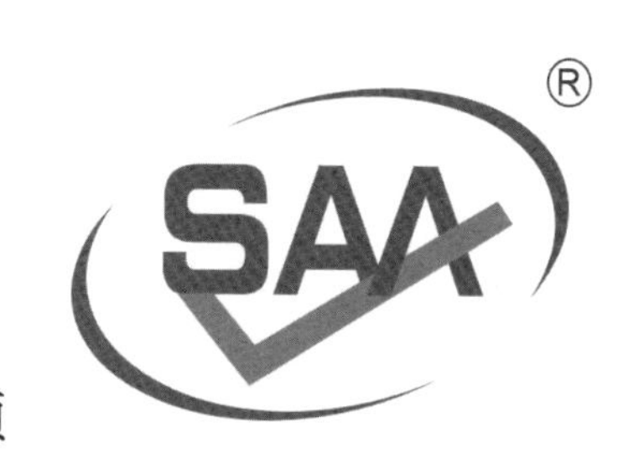

國家檢驗標準，並將各批產品的檢驗報告透明化呈現。選擇 SAA 標章，安心看得見，健康有保障。

### SAA 安心標章代表含義如下：

| Science 科學 | Analysis 分析 | Assurance 保證 |
|---|---|---|
| ☑ 國際 TAF 認證實驗室(註 1)<br>☑ 產、官、學研究開發<br>☑ 榮獲國際性發明專利<br>☑ 學術研究發表國際期刊 | ☑ 二氧化硫檢驗<br>☑ 黃麴毒素檢驗<br>☑ 重金屬檢驗<br>☑ 農藥殘留檢驗<br>☑ 指標成分含量測定 | ☑ 每批產品進行檢驗<br>☑ 驗證資料公開呈現<br>☑ 符合國家標準<br>G.M.P. 優良作業規範或<br>ISO 國際品質驗證 |

※(註 1)：TAF(Taiwan Accreditation Foundation，財團法人全國認證基金會)是奉經濟部命令，由經濟部標準檢驗局推動成立的非營利性機構，自 2004 年 1 月 1 日起提供單一窗口認證服務。

### SAA 安心標章產品需具下列條件要求：

| | |
|---|---|
| 生產製造 | ☑ 國家標準 G.M.P. 優良作業規範。<br>☑ISO 國際品質驗證。 |
| 品管堅持 | ☑ 原料採購均經過嚴謹品質管制。<br>☑ 檢驗頻率：每一項原物料逐批檢驗，並詳細紀錄備存。 |
| 檢驗中心 | ☑ 檢驗中心符合 ISO/IEC 17025 TAF 認證<br>☑ 檢驗中心通過 TAF 和 TFDA 雙認證。(註 2) |
| 檢驗項目 | ☑ 每一項產品通過安定性試驗並持續追蹤穩定性。<br>☑ 宣稱之指標性成分，確保每一批有效成分的含量。<br>☑ 食品檢驗項目：農藥殘留、重金屬等超過 320 項檢驗。 |
| 安全資訊透明公開 | ☑ 政府輔導中藥材溯源管理系統，可查詢食材產地、種植環境和各項檢驗項目結果。<br>☑ 各項產品每一批檢驗報告以手機上網連結 QR code 即可看見。 |

※(註 2)：衛生福利部為辦理食品、藥物與化粧品之管理、查核及檢驗業務，特設食品藥物管理署(TFDA，Taiwan Food and Drug Administration)。

## 二、相關檢驗項目

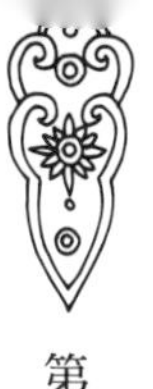


目前衛生福利部對於市售中藥材分為兩類管理：

第一類：菊花、蓮子、白木耳、龍眼肉、烏梅乾、百合、枸杞、山藥、薄荷、芡實、山楂、肉豆蔻、草豆蔻、砂仁、黃精、絞股藍（七葉膽）、小茴香及八角茴香等十八項市售中藥材，其異常物質限量標準及檢驗方法，比照食品衛生安全衛生管理等相關標準及規定。（衛生福利部 105 年 1 月 14 日衛部中字第 1051860028 號令）

第二類：其他市售中藥材：依據衛生福利部相關中藥材之公告管理。

安心藥材是依據相關政府管理法規和業者自我把關標準，執行下列的檢驗項目，合格後始能上市：

（一）一般檢測

中藥材品質可依據《臺灣中藥典》規範執行下列項目檢測，以判定中藥材之優劣。

1. 乾燥減重：檢查中藥材所含的水分比例。水分含量會影響藥材儲存的安定性，若水分含量太高，藥材易變質與發霉。
2. 灰分、酸不溶灰分：檢測中藥材中的無機鹽類含量，有時也可作為中藥材清潔程度的判斷參考。

（二）基原鑑定

中藥材品種錯綜複雜，因其源於天然的植物、動物、礦物，有不同品種、外形相似，以及「同名異物」和「同物異名」等問題。為了確保中藥材來源的正確性，進行中藥材基原鑑定就顯得相當重要。鑑定方法如下：

1. 性狀：根據藥材外觀之顏色、氣味、大小與質地等進行鑑定。
2. 顯微鏡檢法：觀察中藥材的組織切片。
3. 理化鑑別試驗：如呈色反應、產氣反應等。
4. 雜質檢查：檢查藥材的非藥用部位和其它攙雜物。
5. 薄層色層分析（TLC）：屬於定性檢測，評估中藥材中是否含指標成分或是與對照藥材的一致性。
6. 指紋圖譜：以 HPLC 建立中藥材指紋圖譜及指標成分含量。

（三）二氧化硫殘留檢驗

有些中藥材會使用硫磺熏蒸方式，以達到儲存過程中防黴、防腐、防蟲蛀和漂白增色等目的。但在硫磺熏蒸過程中會使得二氧化硫殘留於中藥材中。行政院衛生福利部公告牛膝、葛根、天麻、天門冬、栝樓根（天花粉）、白及、白芍、赤芍、白朮、山藥、百合、白果、龍眼肉、烏梅、枸杞、山楂、大棗、黨參、當歸、芎藭（川芎）、知母、山柰、蓮子、白木耳及芡實等 25 種中藥材，其二氧化硫殘留限量皆須低於 400ppm，其他中藥材須低於 150ppm。

上述單位 ppm(指百萬分點濃度，為 parts per million 之縮寫），定義為百萬分之一，1ppm 即是一百萬分之一。

（四）抽提物和精油含量檢測

1. 抽提物含量是指在實驗室使用稀乙醇和水，對藥材進行抽提檢測，確認藥材中的可溶性成分符合標準，可杜絕一些已被不良藥材商抽提過的原料或者生長不佳的原料。
2. 精油成分是許多中藥材之精華所在，針對中藥材精油含量檢測相當重要。依《臺灣中藥典》及大陸藥典，制定精油含量檢測方法及規範，並可利用 GC、GC-MS/MS 檢測精油成份。

（五）TLC 鑑別

此為成分定性分析方法，可作為原料基原鑑定的輔助工具，亦可利用 TLC 鑑別出藥材是否保有藥材中應含有之成分。行政院衛生福利部發行之《臺灣中藥典》以及大陸藥典，規範各中藥原料之 TLC 鑑別規格。

（六）黃麴毒素檢測

某些種子類食品如花生、玉米、穀物及部分中藥材，於採收前後、運輸或儲存環境不當時，可能導致真菌生長而產生黃麴毒素 (Aflatoxins)，對人體健康造成影響。目前，行政院衛生福利部已針對大腹皮、女貞子、山茱萸、胡椒、麴類、延胡索、橘皮、黃耆、紅耆、柏子仁、使君子、檳榔、麥芽、決明子、遠志、薏苡仁、地龍、蜈蚣、水蛭、全蠍、白殭蠶、酸棗仁、桃仁、胖大海、陳皮、苦杏仁、香附、甘草、玄參、射干、大棗、八角茴香、小茴香、山楂、枸杞、蓮子及防風等 37 項高風險中藥材做規範，其總黃麴毒素限量須小於 10ppb(為黃麴毒素 $B_1$、$B_2$、$G_1$、$G_2$ 之總量）、黃麴毒素 $B_1$ 限量須小於 5ppb。

上述單位 ppb(指十億分點濃度，為 parts per billion 之縮寫），定義為十億分之一，1ppb 即是十億分之一。

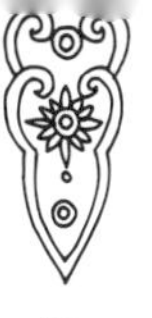



（七）重金屬檢驗

工業發達的今日，帶來了便利的社會，但也帶給我們工業化的污染如廢水、廢氣等，使得環境土壤遭受到污染，間接影響了天然栽種的中藥材，如中藥材內所含之重金屬等微量元素。行政院衛生福利部已針對中藥材依風險管理，分別公告各別重金屬限量值，並制定中藥材重金屬限量通則：砷(As)<3.0ppm、鎘(Cd)<1.0ppm、汞(Hg)<0.2ppm、鉛(Pb)<5.0ppm。其餘特殊品項可參考衛生福利部公告「中藥材含異常物質限量基準彙整表」，部份藥材是規範「總重金屬」量。

（八）農藥殘留檢測

大面積種植中藥材易造成病蟲害相互傳染，依據栽培過程中各階段之需要，可能會使用具有高效、速效、經濟等特點的化學農藥；另外，土壤中也可能因過去曾經使用農藥造成殘留，而被中藥材吸收，故一定要嚴格控制中藥材農藥殘留問題。行政院衛生福利部已針對多等項中藥材公告其BHC（蟲必死）、DDT（滴滴涕）、PCNB（五氯硝基苯）等農藥之總量規範。

（九）指標成分檢驗

原料指標成分檢驗：中藥原料多為天然產物，具不可控制因素，可針對原料藥材指標成分定量分析，確保質量穩定。以國內知名中藥製藥廠～科達製藥為例，其檢驗中心目前依據《臺灣中藥典》和大陸藥典對廠內中藥原料進行指標成分檢測，確保中藥原料指標成分符合規格，提升產品之均一性及有效性。

## 第五節 中藥（材）所含異常物質對人體健康之危害

藥材「優劣」的評估，首重「安全性」，再談「有效性」。安全性需評估「重金屬污染」、「農藥殘留污染」、「二氧化硫污染」、「黃麴毒素污染」等問題，這些污染可能造成人體健康的危害問題，討論如下：

| 污染類別 | | 造成人體危害 |
|---|---|---|
| 重金屬 | 砷(As) | 砷可導致皮膚角化，癌變和全身慢性中毒，最終死亡。 |
| | 鎘(Cd) | 長時間攝入鎘元素可導致腎損害和骨質疾病，鎘會使乳腺組織密度增大50%，從而增大乳腺疼痛的發病率。 |

| 污染類別 | | 造成人體危害 |
| --- | --- | --- |
| 重金屬 | 汞(Hg) | 汞與氨基、磷醯基等相互結合而影響功能基因的活性，從而阻礙了細胞生物活性和正常代謝，最終導致細胞變性和壞死，損壞腎臟。 |
| | 鉛(Pb) | 美國疾病控制與預防中心已將成年人的血鉛上限設為 10 μg/dL（10 μg/100g）和兒童 5 μg/dL，超過 100 μg/dL 即為重度鉛中毒。人體明確之鉛相關中毒表現主要發生於血鉛濃度 40 ～ 60 μg/dL 以上，但個體之差異很大。有些人血鉛濃度在 80 μg/dL，仍無鉛中毒症狀；有些人血鉛濃度在 20 μg/dL，已有輕微不適症狀。鉛中毒對腦傷害最大。鉛是全身性系統毒物，恐造成全身性器官傷害，如腹絞痛（有時伴隨嘔吐感）、便秘、全身無力、頭痛、易怒、記憶力出問題、肝損傷（抽血可發現肝指數異常）、不孕、手腳麻痺等，也會傷及神經系統，導致走路不穩、癡呆，甚至肌肉萎縮、癱瘓在床，因症狀模糊而難診斷。在其他未知起因造成的智能障礙病例中，鉛中毒佔了將近 10%，而且鉛中毒也會導致行為問題，造成的一些影響是永久性的。嚴重時會導致貧血、癲癇發作、昏迷或死亡。 |
| 農藥殘留 | | 透過皮膚接觸、呼吸、飲用等一次性接觸大量有毒農藥，會產生中毒反應，甚至致命，稱為「急性中毒」。造成國人中毒的農藥，不外乎除草類的巴拉松、除蟲類的有機磷，與除菌類的金屬化合物。除了急性中毒外，長時間接觸低劑量的農藥也會導致慢性中毒。聯合國相關機構證實，有機磷農藥特別是對兒童的神經系統有嚴重影響（學習能力相對較低，短期記憶能力也較差）。科學研究也證明，長時間低劑量的農藥累積，最終會造成內分泌系統受化學物質嚴重干擾、神經系統損傷、甚至有致癌風險。部分農藥因其特殊結構具遲發性神經毒性，且在生物體內有高累積性，長時間接觸對神經系統與重要器官將造成不可復原的傷害。據歐盟所公布農藥可能具有的生殖毒性，包括損害男性生育能力，經實驗證明，男性精蟲的品質與農藥接觸有直接關係。長期接觸農藥可能使精子數量減少，活性降低，導致不能生育。 |

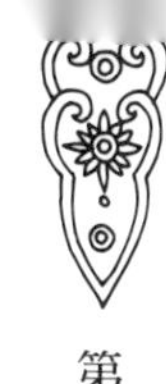



| 污染類別 | 造成人體危害 |
| --- | --- |
| 二氧化硫 | (1) 人體內因缺乏亞硫酸鹽氧化酵素 (sulfite oxidase)，故食用含有超量二氧化硫的食物後，生成之硫酸鹽無法完全排出體外，會累積於人類肺臟內可能產生不同程度的過敏反應，引發哮喘或呼吸困難之症狀。(2) 孩童若居住在鄰近重工業區，可能會經歷二氧化硫所造成的呼吸困難、改變深呼吸能力及鼻子、喉嚨的灼傷。但以體重來看，孩童的呼吸量較成人多，因此孩童或許會較成人暴露到更多的二氧化硫。(3) 一些長期的研究針對大量的孩童去作調查，發現有暴露到二氧化硫的孩童，在他們長大後會有較多的呼吸問題，也有可能會為了治療氣喘而進急診室較多次，亦有可能相較於其他孩童有較多的呼吸疾病。有氣喘的孩童也會對二氧化硫更加敏感，就算只是低濃度的二氧化硫。 |
| 黃麴毒素 | (1) 黃麴毒素是黃麴黴菌所產生的二次代謝產物，經常污染花生、棉子、玉米、米、麥及堅果類等作物。黃麴黴菌喜歡濕熱氣候，當其大量滋生時就會產生黃麴毒素。由於黃麴毒素具有耐高溫的特性，即使以高溫烹煮，仍然無法去除。黃麴毒素主要有 $B_1$、$B_2$、$G_1$ 與 $G_2$ 等 4 種，經哺乳類動物代謝後會產生黃麴毒素 $M_1$ 與 $M_2$，其中以黃麴毒素 $B_1$ 的毒性最強。(2) 黃麴毒素具肝毒性，大劑量食入會引起肝發炎、肝出血及肝細胞壞死，長期低劑量食用時，易導致肝細胞突變（造成肝癌），尤其會使 B 型、C 型肝炎患者及帶原者的罹癌風險增高。(3) 世界衛生組織已在 1987 年確認黃麴毒素為一級致癌物，目前並未訂立每日容許攝取量，但食品中黃麴毒素的含量，應盡量減少至合理安全的範圍。因此，加強可能污染黃麴毒素產品的源頭管制將可有效降低風險。 |

編語：

重金屬原義是指密度大於 4.5 g/cm$^3$ 的金屬，包括金、銀、銅、鐵、汞、鉛、鎘等，重金屬在人體中累積達到一定程度，會造成慢性中毒。但就環境污染方面所說的重金屬主要是指汞、鎘、鉛、鉻以及類金屬砷等生物毒性顯著的重元素。重金屬非常難以被生物降解，相反卻能在食物鏈的生物放大作用下，成千百倍地富集，最後進入人體。重金屬在人體內能和蛋白質及酶等發生強烈的相互作用，使它們失去活性，也可能在人體的某些器官中累積，造成慢性中毒。

若以密度在 4.5 $g/cm^3$ 以上的金屬，稱作重金屬。原子序數從23【釩（V）】至92【鈾（U）】的天然金屬元素有60種，除其中的6種外，其餘54種的密度都大於 4.5 $g/cm^3$，因此從密度的意義上講，這54種金屬都是重金屬。但是，在進行元素分類時，其中有的屬於稀土金屬，有的劃歸了難熔金屬。最終在工業上真正劃入「重金屬」的為10種金屬元素：銅、鉛、鋅、錫、鎳、鈷、銻、汞、鎘和鉍。這10種重金屬除了具有金屬共性及密度大於 4.5 $g/cm^3$ 以外，並無其他特別的共性，各種重金屬各有各的性質。

無論是空氣、泥土，甚至食水都含有重金屬，如引起衰老的自由基、對肌膚有傷害的微粒、空氣中的塵埃、汽車排氣等，甚至自來水都給肌膚帶來重金屬，甚至有些護膚品如潤膚乳等的一些重金屬原料比如鎘，也是其中之一。重金屬累積後對人體的危害相當大。

## 第六節　臺灣列為毒劇、禁用及保育類中藥材

臺灣衛生主管機關基於風險管理原則，針對使用風險較高之藥物，特頒布相關禁令或於藥典中列為毒劇中藥以示警從業人員。另外，基於保育及國際社會形象，部分涉及保育類中藥材亦被禁止使用，相關規定敘述如下：

### 一、毒劇中藥

依藥事法第12條（毒劇藥品定義）：本法所稱毒劇藥品，係指列載於中華藥典毒劇藥表中之藥品；表中未列載者，由中央衛生主管機關定之。而中藥（材）依《臺灣中藥典》（第三版）列載，共計22種品項。這些毒劇中藥於《臺灣中藥典》（第三版）中，部分於該藥材內文會註明使用注意事項，臨床應用時宜多加留意。

| 品項 | 拉丁生藥名 | 品項 | 拉丁生藥名 |
|---|---|---|---|
| 生千金子 | Euphorbiae Semen | 生馬錢子 | Strychni Semen |
| 生川烏 | Aconiti Radix | 生藤黃 | Garciniae Resina |

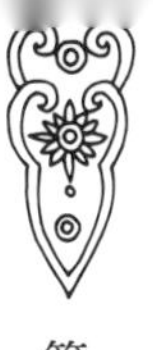



| 品項 | 拉丁生藥名 | 品項 | 拉丁生藥名 |
|---|---|---|---|
| 生天仙子 | Hyoscyami Semen | 白降丹 | Hydrargyrum Chloratum Compositum |
| 生巴豆 | Crotonis Semen | 芫花 | Daphnis Genkwa Flos |
| 生半夏 | Pinelliae Rhizoma | 洋金花 | Daturae Flos |
| 生甘遂 | Kansui Radix | 砒石 | Arsenolite |
| 生白附子 | Typhonii Rhizoma | 砒霜 | Arsenicum |
| 生附子 | Aconiti Lateralis Radix | 紅升丹 | Hydrargyri Oxydum Rubrum |
| 生南星 | Arisaematis Rhizoma | 斑蝥 | Mylabris |
| 生狼毒 | Euphorbiae Ebracteolatae Radix | 雄黃 | Realgar |
| 生草烏 | Aconiti Kusnezoffii Radix | 蟾酥 | Bufonis Venenum |

## 二、禁用中藥

衛生主管機關基於民眾用藥安全起見，禁用之中藥材已有硃砂、廣防己、青木香、關木通、馬兜鈴、天仙藤等，相關規定表列於下：

| 中藥名稱 | 發文日期及文號 | 依據 | 主旨（或說明） |
|---|---|---|---|
| 硃砂、鉛丹（禁止內服） | 民國 80 年 9 月 18 日 / 衛署藥字第 990010 號 | 無 | 茲為用藥安全起見，「硃砂」、「鉛丹」二種重金屬藥材，不得使用於調製口服藥品，違者將依醫師法與藥物藥商管理法相關規定處辦。 |

| 中藥名稱 | 發文日期及文號 | 依據 | 主旨（或說明） |
|---|---|---|---|
| 廣防己、青木香、關木通、馬兜鈴、天仙藤 | 民國 92 年 11 月 4 日/署授藥字第 0920002350 號 | 藥事法第 76 條、第 80 條第 1 項第 2 款及其施行細則第 37 條 | 公告禁用廣防己、青木香、關木通、馬兜鈴、天仙藤等五種含馬兜鈴酸之中藥材，自公告日起，禁止製造、調劑、輸入、輸出、販賣或陳列，其製造或輸入之業者，並應依規定於三個月內收回市售品。（該五種中藥材，經直轄市或縣市衛生主管機關查獲，應先行就地封存，報請本署核准後，沒入銷燬之） |
| 硃砂 | 民國 94 年 4 月 29 日/署授藥字第 0940002424 號 | 藥事法第 22 條第 1 項第 1 款 | 公告「自 94 年 5 月 1 日起禁止中藥用硃砂製造、調劑、輸入、輸出、販賣或陳列」。 |

編語：

(1) 上述民國 94 年 4 月 29 日（署授藥字第 0940002424 號）公告，並未含原礦及複方。

(2) 民國 99 年 7 月 5 日（署授藥字第 0990003834 號）預告「禁止含硃砂中藥製劑製造、調劑、輸入、輸出、販賣或陳列」草案。（依據藥事法第 22 條第 1 項第 1 款）

(3) 民國 101 年 1 月 17 日函：為確保用藥安全，含硃砂成分之藥品許可證，於 101 年 4 月 18 日前，得申請刪除硃砂成分，或檢具藥品之安全性計畫書進行審查。未依限辦理者，本部於必要時廢止其許可證。（目前已全數辦理刪除）

(4) 衛生福利部於民國 104 年 2 月 24 日（衛部中字第 1041860237 號文）訂定含黃丹（鉛丹）及雄黃成分之中藥製劑，應於外包裝及仿單加刊「本品不宜長期使用」注意事項，並自中華民國 104 年 7 月 1 日起，生產之產品，均須符合該公告之規定。（依據藥事法第 75 條）

(5) 中華民國 109 年 8 月 13 日（衛部中字第 1091861327 號）預告訂定「禁止含鉛丹口服用中藥之製造、調劑、輸入、輸出、販賣或陳列」草案。鉛丹俗稱黃丹，係四氧化三鉛之礦物性中藥材，不當服用鉛丹恐致鉛中毒，造成民眾健康危害。本部（前行政院衛生署）80 年 9 月 18 日衛署藥字第 990010 號函及前行政院衛生署中醫藥委員會 85 年 2 月 27 日衛中會藥字第 85000783 號書函，敘明不得使用鉛丹調製口服藥品，違規者將依藥事法等相關規定處分；爰本草案實施日期溯自中華民國 80 年 9 月 18 日起生效。（依據藥事法第 22 條第 1 項第 1 款）

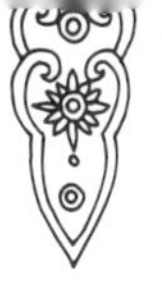



## 三、保育類中藥

| 中藥名稱 | 發文日期及文號 | 依據 | 主旨（或說明） |
|---|---|---|---|
| 犀牛角 | 民國 81 年 12 月 3 日 / 衛署藥字第 8179569 號 | 野生動物保育法暨行政院農業委員會 81 年 11 月 19 日 (81) 農林字第 1030574A 號公告 | 自即日起禁止進口、出口、買賣、意圖販賣而陳列、處方或調劑犀牛角（粉）。<br>說明：<br>一、中醫師處方、調劑犀牛角（粉）及其製品，依醫師法第 25 條，認屬業務上不正當行為處辦。<br>二、中藥販賣業者買賣、調劑犀牛角（粉）仍依野生動物保育法規定處辦。 |
| 虎骨、犀牛角 | 民國 83 年 8 月 1 日 / 衛署藥字第 83046651 號 | 行政院農業委員會 83 年 5 月 14 日 (83) 農林字第 3030319A 號函，「針對華盛頓公約組織及美國對我野生動物保育要求事項因應措施」辦理 | 為響應全球犀牛、老虎保育，維護國家形象，公告本署原核准中藥原方名含虎骨或犀角或虎字及原方之處方含虎骨或犀角者應辦理變更事宜。 |
| 所有保育類中藥材 | 民國 89 年 4 月 14 日 / 衛中會藥字第 89003733 號函 | 無 | 為保護野生動物，應請確實遵守野生動物保育法之規定，請轉知所屬會員，嗣後，凡以保育類野生動物作為中藥材製造產品，應查明來源，確依野生動物保育法之規定取得同意，並將收據永久保存，以備隨時查核。 |
| 穿山甲、熊膽、麝香、羚羊角、龜板 | 民國 89 年 11 月 8 日 / 衛署中會字第 0890028972 號 | 野生動物保育法第 24 條、第 35 條及藥事法第 22 條 | 公告「含穿山甲、熊膽、麝香、羚羊角、龜板」等保育類中藥材成分之中藥藥品許可證應辦理處方變更。<br>中藥製造業者使用基原非屬保育類中藥材之羚羊角、龜板，應保留來源憑證，以供查核。 |

編語：

(1) 中藥材之物種列屬瀕臨絕種野生動植物國際貿易公約 (CITIES) 附錄 I 是禁止使用；附錄 II 是有條件使用。

(2) 龜板若非保育類品種或部分保育類品種具養殖證明者，可合法使用，因此，列屬保育類不完全等於禁用。

(3) 其他過去早期可見使用之保育類動物性中藥材：象皮。

## 第七節 違法使用「硃砂」相關處辦

發文單位：行政院衛生署中醫藥委員會

發文字號：衛中會藥字第 85004780 號

發文日期：民國 86 年 1 月 29 日

資料來源：臺灣省政府公報 86 年春字第 40 期 3 ～ 4 頁

相關法條：醫師法第 25 條(81.07.29)、藥事法第 46、50 條(82.02.05)

主旨：貴處函詢有關中藥房、中醫醫院(診所)販售及調劑之口服中藥檢出含重金屬偏高，至今尚無規範處置方式，是否能依其性質，分別查處乙案，復請查照。

說明：

一、復貴處 85 年 8 月 16 日(85)衛四字第 854000146 號函。

二、按中醫醫院、診所使用「硃砂」或「鉛丹」等重金屬中藥材調劑，交付病人服用，其負責醫師應認屬業務上不正當行為，依醫師法第 25 條規定論處。

三、若中藥房擅自調配(製)使用硃砂、鉛丹，則應依違反藥事法第 50 條處理。

四、另有關「重金屬偏高」處理原則：

(一)若藥廠生產者，其重金屬含量超過 100ppm，則應依藥事法第 46 條「未經核准不得變更登記事項」予以處理。

(二)至於中藥房使用者發生重金屬含量過高者，俟訂定重金屬含量標準後再議。

◎藥事法(107.01.31)

第 46 條

經核准製造、輸入之藥物，非經中央衛生主管機關之核准，不得變更原登記

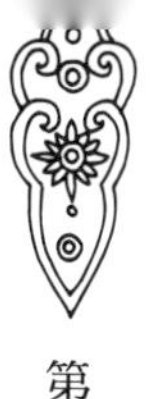



事項。

經核准製造、輸入之藥物許可證，如有移轉時，應辦理移轉登記。

第 50 條

須由醫師處方之藥品，非經醫師處方，不得調劑供應。但左列各款情形不在此限：

一、同業藥商之批發、販賣。

二、醫院、診所及機關、團體、學校之醫療機構或檢驗及學術研究機構之購買。

三、依中華藥典、國民處方選輯處方之調劑。

前項須經醫師處方之藥品，由中央衛生主管機關就中、西藥品分別定之。

上述函文（衛中會藥字第 85004780 號）為民國 86 年發文，歷經 23 年至今（109 年），「硃砂」相關法律規定已增修（參閱本章第六節）。今（109 年）觀看臺中市盛唐、九福、康然等中醫診所被查出使用禁藥「硃砂」（疑似摻雜鉛丹），致使病人用藥含重金屬超標事件，可能涉及法律條文如下：

◎醫師法（109.01.15）

第 12 條（若醫師因獨家配方而病歷記載不實，恐違反此條）

醫師執行業務時，應製作病歷，並簽名或蓋章及加註執行年、月、日。

前項病歷，除應於首頁載明病人姓名、出生年、月、日、性別及住址等基本資料外，其內容至少應載明下列事項：

一、就診日期。

二、主訴。

三、檢查項目及結果。

四、診斷或病名。

五、治療、處置或用藥等情形。

六、其他應記載事項。

病歷由醫師執業之醫療機構依醫療法規定保存。

第 25 條

醫師有下列情事之一者，由醫師公會或主管機關移付懲戒：

一、業務上重大或重複發生過失行為。

二、利用業務機會之犯罪行為，經判刑確定。

三、非屬醫療必要之過度用藥或治療行為。

四、執行業務違背醫學倫理。

五、前四款及第二十八條之四各款以外之業務上不正當行為。

第 25-1 條（最嚴重可廢止醫師證書）

醫師懲戒之方式如下：

一、警告。

二、命接受額外之一定時數繼續教育或臨床進修。

三、限制執業範圍或停業一個月以上一年以下。

四、廢止執業執照。

五、廢止醫師證書。

前項各款懲戒方式，其性質不相牴觸者，得合併為一懲戒處分。

第 28-4 條（本條亦屬不當醫療行為範圍，最高可罰 50 萬元）

醫師有下列情事之一者，處新臺幣十萬元以上五十萬元以下罰鍰，得併處限制執業範圍、停業處分一個月以上一年以下或廢止其執業執照；情節重大者，並得廢止其醫師證書：

一、執行中央主管機關規定不得執行之醫療行為。

二、使用中央主管機關規定禁止使用之藥物。

三、聘僱或容留違反第二十八條規定之人員執行醫療業務。

四、將醫師證書、專科醫師證書租借他人使用。

五、出具與事實不符之診斷書、出生證明書、死亡證明書或死產證明書。

第 29 條（最高可罰 10 萬元）

違反第十一條至第十四條、第十六條、第十七條或第十九條至第二十四條規定者，處新臺幣二萬元以上十萬元以下罰鍰。但醫師違反第十九條規定使用管制藥品者，依管制藥品管理條例之規定處罰。

◎藥事法（107.01.31）

第 22 條

本法所稱禁藥，係指藥品有左列各款情形之一者：

一、經中央衛生主管機關明令公告禁止製造、調劑、輸入、輸出、販賣或陳

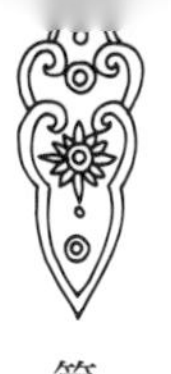


列之毒害藥品。

二、未經核准擅自輸入之藥品。但旅客或隨交通工具服務人員攜帶自用藥品進口者，不在此限。

前項第二款自用藥品之限量，由中央衛生主管機關會同財政部公告之。

第 83 條

明知為偽藥或禁藥，而販賣、供應、調劑、運送、寄藏、牙保、轉讓或意圖販賣而陳列者，處七年以下有期徒刑，得併科新臺幣五千萬元以下罰金。

犯前項之罪，因而致人於死者，處七年以上有期徒刑，得併科新臺幣一億元以下罰金；致重傷者，處三年以上十二年以下有期徒刑，得併科新臺幣七千五百萬元以下罰金。

因過失犯第一項之罪者，處二年以下有期徒刑、拘役或科新臺幣五百萬元以下罰金。

第一項之未遂犯罰之。

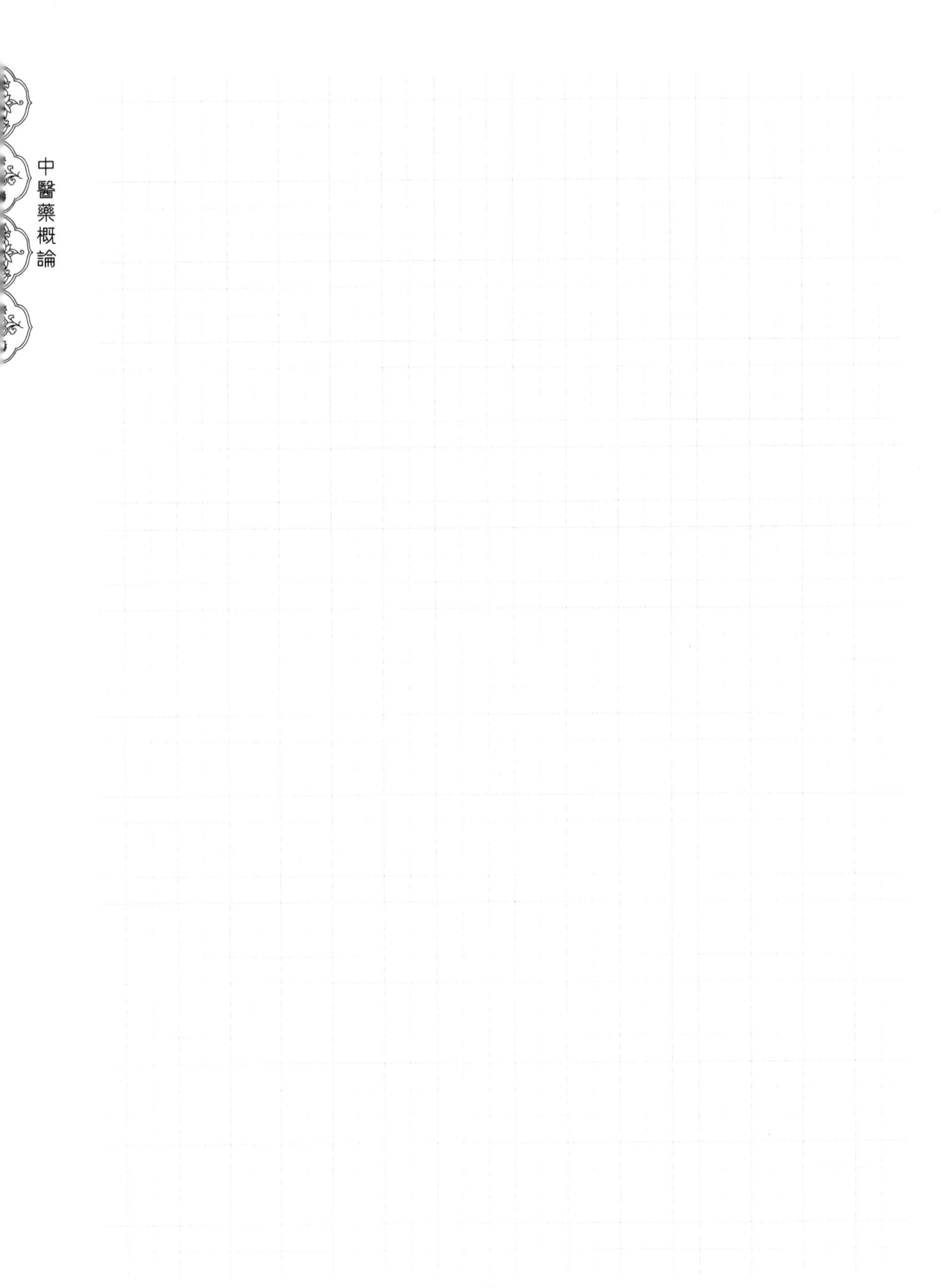

# 第十六章　中醫藥相關法規

**一、藥師從事中藥製劑製造供應及調劑應修習中藥課程標準**

1. 中華民國 71 年 3 月 5 日行政院衛生署衛署藥字第 365918 號令訂定發布全文 6 條
2. 教育部台 71 高 06750 號、衛生署 71.3.5. 衛署藥字第 265918 號函會銜發布
3. 中華民國 109 年 5 月 28 日行政院衛生福利部中醫藥司衛部中字第 1091860623 號令修正發布臺教高（五）字第 1090072630A 號修正「藥師從事中藥製劑之製造、供應及調劑須修習中藥課程標準」，名稱並修正為「藥師從事中藥製劑製造供應及調劑應修習中藥課程標準」。

第一條（訂定依據）

本標準依藥師法第十五條第二項規定訂定之。

第二條

一百零八學年度前入學公立或私立大專校院藥學系、科，畢業後取得藥師資格者，應於畢業前或畢業後修滿下列中藥課程學分，並獲有證明文件，始得從事中藥製劑之製造、供應及調劑：

一、中藥概論一學分：包括中藥發展史、中藥材之應用及管理。

二、本草二學分：包括本草綱目與各種典籍、各種中藥之單元性能考察、配伍及禁忌之研討。

三、中藥方劑學三學分：包括中醫藥方劑理論、各類成分之研討，及中藥丹、膏、丸、散、湯、膠、露、酒製劑之研究與實驗。

四、中藥炮製三學分：包括中藥材之煉、炮、炙、煨、伏、曝及其他加工調製方法之研究與實驗。

五、生藥學七學分：包括藥用植物、動物、礦物學及各該藥物構造之鑑別藥理藥效分析與實驗研究。

第三條

一百零九學年度起入學公立或私立大學藥學系，畢業後取得藥師資格者，應於畢業前或畢業後修滿中藥課程及中藥實習期滿，並獲有證明文件，始得從事中藥製劑之製造、供應及調劑。

前項中藥課程，其學分規定如下：

一、中醫藥概論二學分，或中醫概論及中藥概論各一學分：

（一）中醫概論：包括中醫醫學理論、證型。

（二）中藥概論：包括中藥發展史、中藥材之應用及管理。

二、現代本草學（本草學及藥用植物學）三學分：包括藥用植物與載於固有典籍、中華藥典或臺灣中藥典之中藥材，其沿革、構造及鑑別。

三、方劑學三學分：包括中醫藥方劑理論、中藥材組成、配伍與禁忌，及丹、膏、丸、散、湯、膠、露、酒中藥製劑之概覽與實驗。

四、中藥炮製學三學分：包括中藥材之煉、炮、炙、煨、伏、曝加工調製方法之概覽及實驗。

五、生藥學四學分：包括基原、成分、生合成、藥理、藥效之概覽及實驗。

六、中藥藥物學二學分：包括中藥性味、歸經、成分、主治效能、藥理與藥性分類之概覽及藥材鑑定。

第一項中藥實習，其場所及時數規定如下：

一、實習場所：設有中藥調劑部門之醫院與診所、中藥製藥廠、兼營中藥業務之藥局或中藥販賣業，並不以一處為限。

二、實習時數：累計至少一百六十小時；每一實習場所至少實習八十小時。

第四條

前二條所定中藥課程及實習，應於公立或私立大專校院藥學系、科及與各該大專校院合作之前條第三項實習場所修習，由各該學校發給證明文件。

第五條

本標準自發布日施行。

**二、藥師執行中藥業務管理辦法**

1. 中華民國 75 年 9 月 12 日行政院衛生署衛署藥字第 619640 號令訂定發布全文 8 條
2. 中華民國 83 年 6 月 29 日廢止

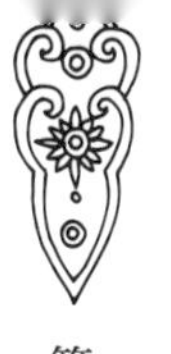



### 三、藥劑生駐店從事中藥之買賣及管理須修習中藥課程標準

1. 中華民國 84 年 1 月 13 日行政院衛生署（83）衛署藥字第 84005086 號令、教育部（83）臺高字第 070662 號令會銜訂定發布全文 5 條

第一條

本標準依藥事法第二十八條第二項規定訂定之。

第二條

藥劑生駐店從事中藥之買賣及管理者，必須修滿左列中藥課程及時數。

一、中藥概論十八小時：包括中藥發展史、中藥材之應用及管理。

二、本草十八小時：包括本草綱目、中藥之性能、配伍及禁忌之研討。

三、中藥炮製三十六小時：包括中藥材之煉、炮、炙、煨、伏、曝及其他加工調製方法之研究與實驗。

四、生藥學七十二小時：包括藥材辨識、藥用植物、動物、礦物學及各該藥物藥理藥效之分析研究與實驗。

第三條

前條所列中藥課程，須在公立或經教育部立案之私立醫學院及藥學專科學校修習，由各該院校發給證明書。

第四條

辦理修習中藥課程之院校，應事先擬具招收修習中藥課程學員辦法（包括課程內容、修習方式、時間、招收學員名額及學費等）， 報經教育部核准；並將參加修習課程及格者列冊分別陳報教育部及行政院衛生署備查。

行政院衛生署得商請教育部選定學校辦理修習中藥課程。

第五條

本標準自發布日施行。

### 四、藥事法

修正日期：民國 107 年 01 月 31 日

第 10 條

本法所稱固有成方製劑，係指依中央衛生主管機關選定公告具有醫療效能之傳統中藥處方調製（劑）之方劑。

第 15 條

本法所稱藥品販賣業者，係指左列各款規定之業者：

一、經營西藥批發、零售、輸入及輸出之業者。

二、經營中藥批發、零售、調劑、輸入及輸出之業者。

第 28 條

西藥販賣業者之藥品及其買賣，應由專任藥師駐店管理。但不售賣麻醉藥品者，得由專任藥劑生為之。

中藥販賣業者之藥品及其買賣，應由專任中醫師或修習中藥課程達適當標準之藥師或藥劑生駐店管理。

西藥、中藥販賣業者，分設營業處所，仍應依第一項及第二項之規定。

第 29 條

西藥製造業者，應由專任藥師駐廠監製；中藥製造業者，應由專任中醫師或修習中藥課程達適當標準之藥師駐廠監製。

中藥製造業者，以西藥劑型製造中藥，或摻入西藥製造中藥時，除依前項規定外，應由專任藥師監製。

西藥、中藥製造業者，設立分廠，仍應依前二項規定辦理。

第 35 條

修習中藥課程達適當標準之藥師，親自主持之藥局，得兼營中藥之調劑、供應或零售業務。

第 37 條

藥品之調劑，非依一定作業程序，不得為之；其作業準則，由中央衛生主管機關定之。

前項調劑應由藥師為之。但不含麻醉藥品者，得由藥劑生為之。

醫院中之藥品之調劑，應由藥師為之。但本法八十二年二月五日修正施行前已在醫院中服務之藥劑生，適用前項規定，並得繼續或轉院任職。

中藥之調劑，除法律另有規定外，應由中醫師監督為之。

第 51 條

西藥販賣業者，不得兼售中藥；中藥販賣業者，不得兼售西藥。但成藥不在此限。

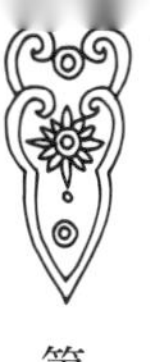



第 64 條

中藥販賣業者及中藥製造業者，非經中央衛生主管機關核准，不得售賣或使用管制藥品。

中藥販賣業者及中藥製造業者售賣毒劇性之中藥，非有中醫師簽名、蓋章之處方箋，不得出售；其購存或出售毒劇性中藥，準用第五十九條之規定。

第 103 條

本法公布後，於六十三年五月三十一日前依規定換領中藥販賣業之藥商許可執照有案者，得繼續經營第十五條之中藥販賣業務。

八十二年二月五日前曾經中央衛生主管機關審核，予以列冊登記者，或領有經營中藥證明文件之中藥從業人員，並修習中藥課程達適當標準，得繼續經營中藥販賣業務。

前項中藥販賣業務範圍包括：中藥材及中藥製劑之輸入、輸出及批發；中藥材及非屬中醫師處方藥品之零售；不含毒劇中藥材或依固有成方調配而成之傳統丸、散、膏、丹、及煎藥。

上述人員、中醫師檢定考試及格或在未設中藥師之前曾聘任中醫師、藥師及藥劑生駐店管理之中藥商期滿三年以上之負責人，經修習中藥課程達適當標準，領有地方衛生主管機關證明文件；並經國家考試及格者，其業務範圍如左：

一、中藥材及中藥製劑之輸入、輸出及批發。

二、中藥材及非屬中醫師處方藥品之零售。

三、不含毒劇中藥材或依固有成方調配而成之傳統丸、散、膏、丹、及煎藥。

四、中醫師處方藥品之調劑。

前項考試，由考試院會同行政院定之。

**藥事法施行細則**

修正日期：民國 105 年 09 月 28 日

第 33 條

本法第四十九條所稱不得買賣，包括不得將藥物供應非藥局、非藥商及非醫療機構。但中藥製造業者所製造之藥食兩用中藥單方藥品，批發予食品製造廠商作為食品原料者，不在此限。

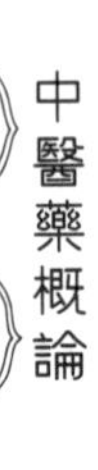


第 45 條

藥物廣告所用之文字圖畫，應以中央衛生主管機關所核定之藥物名稱、劑型、處方內容、用量、用法、效能、注意事項、包裝及廠商名稱、地址為限。

中藥材之廣告所用文字，其效能應以本草綱目所載者為限。

**五、藥品查驗登記審查準則**

修正日期：民國 109 年 06 月 12 日

法規類別：行政＞衛生福利部＞食品藥物管理目

**第 三 章 中藥**

**第 一 節 通則**

第 74 條

本章所定中藥之檢驗規格，以臺灣中藥典、中華藥典或中央衛生主管機關認定之其他各國藥典或公告事項為準，藥典並以最新版本或前一版本為限，但中藥製劑之檢驗規格，以臺灣中藥典或中華藥典最新版本為準。

前項檢驗規格，臺灣中藥典、中華藥典未收載或非屬中央衛生主管機關認定之其他各國藥典或公告事項者，製造及輸入業者應視需要自行定之。

第 75 條

中藥之處方依據，應符合下列規定之一：

一、屬中央衛生主管機關公告之基準方者，其劑型、處方內容，與基準方所載者相同。

二、符合固有典籍或其他經中央衛生主管機關認可之典籍所載之處方。

三、符合其他藥商藥品許可證所載之處方。但內政部核發或其後經中央衛生主管機關換發之非屬固有典籍收載之藥品許可證所載之處方，不得為處方依據。

四、屬外銷專用許可證者，符合輸入國藥典、基準方或訂單要求。

前項第二款固有典籍，指醫宗金鑑、醫方集解、本草綱目、本草綱目拾遺、本草備要、中國醫學大辭典及中國藥學大辭典。

查驗登記申請書之處方依據欄，應記載許可證字號或書名、版次及頁數，並檢附其影本。

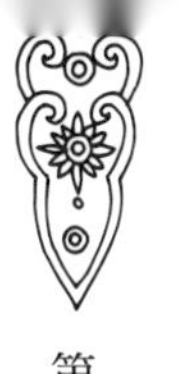



前項所檢附處方依據之劑型，應與擬製造、輸入者相符。但散劑、膠囊劑互為變換，或中藥濃縮製劑各劑型之間互為變換者，不在此限。

第 76 條

中藥之品名，應依下列規定定之：

一、單方製劑：以中藥材名，加冠廠名、品牌或註冊商標及劑型名稱；其以商品名加冠者，並於品名末處以括號加註中藥材名。

二、複方製劑：以原典成方名，加冠廠名、品牌或註冊商標及劑型名稱；其以商品名加冠者，並於品名末處以括號加註原典成方名。

前項中藥之品名，專供外銷者，不受前項之限制。

第 76-1 條

中藥有外銷專用品名，或有下列情形之一，於申請查驗登記時，檢附註明外銷專用品名之輸入國訂單或商標註冊證影本者，其品名得免含廠名：

一、申請人為商標權人。

二、申請人為非商標權人，其獲授權使用商標，且商標權人為接受申請人委託製造之受託製造廠，並具有檢附商標使用授權書者。

三、申請人為非商標權人，其獲授權使用商標，且商標權人非接受申請人委託製造之受託製造廠，經商標專責機關登記，並具有檢附商標使用授權書及登記證明文件者。

第 76-2 條

中藥之品名不得使用他廠藥品商標或廠名。但取得所用廠名之商標權，或其係委託製造，取得受託製造廠出具之廠名使用同意書者，不在此限。

第 76-3 條

中藥之品名之使用方式，分中文及外文：

一、中文：不得夾雜外文或阿拉伯數字。但具直接意義者，不在此限。

二、外文：得以中文音譯或意譯。

前項品名，至多擬訂三種，由中央衛生主管機關核准其一。

專供外銷中藥品名，由中文直接音譯者，不受前項數量之限制。但非直接音譯者，每次申請所核准數量，以三種為限。

第 76-4 條

中藥之商品名，不得與其他藥商藥品之商品名相同或近似，且不得涉及仿冒或影射情事。

新申請案擬使用申請人原有藥品許可證之品名加註其他字樣者，所加註之字樣，不得使人對原品名與加註字樣之品名有不當聯想或混淆。

第 76-5 條

中藥以同一處方，作成大小丸、大小錠或大小膠囊者，其所用品名應相同，並應於品名末處以括號加註可資辨別之名稱；同一處方作成不同劑型者，其品名得不相同。

同藥商之不同處方，不得使用相同品名。

第 76-6 條

中藥之品名涉及療效者，應與其效能及適應症配合；必要時，應提供臨床療效評估結果佐證之。

第 76-7 條

中藥之品名不得涉有虛偽或誇大效能、安全，或使人對品名與效能產生不當聯想、混淆或助長藥品濫用之虞。

第 76-8 條

申請中藥許可證移轉或品名變更，或中藥品名有與前七條規定不符者，中央衛生主管機關得重新審查核定其藥品品名。

第 77 條

中藥查驗登記申請書之包裝欄，應載明包裝數量、包裝材質及包裝形態；其包裝數量所載之包裝最小單位，應與藥品查驗登記申請書之劑型單位相同。

中藥藥膠布包裝數量之重量標示，不包括布膜之重量。

第 77-1 條

中藥之單位包裝最大限量如下：

一、錠劑、丸劑、膠囊劑：一千粒以下。

二、粉劑、散劑、顆粒劑、膠劑、油膏劑、硬膏劑：一千公克以下。

三、內服液劑、外用液劑、膏滋劑、酒劑、露劑：一千毫升以下。

四、碎片劑：一千包以下。

五、藥膠布劑：一千片以下。

中藥多劑量之最小包裝，以成人二日最小用量為準。

申請外銷專用、藥廠及食品製造廠商作為原料使用，或醫療機構及學術團體

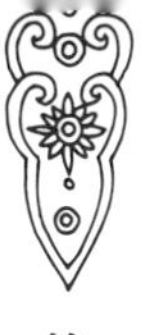



使用之中藥，其最大或最小包裝數量，不受前二項規定之限制。但申請供醫療機構使用之藥品包裝，不得超過包裝限量規定之二倍量；超過包裝限量規定之二倍量者，仍應檢附醫療機構訂購證明。

中藥包裝於前三項規定範圍內，廠商得配合市場需要，自行調整，免申請變更登記；前三項規定範圍外之包裝，應申請變更登記。

第 78 條

中藥查驗登記申請書之原料名稱及分量欄，應符合下列規定：

一、原料名稱以中文標示。

二、中藥材，以本草綱目、臺灣中藥典或其他經中央衛生主管機關認可之藥典或醫藥品集所載者為準，並以公制單位填載原料含量。

三、依君、臣、佐、使及賦形劑之順序填明全處方；其屬中央衛生主管機關公告之基準方者，依基準方之順序填載。

四、單位標示：

（一）傳統錠、丸、膠囊製劑：以最小單位標示各原料分量之含量。

（二）傳統粉、散、顆粒、膠、油膏、硬膏、藥膠布製劑：以每公克標示各原料分量之含量。

（三）液、膏滋、酒劑、露劑製劑：以每毫升標示各原料分量之含量。

（四）碎片劑：以一包為單位標示。

（五）中藥濃縮製劑：單方製劑，以一公克為單位標示；複方製劑，以一日用量為單位標示。但錠、丸、膠囊製劑，以最小單位標示各原料分量之含量。

五、膠囊殼標示：

（一）軟膠囊：載明軟膠囊殼之全處方。

（二）硬膠囊：分別載明膠囊殼蓋、體之外觀顏色及膠囊大小號數。

六、感冒、咳嗽製劑含有茶葉者，其一日茶葉之最大分量為三點七五公克。

第 79 條

中藥查驗登記申請書之效能或適應症欄，應符合下列規定：

一、依據中央衛生主管機關公告之基準方者，所載與基準方相符。

二、依據固有典籍者，所載與典籍相符。

三、依據其他藥商之藥品許可證所載處方者，所載與藥品許可證相符。

四、經臨床試驗者，所載與經備查之臨床試驗報告相符。

第 80 條

中藥查驗登記申請書之用法用量欄，應符合下列規定：

一、符合原處方依據之分量比例使用。

二、濃縮劑型及內服液劑中藥之每日服用量，經換算後與一日飲片量相同，原則上分二至三次服用。

三、小兒用量：原則上八至十五歲服成人三分之二量；五至七歲服成人二分之一量；二至四歲服成人三分之一量；或標示兒童依年齡遞減。

二歲以下嬰幼兒，應由醫師診治服用，成藥不得對二歲以下嬰幼兒標示用法、用量。

第 81 條

中藥之標籤、仿單或包裝之刊載事項，應符合本法第七十五條規定；其刊載之方式及內容，字體應易於辨識，並符合下列規定：

一、仿單載明儲藏及其他應刊載之必要事項。

二、仿單記載事項，不得超出其效能或適應症。複方製劑，以各有效成分混合使用之主要藥理作用為範圍，不得有誇大字樣。

三、仿單詳實刊載禁忌、警語、副作用及注意事項，使用紅字或粗黑異體字，必要時，並得加印紅框。

四、使用商品名為品名之中藥製劑，於仿單之品名後加註原典成方名。無仿單者，標示於標籤或外盒。

五、中文仿單之字體大小規格，除另有規定外，不得小於標楷體七號字。

六、仿單、標籤或包裝，不得刊印涉及猥褻、有傷風化或誇大效能、適應症之圖案或文字。

七、仿單、標籤或包裝，刊載經銷商名稱時，經銷商應取得藥商許可執照，且其上刊載經銷商名稱之字體不得大於許可證持有藥商名稱之字體。

八、中文品名之字體，不得小於外文字體，且單一中文品名字體高度不得小於單一外文字母。

九、藥品名稱字體大小，每個字不得小於另一個字一倍以上。但廠名、商品名及劑型名之間，不互比對。

十、成藥之標籤及包裝，依其類別，加印明顯大號「成藥」或「乙類成藥」，

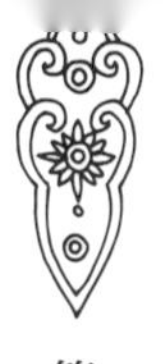



其字體為正楷;其屬外用製劑者,加印「外用」,使用紅字或粗黑異體字,必要時,並得加印紅框。

十一、鋁箔片盒裝之每一片鋁箔紙,均刊載品名、廠名及許可證字號;供醫療機構使用之鋁箔袋裝補充包,亦同。

十二、標籤、包裝,或供醫療機構使用之鋁箔袋裝補充包,依下列方式之一刊載:

（一）批號、製造日期及有效期間。

（二）批號及保存期限。

（三）批號、製造日期及保存期限。

十三、依前款規定刊載製造日期或保存期限時,以年、月、日標明;製造日期、有效期間及保存期限,以消費者易於辨識之方式為之。

十四、輸入藥品之藥商名稱、地址、許可證字號、中文品名及類別,得以小籤條標示。

十五、貼標籤或小籤條,依藥品優良製造規範之作業程序為之;輸入藥品於原廠貼妥,或依藥物委託製造及檢驗作業準則之規定,於輸入國內後委託國內符合藥品優良製造規範之藥廠或醫藥物流中心為藥品包裝及貼標籤或小籤條作業。但國外製造廠之名稱及地址,應於原廠貼妥。

第三條第二項所定外盒、仿單及標籤黏貼表,應貼妥符合前項各款規定之仿單、標籤或小籤條、外盒、鋁箔紙及其他標示材料之已印妥實體或擬稿。

第 82 條

依第九十二條及第九十三條申請中藥查驗登記,經審查通過者,中央衛生主管機關應通知申請人領取藥品許可證及送驗。

申請人接獲前項領取藥品許可證通知後,應於三個月內繳納費用,並依下列程序辦理:

一、檢附印妥之外盒、仿單及標籤黏貼表各二份,新藥為三份。

二、檢還原附外盒、仿單及標籤黏貼表之核定草本。

三、檢還原附之藥品許可證影本。

申請人於規定期限內辦理領證手續,所檢附之標籤、仿單、包裝或其他相關物品資料有誤而須重新更正刊印,應依中央衛生主管機關通知之期限內更正,始得領證。

申請人收受領證通知後，再次申請變更者，應重新繳納變更審查費。

申請人領得藥品許可證後，未依規定辦理送驗手續、送驗樣品經檢驗與申請資料不符或其他原因不合格者，中央衛生主管機關應通知其限期繳回藥品許可證，並依本法有關規定處罰。

第 83 條

申請人接獲前條第一項送驗通知後，應於期限內繳納費用，並檢附原料藥材三份及藥物樣品檢驗遞送表送驗。送驗期限，國產中藥為三十日，輸入中藥為三個月。

中央衛生主管機關於必要時，得令其提供藥物樣品三份或適量對照標準品。

前二項所稱三份，指足夠三次檢驗之數量。

中藥檢驗案件經中央衛生主管機關認定應重新檢驗者，申請人應再繳納費用。

申請人送驗時，應遵守之相關事項，準用第二十九條規定。

第 84 條

申請輸入中藥查驗登記，依前條規定送驗前須申請中藥樣品者，除依前條規定辦理送驗外，應依第八十二條第一項送驗通知所載之中藥樣品、原藥材及對照標準品之數量，辦理通關。但輸入之單一包裝數量逾檢驗所需數量者，為顧及包裝完整性，得商請海關以單一完整包裝酌量放行。

申請輸入中藥變更登記須送驗時，其樣品、數量與通關作業，準用前項規定。

第 85 條

申請人未依規定繳納費用、填具申請書表、備齊資料或有其他不符本準則規定之情形而得補正時，中央衛生主管機關應通知申請人於三個月內補正。

申請人未能於期限內補正者，得於補正期滿前，以書面敘明理由申請延期；其延期期間，自補正期滿翌日起算一個月，並以一次為限。屆期未補正者，中央衛生主管機關得依現有資料逕為審查核駁。

第 86 條

中藥濃縮製劑之審查基準如下：

一、複方以合併煎煮為原則。原方為傳統丸、散者，得分別煎煮；阿膠、芒硝、飴糖及其他不能加入煎煮者，不得合併煎煮。

二、煎煮抽出之浸膏，得以中華藥典收載之乳糖、澱粉或不影響藥效之賦形

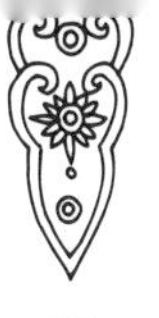


劑調製；其原方依據為傳統丸、非煮散之傳統散或其他經中央衛生主管機關核准者，亦得以中藥原末調製。中藥原末之微生物限量，適用賦形劑之規定。

三、中藥濃縮製劑微生物、重金屬、農藥殘留之限量，應符合中央衛生主管機關公告之規定。

四、浸膏與賦形劑比例，以一比一為原則，以一比三為上限。

五、實際生產之生藥與浸膏比例倍數，不得超過申請值上下百分之十五。

中藥濃縮製劑之指標成分定量法、規格及所需檢附資料，應符合中央衛生主管機關公告之規定。

第 87 條

中藥材使用瀕臨絕種野生動植物國際貿易公約附錄二所列之保育類物種者，應附來源證明。

第 88 條

本準則所定之切結書甲、乙表、外銷專用切結書丙表及遺失切結書丁表，應載明具切結公司或商號名稱、地址、負責人姓名及切結日期，並加蓋與申請書相同之印章；屬委託製造者，應由雙方具名切結。

第 89 條

申請中藥查驗登記或變更登記，其進行國內臨床試驗之規定如下：

一、藥商進行國內臨床試驗，應符合藥品優良臨床試驗準則及中央衛生主管機關公告之規定。

二、藥商進行臨床試驗前，應提出藥品臨床試驗申請書、計畫書、內容摘要表及中央衛生主管機關公告之技術性資料，送交中央衛生主管機關審查。

三、中央衛生主管機關審查同意後，藥商應依審查意見所載事項，進行臨床試驗，並於試驗完成後，將試驗報告結果送交備查；其臨床試驗計畫有變更必要時，應申請核准變更後，始得進行。

四、試驗報告結果未經中央衛生主管機關審查核准，並發給報告備查函之前，其查驗登記或變更登記申請案不予核准。

第 90 條

除本章另有規定外，委託書、出產國許可製售證明、批次製造紀錄與製造管

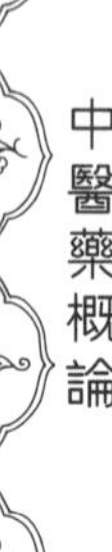


制標準書、已完成變更之證照與黏貼表、檢附之文獻資料與研究報告、申請書之申請者欄、委託製造及檢驗，分別準用第五條、第六條、第十一條至第十三條、第十六條第一項、第三項及第二十三條規定。

中藥申請案件，有下列情形之一者，不予核准：

一、有第二十五條規定情形之一。

二、重複申請同處方依據之同劑型，且非作成大小丸、錠或膠囊。

**第 二 節 中藥查驗登記**

第 91 條

申請中藥查驗登記，其製造廠之軟硬體及相關劑型設備，應符合藥品優良製造規範，並提出證明文件影本；屬分段委託製造者，其製造廠應包括分段委託製造中所有製程之受託製造廠。

第 92 條

申請國產中藥查驗登記，應檢附下列文件、資料：

一、藥品查驗登記申請書正本。

二、切結書甲、乙表。同時申請外銷專用品名或外銷專用許可證查驗登記者，並附外銷專用切結書丙表。

三、外盒、仿單及標籤黏貼表各二份。

四、證照黏貼表。

五、處方依據影本。

六、批次製造紀錄影本。

七、成品檢驗規格、成品檢驗方法、成品一般檢查紀錄表、成品檢驗成績書及薄層層析檢驗結果彩色照片或圖片黏貼本各二份；其檢驗項目及規格，符合附件十三及中央衛生主管機關公告事項。

八、安定性試驗書面作業程序及其報告。

九、非中央衛生主管機關核准而收載於固有典籍之處方，屬單方製劑者，檢附一種；屬複方製劑者，檢附處方中不同藥材之二種以上指標成分含量測定檢驗方法、規格範圍及圖譜。但經中央衛生主管機關認定窒礙難行者，不在此限。

十、申請以其他藥商藥品許可證所載處方為處方依據之案件，另檢附該藥品經核准時所提出相同之試驗或檢驗項目資料。

申請外銷專用藥品查驗登記者，前項第七款至第九款所應檢附資料，得依輸入國相關主管機關之法令規定辦理。

第一項第八款安定性試驗，應符合中央衛生主管機關公告之中藥藥品安定性試驗基準。

第 92-1 條

前條第一項申請人，得就輸入國禁用之中藥材或成分原料，自原持有該國產中藥許可證所載處方之處方依據中刪除，並以刪除後之處方作為前條第一項第五款之處方依據申請中藥查驗登記，不受第七十五條第一項、第二項及第八十三條規定之限制。

前項查驗登記所核發藥品許可證記載之製造廠，以前項原國產中藥許可證所載之製造廠為限。但依第一百零六條第一項或第一百零七條規定辦理變更製造廠者，不在此限。

依第一項規定申請查驗登記者，其應檢附之前條第一項第六款批次製造紀錄，得以製造管制標準書代之；並得免附前條第一項第七款成品一般檢查紀錄表、成品檢驗成績書與薄層層析檢驗結果彩色照片或圖片黏貼本及第八款安定性試驗報告。

第 93 條

申請輸入中藥查驗登記，應檢附下列文件、資料：

一、委託書正本。

二、出產國許可製售證明正本及中文譯本。

三、藥品查驗登記申請書正本。

四、切結書甲、乙表。

五、外盒、仿單及標籤黏貼表各二份。

六、證照黏貼表。

七、處方依據影本。

八、與送驗樣品同批之批次製造紀錄影本。

九、中文或英文之原料與成品檢驗規格及檢驗方法二份；其檢附之資料，並符合下列規定：

（一）載明每一處方成分原料（含主成分及賦形劑）；其原料以藥典為依據者，並檢附藥典所載該原料影本。

（二）成品之檢驗項目及規格，符合附件十三及中央衛生主管機關公告事項。

十、原料及成品之檢驗成績書二份；其檢附之資料，並符合下列規定：

（一）載明批號、檢驗日期、品名，並有檢驗人員及其主管之簽名。

（二）每一處方成分原料（含主成分及賦形劑）之檢驗成績書所載批號，與所附成品批次使用之原料批號相同；其原料及成品，並依規格逐項檢驗。

十一、安定性試驗書面作業程序及其報告。

十二、非中央衛生主管機關核准而收載於固有典籍之處方，屬單方製劑者，檢附一種；屬複方製劑者，檢附處方中不同藥材之二種以上指標成分含量測定檢驗方法、規格範圍及圖譜。但經中央衛生主管機關認定窒礙難行者，不在此限。

十三、申請以其他藥商藥品許可證所載處方為處方依據之案件，另檢附該藥品經核准時所提出相同之試驗或檢驗項目資料。

第 94 條

申請中藥新藥查驗登記，應檢附下列文件、資料：

一、查驗登記申請資料。

二、國內臨床試驗報告。

三、中央衛生主管機關公告之技術性資料。

第 95 條

同劑型不同含量之藥品許可證，應分開提出申請。

第 96 條

藥商在同一月內，得申請查驗登記複方二件或單方六件，或複方一件及單方三件。但藥商敘明理由，檢附有關資料，向中央衛生主管機關專案申請核准者，不在此限。

前項有關資料，包括藥品製造、品質管制部門之設備、專業技術人員及其他相關資料。中央衛生主管機關必要時得派員實地檢查其品質管制、生產紀錄、樣品製造過程及藥品監製者駐廠情形。

第一項專案申請，每次以二十四件為限。

**第 三 節 中藥登記事項之變更**

第 97 條

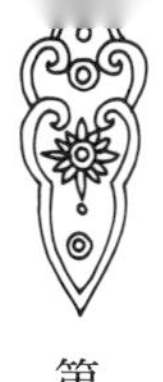



申請中藥登記事項之變更，屬委託製造者，應檢附雙方具名之藥品變更登記申請書。

第 98 條

申請中藥之中、英文品名變更登記，應檢附下列文件、資料：

一、藥品變更登記申請書。

二、藥品許可證正本。

三、切結書甲表；使用商標者，並檢附商標註冊證或核准審定書影本。

四、原外盒、仿單及標籤核定本及擬變更之外盒、仿單及標籤黏貼表各二份。

五、屬輸入之中藥，並檢附原廠變更通知函及出產國許可製售證明正本。

第 99 條

中藥劑型之變更，以中央衛生主管機關公告基準方之濃縮散劑及濃縮顆粒劑之間互為變更為限。其餘變更劑型，應重新申請。

申請中藥劑型變更登記，應送驗樣品，並檢附下列文件、資料：

一、藥品變更登記申請書。

二、藥品許可證正本。

三、藥品查驗登記申請書正本。

四、切結書甲表。

五、原外盒、仿單及標籤核定本及擬變更之外盒、仿單及標籤黏貼表各二份。

六、證照黏貼表。

七、批次製造紀錄影本。

八、成品檢驗規格、成品檢驗方法、成品一般檢查紀錄表、成品檢驗成績書及薄層層析檢驗結果彩色照片或圖片黏貼本各二份；其檢驗項目及規格，應符合附件十三及中央衛生主管機關公告事項。

九、安定性試驗書面作業程序及報告。

十、屬輸入之中藥，並檢附原廠變更通知函及出產國許可製售證明正本。

第 100 條

申請中藥賦形劑變更登記，應送驗樣品，並檢附下列文件、資料：

一、藥品變更登記申請書。

二、藥品許可證正本。

三、原外盒、仿單及標籤核定本及擬變更之外盒、仿單及標籤黏貼表各二份。

四、批次製造紀錄影本。

五、成品檢驗規格、成品檢驗方法、成品一般檢查紀錄表、成品檢驗成績書及薄層層析檢驗結果彩色照片或圖片黏貼本各二份；其檢驗項目及規格，應符合附件十三及中央衛生主管機關公告事項。

六、安定性試驗書面作業程序及其報告。

七、變更賦形劑之檢驗規格、方法及檢驗成績書。

八、屬輸入之中藥，並檢附原廠變更通知函及出產國許可製售證明正本。

第 101 條

申請中藥之處方變更，屬有效成分變更者，應重新申請查驗登記。但刪除硃砂、保育類藥材，或依基準方處方或其他處方等比例變更，準用前條規定以申請賦形劑變更登記之方式辦理者，不在此限。

第 102 條

申請中藥適應症、效能、用法用量變更登記，應檢附下列文件、資料：

一、藥品變更登記申請書。

二、藥品許可證正本。但申請變更用法用量者，檢附影本。

三、原外盒、仿單及標籤核定本及擬變更之外盒、仿單及標籤黏貼表各二份。

四、變更依據影本。

第 103 條

申請中藥類別、證別變更登記，應檢附下列文件、資料：

一、藥品變更登記申請書。

二、藥品許可證正本。

三、查驗登記申請書正本。

四、原外盒、仿單及標籤核定本及擬變更之外盒、仿單及標籤黏貼表各二份。

五、變更依據影本。

第 104 條

國產中藥製劑標籤、仿單或包裝，有下列情形之一，而未變更原核准文字內容者，得自行變更：

一、圖樣或色澤變更。但不得有涉及猥褻、有傷風化或誤導效能之圖樣。

二、依比例縮小或放大原核准之圖文，或變更原核准圖文之版面位置。

三、字體變更。但其品名英文字體不得大於中文字體。

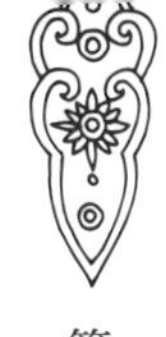



四、企業識別系統標誌之加印或變更。

五、標籤黏貼變更為於外包裝直接印刷。

六、增加與原標籤文字、圖樣設計相同之外盒。

國產中藥製劑標籤、仿單或包裝，有下列原核准文字內容變更情形之一，而不涉及藥品品質或用藥安全者，得自行變更：

一、增印或變更條碼、健保代碼、識別代碼、GMP字樣、處方原料之外文名、著作權登記字號、商標註冊證字號或專利證書字號。

二、增印、變更建議售價或消費者服務電話。

三、變更藥商名稱或地址，或增印、變更電話、傳真、連絡處。

四、增印或變更經銷商名稱、地址。但經銷商名稱之字體不得大於藥商名稱之字體。

五、增加或變更外盒封口標示、價位標示。

六、原核定包裝加註「本藥限由某醫院或限供醫院使用，不得轉售」或其他類似用語。

七、英文品名之廠名變更。

八、處方之單位標示以符合臺灣中藥典之方式變更。

九、未變更原貯藏方式，僅變更貯藏法之用詞；其用詞應符合臺灣中藥典或中華藥典。

國產中藥製劑標籤、仿單或包裝，有為維護藥品品質及用藥安全，而加註使用方法之文字內容變更者，得自行變更。

國產中藥製劑有外銷需求者，其品名字體、經銷商名稱字體或貯藏法用詞，得自行變更，或增加外銷專用標籤、仿單或包裝，不受第一項第三款但書、第二項第四款但書及同項第九款但書規定之限制。

前四項變更或增加外銷專用標籤、仿單或包裝，應符合藥物優良製造準則所定之藥品優良製造規範，並作成紀錄留廠備查。

第 104-1 條

除前條規定之情形外，國產中藥製劑標籤、仿單或包裝，有外銷需求，且屬下列原核准文字內容變更情形之一，而不涉及藥品品質或用藥安全者，得自行變更或增加外銷專用標籤、仿單或包裝：

一、變更或刪除品名之廠名或劑型名稱。

二、變更處方標示方法或刪除賦形劑，而未變更原處方比例。

三、刪除國內藥品許可證字號或增加外銷國核准之許可字號。

四、變更或刪除用法用量。但變更之用法用量，不得超過原核定之用法用量。

五、刪除或簡化效能、適應症。

六、翻譯為外銷國語言。

七、增印商標。

八、增列注意事項、警語或其他為維護藥品品質及用藥安全而加註之文字。

九、其他經中央衛生主管機關公告之項目。

前項變更或增加外銷專用標籤、仿單或包裝，應符合藥物優良製造準則所定之藥品優良製造規範，並作成紀錄留廠備查。

第 105 條

前二條規定以外國產中藥製劑包裝之變更，應依下列規定申請變更登記：

一、包裝材質不變更，僅申請變更包裝限量者，檢附下列文件、資料：

（一）藥品變更登記申請書。

（二）藥品許可證正本。

二、包裝材質變更者，檢附下列文件、資料：

（一）藥品變更登記申請書。

（二）藥品許可證正本。

（三）安定性試驗書面作業程序及其報告。

（四）批次製造紀錄影本。

前項包裝材質之變更，涉及標籤、仿單或包裝變更者，並應加具原外盒、仿單及標籤核定本與擬變更之外盒、仿單及標籤黏貼表各二份。

輸入之中藥製劑，除前二項規定外，應另檢附原廠變更通知函及出產國許可製售證明正本。

第 105-1 條

除前條規定之情形外，國產中藥製劑申請外銷專用變更或增加外銷專用藥品名稱、包裝限量、包裝材質、效能、適應症、用法用量、標籤、仿單或包裝者，應檢附下列資料，申請變更登記：

一、藥品變更登記申請書。

二、外銷專用切結書丙表。

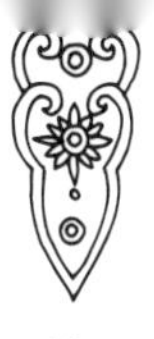



三、藥品名稱、包裝限量、包裝材質、效能或適應症變更者，其藥品許可證正本。

四、用法用量、標籤、仿單或包裝變更者，其藥品許可證正、反面影本。

五、藥品名稱變更者，其切結書甲表。

六、包裝材質變更者，其安定性試驗書面作業程序、報告及批次製造紀錄影本。

七、藥品效能或適應症變更者，其變更依據影本。

八、標籤、仿單或包裝變更者，其外盒、仿單及標籤黏貼表各二份。

第 106 條

中藥委託製造登記或委託製造後收回自製登記，應附切結書甲表，並分別準用第六十四條或第六十五條規定。

中藥委託檢驗，準用第六十六條規定。

第 107 條

中藥許可證登記事項之變更，包括原廠變更通知函、檢驗規格與方法、藥商（含製造廠）名稱或地址、藥品標籤、仿單、外盒與鋁箔紙（袋），及其核定本遺失補發，分別準用第四十七條、第五十七條及第六十條至第六十三條規定。

**第 四 節 中藥許可證之移轉、換發及補發**

第 108 條

中藥許可證移轉登記或遺失補發、污損換發，分別準用第七十條或第七十一條規定。

**第 五 節 中藥許可證之展延登記**

第 109 條

中藥許可證有效期間展延，應於期滿前六個月內申請。

逾前項期限申請者，應重新申請查驗登記。但於原許可證有效期間屆滿後六個月內重新申請查驗登記者，得檢附查驗登記申請書正本，準用第一百零九條之一規定辦理。

申請展延登記，同時辦理查驗登記事項變更者，應與展延案分開申請。

第 109-1 條

前條第一項申請，應檢附下列文件、資料：

一、經申請人所在地直轄市、縣（市）衛生主管機關核章之藥品許可證有效期間展延申請書；其藥品係委託製造者，由藥品許可證所有人提出申請，並由其所在地衛生主管機關核章。

二、藥品許可證正本。

三、藥品許可證有效期間欄位已蓋滿展延章戳者，另附藥品查驗登記申請書正本，以憑換發新證。

四、申請展延之藥品，屬中央衛生主管機關依本法第四十八條評估公告之藥品者，依公告規定檢附有關資料。

五、國產藥品委託製造者，並檢附委託製造契約書。

六、屬輸入之中藥，並檢附出產國許可製售證明正本、原廠委託書正本及輸入藥品之國外製造廠符合藥品優良製造規範之證明文件影本。符合藥品優良製造規範之證明文件持有者非申請人時，得以原廠授權函或持有證明文件之國內藥商授權函，並載明其證明文件之核准文號替代之。

依前項規定辦理許可證展延申請，如涉有產品安全或效能、適應症疑慮者，中央衛生主管機關得命提出相關資料。

## 六、中醫藥發展法

公布日期：民國 108 年 12 月 31 日

法規類別：行政＞衛生福利部＞中醫藥目

### 第 一 章 總則

第 1 條

為促進中醫藥永續發展，保障全民健康及福祉，特制定本法。

第 2 條

本法所稱主管機關：在中央為衛生福利部；在直轄市為直轄市政府；在縣（市）為縣（市）政府。

第 3 條

本法用詞，定義如下：

一、中醫：指以中醫學理論為基礎，從事傳統與現代化應用開發、促進健康及治療疾病之醫療行為。

二、中藥：指以中藥學理論為基礎，應用於診斷、治療、減輕或預防人類疾

病之中藥材及中藥製劑。

三、中醫藥：指中醫及中藥。

第 4 條

政府應致力於中醫藥發展，保障及充實其發展所需之經費。

**第 二 章 中醫藥發展計畫**

第 5 條

為促進中醫藥發展，中央主管機關應每五年訂定中醫藥發展計畫；其內容如下：

一、中醫藥發展之目標及願景。

二、提升中醫醫療照護品質。

三、提升中藥品質及促進產業發展。

四、促進中醫藥研究發展及國際合作交流。

五、中醫藥人才培育。

六、其他促進中醫藥發展事項。

前項中醫藥發展計畫，中央主管機關應會商相關機關定之。

直轄市、縣（市）主管機關得依前項計畫，訂定地方中醫藥發展方案並實施之。

主管機關得要求相關機關（構）、學校、法人或團體協助第一項計畫或前項方案之推動。

第 6 條

中央主管機關應遴聘（派）中醫藥學者專家及產業界人士代表，定期召開諮詢會議，辦理中醫藥發展政策諮詢事項。

第 7 條

中央主管機關應就下列事項，給予適當之獎勵或補助：

一、中醫藥研究及發展。

二、中藥製劑創新及開發。

三、中藥藥用植物種植。

前項獎勵或補助之對象、條件、申請程序、額度、審查、核准、廢止及其他相關事項之辦法，由中央主管機關定之。

## 第 三 章 中醫藥醫療及照護

第 8 條

政府應強化中醫藥在全民健康保險與醫療照護體系中之功能及角色，保障民眾就醫及健康照護之權益。

第 9 條

中央主管機關應建立中醫醫療品質管理制度，鼓勵中醫現代化發展。

第 10 條

政府應促進中醫醫療資源均衡發展，完善偏鄉醫療照護資源，鼓勵設立中醫醫療機構或各層級醫院設立中醫部門，提高中醫醫療資源之可近性。

第 11 條

政府應鼓勵發展具中醫特色之預防醫學、居家醫療、中西醫合作及中醫多元醫療服務，促進中醫醫療利用及發展。

## 第 四 章 中藥品質管理及產業發展

第 12 條

中央主管機關應強化中藥材源頭管理，積極發展及輔導國內中藥藥用植物種植；必要時，得會同中央目的事業主管機關辦理之。

承租公有土地或國營事業土地種植中藥藥用植物，其品項經中央主管機關會商中央目的事業主管機關核定者，得給予獎勵及土地租賃期限保障；其土地租賃期限，不受國有財產法第四十三條及地方公有財產管理法規關於租期之限制。

前項獎勵條件、方式與土地租賃期限保障及其他相關事項之辦法，由中央主管機關會商中央目的事業主管機關、公有土地管理機關、國營事業及相關機關定之。

第 13 條

中央主管機關應完善中藥品質之管理規範，促進中藥規格化、標準化及現代化。

第 14 條

主管機關應加強中藥上市後之監測，並公布執行結果。

前項中藥上市後監測內容、品項、數量及其他相關事項之辦法，由中央主管

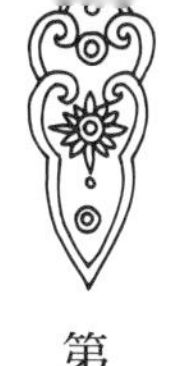



機關定之。

第 15 條

政府應輔導中藥產業開拓國際市場，提升中藥產業發展。

## 第 五 章 中醫藥研究發展

第 16 條

政府應推廣與輔導保存具中醫藥特色之知識及傳統技藝，並鼓勵保有、使用或管理者提供相關資訊。

第 17 條

中央主管機關應就中醫藥基礎研究、應用研究與臨床及實證研究，建置國家中醫藥知識庫，進行資料蒐集及分析。

第 18 條

政府應整合產官學之研究及臨床試驗資源，提升中醫藥實證基礎，鼓勵產學合作，促進中醫藥創新及研究發展。

第 19 條

衛生福利部國家中醫藥研究所為配合第五條第一項中醫藥發展計畫之執行，得設置中醫藥研究基金。

前項基金之來源如下：

一、受贈收入。

二、基金之孳息收入。

三、其他收入。

前項各款收入，應循附屬單位預算方式撥入基金。

第一項基金之用途如下：

一、為增進科學技術研究發展所需支出。

二、延攬及培訓傑出人才所需支出。

三、智慧財產及技術移轉所需支出。

四、受贈收入指定用途支出。

五、管理及總務支出。

六、其他有關支出。

第 20 條

政府及中醫藥學術研究機構，應就中醫藥研究及管理成果，進行國際交流。

**第 六 章 中醫藥人才培育**

第 21 條

中央主管機關及中央目的事業主管機關應完善中醫醫事人力規劃，整合教學資源，培育中醫藥人才。

第 22 條

政府應加強培育中醫藥科技研究人才，提升中醫藥發展。

第 23 條

政府應普及中醫藥與相關保健知識之教育及學習，提升國民中醫藥知識。

**第 七 章 附則**

第 24 條

本法自公布日施行。

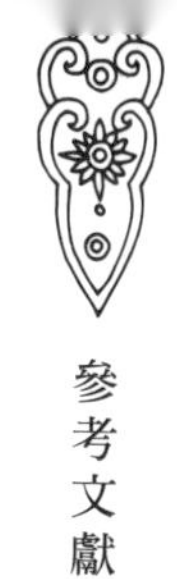


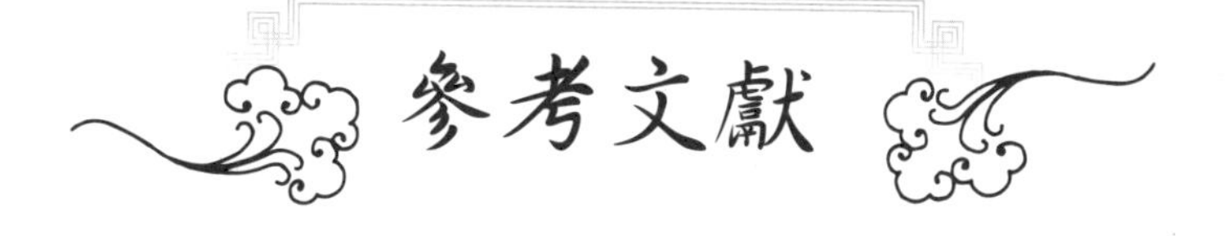

# 參考文獻

（依作者或編輯單位筆劃順序排列）

◎王付，2013 年 5 月，中醫辨證西醫辨病與用方，北京：學苑出版社。

◎王永炎、嚴世芸，2009 年 1 月，實用中醫內科學，上海：上海科學技術出版社。

◎王仲煥，2018 年 9 月，中藥與方劑學，北京：中國中醫藥出版社。

◎王旭，2006 年 8 月，中醫臨床提要，南京：江蘇科學技術出版社。

◎王敏、邵暉、吳文青、張瑞賢，2004 年 1 月，礦產本草，北京：中國醫藥科技出版社。

◎王凱，1999 年 6 月，新編中藥現代臨床手冊，北京：中國中醫藥出版社。

◎王琦，2005 年 10 月，中醫臟象學，北京：人民衛生出版社。

◎北京中醫藥大學，1998 年 1 月，中醫診斷學，北京：學苑出版社。

◎石俊英，2008 年 6 月，中藥鑑定學，北京：中國醫藥科技出版社。

◎印會河、張伯訥，1997 年 6 月，中醫基礎理論，臺北市：知音出版社。

◎余萬能，2012 年 10 月，藥事行政與法規，作者自行出版。

◎吳旭、盛燦若，2001 年 2 月，實用針灸學，北京：人民軍醫出版社。

◎李昭瑩，2017 年 3 月，中藥概論，臺中市：文興印刷事業有限公司。

◎李昭瑩、王儀絜、黃世勳，2017 年 9 月，藥膳學，臺中市：文興印刷事業有限公司。

◎李峰、宋天彬，2002 年 5 月，實用中醫舌診手冊（中英文對照），北京：科學出版社。

◎李超英等，2008，硃砂水飛炮製工藝及質量標準研究，中成藥，30(12)：1806-1809。

◎李德新，2015 年 3 月，中醫基礎理論講稿，北京：人民衛生出版社。

◎李鐵男，2010 年 6 月，中藥方劑學，北京：人民衛生出版社。

◎周仲瑛、周學平，2016 年 12 月，中醫病機辨證學，北京：中國中醫藥出版社。

◎林宗輝，2006 年 3 月，圖解中醫藥概論，臺中市：文興出版事業有限公司。

◎林昭庚、周珮琪、林伯欣、施惠娟，2014 年 9 月，中醫學史，臺北市：國立中國醫藥研究所。

◎林慧怡，2012 年 12 月，簡明中藥彙編，臺北市：行政院衛生署中醫藥委員會。
◎姚振生，2004 年 7 月，藥用植物學，北京：中國中醫藥出版社。
◎洪儷玲，2010 年 11 月，具爭議性中藥～硃砂，藥師週刊（中藥學堂），第 1697 期。
◎孫廣仁，2016 年 5 月，孫廣仁中醫基礎理論講稿，北京：人民衛生出版社。
◎徐建國，2007 年 5 月，中醫診斷學應用與研究，上海：上海中醫藥大學出版社。
◎高學敏，2003 年 2 月，中藥學，北京：中國中醫藥出版社。
◎張冰，2012 年 9 月，臨床中藥學，北京：中國中醫藥出版社。
◎張伯臾，1985 年 10 月，中醫內科學，上海：上海科學技術出版社。
◎張伯禮、吳勉華，2017 年 8 月，中醫內科學，北京：中國中醫藥出版社。
◎張映娜等，2010，原子螢光光度法測定含硃砂中藥製劑中的可溶性汞，中國衛生檢驗雜誌，20(4)：758-760。
◎梅全喜、曹俊嶺，2013 年 11 月，中藥臨床藥學，北京：人民衛生出版社。
◎許錦柏，2007 年 6 月，中藥調劑員（高級），北京：中國勞動社會保障出版社。
◎陳金火、黃世勳、吳坤璋，2013 年 1 月，臺灣常見易混淆中藥材圖鑑，臺中市：台中市藥師公會。
◎陸壽康，2005 年 8 月，中醫症狀治療學，北京：人民衛生出版社。
◎單兆偉，2006 年 10 月，中醫內科臨床思路與方法，北京：人民衛生出版社。
◎湯泰元，1997 年 8 月，中醫精髓圖解，北京：科學出版社。
◎童承福、謝文聰，2008 年 7 月，常用中藥炮製實務，臺中市：中國醫藥大學。
◎黃榮宗、陳煥泓、吳大真，1998 年 5 月，醫方臨證指南，北京：中國中醫藥出版社。
◎裘沛然，1998 年 5 月，中醫歷代名方集成，上海：上海辭書出版社。
◎劉淑鈴，2012 年 5 月，新編本草學，臺中市：文興出版事業有限公司。
◎劉漢銀，1998 年 4 月，實用針灸大全，北京：北京出版社。
◎歐明，1999 年 4 月，漢英中醫辭典，香港：三聯書店（香港）有限公司。
◎衛生福利部臺灣中藥典第三版編輯工作小組，2018 年 11 月，臺灣中藥典（第三版），臺北市：衛生福利部中醫藥司。
◎鄧鐵濤，2006 年 8 月，中醫診斷學，上海：上海科學技術出版社。
◎蕭水銀，2004，市售硃砂之成分分析、毒性及安全劑量之研究，中醫藥年報，22(6)：1-4。

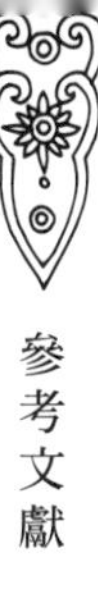


◎龍致賢，2001 年 4 月，中藥療效學概論，北京：中國醫藥科技出版社。

◎謝文全，2004 年 12 月，食經概論：飲食養生大全，臺中市：文興出版事業有限公司。

◎謝文全、謝昀志，2009 年 4 月，本草學【第 6 版】，臺中市：文興出版事業有限公司。

◎鐘贛生，2018 年 1 月，中藥學圖表解【第 2 版】，北京：人民衛生出版社。

◎ http://cht.a-hospital.com/w/%E4%B8%AD%E5%8C%BB%E5%9F%BA%E7%A1%80%E7%90%86%E8%AE%BA

◎ http://www.a-hospital.com/w/%E4%B8%AD%E5%8C%BB%E8%AF%8A%E6%96%AD%E5%AD%A6/%E7%97%85%E6%A1%88

◎ http://www.shen-nong.com/chi/treatment/eight_therapies.html

◎ https://kknews.cc/health/6qb6ojm.html

◎ https://kknews.cc/health/g28rxjy.html

◎ https://read01.com/xmOR45.html

◎ https://read01.com/zh-tw/xmOR45.html#.XvqV8H9lLIV

◎ https://www.kingnet.com.tw/knNew/tcmking/tcmking-diagnosis.html

◎ https://zh.wikipedia.org/wiki/%E4%B8%AD%E5%8C%BB%E5%AD%A6# 治療方法

國家圖書館出版品預行編目（CIP）資料

中醫藥概論 / 李昭瑩，邱泰惠，黃世勳編著 . -- 初版 .
-- 臺中市：文興印刷，民 109.07
面；　公分 . --（中醫藥教材；3）
ISBN 978-986-6784-39-2( 平裝 )
1. 中醫 2. 中藥

413　　109010836

中醫藥教材 03 (CG03)

# 中醫藥概論

出版者：文興印刷事業有限公司
地　址：407 臺中市西屯區漢口路 2 段 231 號
電　話：(04)23160278　傳真：(04)23124123
E-mail：wenhsin.press@msa.hinet.net
網　址：http://www.flywings.com.tw

作　者：李昭瑩、邱泰惠、黃世勳
發行人：黃文興
協　編：臺中一中・中醫藥社
黃啟睿、詹詠丞、曾煜智、賴宥錩、蘇庭鋒、李宜謙
張浩威、紀承佑、李柏鈞、張立典、余冠霖、陳亮煒
李昀融、朱宣穎、范文瑜、謝詠佾、黃柏昌
繪　圖：港港
總策劃：賀曉帆、黃世杰
美術編輯 / 封面設計：銳點視覺設計 (04)22428285

總經銷：紅螞蟻圖書有限公司
地　址：114 臺北市內湖區舊宗路 2 段 121 巷 19 號
電　話：(02)27953656　傳真：(02)27954100
初　版：中華民國 109 年 7 月
定　價：新臺幣 380 元整
ISBN：978-986-6784-39-2( 平裝 )

歡迎郵政劃撥
戶名：文興印刷事業有限公司
帳號：22785595